J. Koeslin

Prüfungsfragen Psychiatrie und Psychotherapie für Heilpraktiker

Jürgen Koeslin

Prüfungsfragen Psychiatrie und Psychotherapie für Heilpraktiker

1. Auflage

ELSEVIER
URBAN & FISCHER

URBAN & FISCHER München

Zuschriften und Kritik an:
Elsevier GmbH, Urban & Fischer Verlag, Lektorat Komplementäre und Integrative Medizin, Hackerbrücke 6, 80335 München
Jürgen Koeslin, Jungfernsteig 8, 21385 Amelinghausen.
E-Mail:juergen.koeslin@integra-seminare.com

Wichtiger Hinweis für den Benutzer
Die Erkenntnisse in der Medizin unterliegen laufendem Wandel durch Forschung und klinische Erfahrungen. Herausgeber und Autoren dieses Werkes haben große Sorgfalt darauf verwendet, dass die in diesem Werk gemachten therapeutischen Angaben dem derzeitigen Wissensstand entsprechen. Das entbindet den Nutzer dieses Werkes aber nicht von der Verpflichtung, anhand weiterer schriftlicher Informationsquellen zu überprüfen, ob die dort gemachten Angaben von denen in diesem Buch abweichen und seine Verordnung in eigener Verantwortung zu treffen.

Wie allgemein üblich wurden Warenzeichen bzw. Namen (z. B. bei Pharmapräparaten) nicht besonders gekennzeichnet.

Bibliografische Information der Deutschen Nationalbibliothek
Die Deutsche Nationalbibliothek verzeichnet diese Publikation in der Deutschen Nationalbibliografie; detaillierte bibliografische Daten sind im Internet über http://dnb.d-nb.de abrufbar.

1. Auflage 2009

Der Urban & Fischer Verlag ist ein Imprint der Elsevier GmbH.

10 11 12 13 5 4 3 2

Um den Textfluss nicht zu stören, wurde bei Patienten und Berufsbezeichnungen die grammatikalisch maskuline Form gewählt. Selbstverständlich sind in diesen Fällen immer Frauen und Männer gemeint.

Planung: Ingrid Puchner, München
Lektorat: Christel Hämmerle, München
Redaktion: Elisabeth Harth, Bamberg
Herstellung: Antje Arnold, München; Kerstin Wilk, Leipzig
Satz: Mitterweger & Partner, Plankstadt
Druck und Bindung: L.E.G.O. S.p.A., Lavis (TN)
Umschlaggestaltung: SpieszDesign, Büro für Gestaltung, Neu-Ulm
Titelfotografie: Corbis Stock Market, Ludvik Glazer-Naude

Printed in Italy
ISBN 978-3-437-58550-0

Aktuelle Informationen finden Sie im Internet unter **www.elsevier.de** und **www.elsevier.com.**

Vorwort

Das vorliegende Buch zur Vorbereitung auf die Prüfung zum psychotherapeutischen Heilpraktiker ist das Ergebnis von vielen hundert Unterrichtsstunden in Gruppen und mit Einzelnen, die ich in den letzten Jahren deutschlandweit gegeben habe. Ein Bedürfnis der Teilnehmer wurde besonders deutlich: Die meist sehr anspruchsvollen Fragen aus den schriftlichen Prüfungen sollten genau erklärt und durchgearbeitet werden, damit auf die im Raum stehende Frage „Warum ist diese Antwortmöglichkeit richtig und jene falsch?“ Antworten gegeben werden können.

Dem Buch liegen Original-Prüfungsfragen der schriftlichen Prüfungen der letzten Jahre zugrunde. Ich bedanke mich bei dieser Gelegenheit beim Gesundheitsamt Ansbach für die Erlaubnis zur Veröffentlichung der Fragen.
Bei den mündlichen Prüfungsfragen wurden Passagen einzelner Überprüfungen im Originalwortlaut wiedergegeben, um dem Lernenden einen lebendigen und realistischen Eindruck von Prüfungsabläufen zu vermitteln.

Ich wünsche allen Lesern zunächst viel Erfolg bei der Prüfung und später natürlich viel Freude und Erfüllung bei der Tätigkeit als psychotherapeutischer Heilpraktiker. Und, wenn ich eine Anregung mit auf den Weg geben darf: Halten Sie auch nach bestandener Prüfung die fachlichen Standards hoch und stellen Sie ein hohes Maß an Professionalität sicher, indem Sie regelmäßig an Fortbildungen und Supervision teilnehmen.

Amelinghausen im August 2009 Jürgen Koeslin, Dipl.-Psych. und HP

Widmung

Ich widme dieses Buch meinem langjährigen,
hervorragenden Dozententeam.

Im Besonderen

Dr. med. Fritz Chaban, Dipl.-Psych. Xenia Aures
HP Andrea Ahrweiler, HP Werner Hammerich
Dipl.-Psych. Jörn Dieterich, Dipl.-Psych. Stefan Diekmann
Dipl.-Psych. Nadja Roder, HP Gerd Bläß
HP Birgit Fuchs und HP Norbert Holle.

Benutzungshinweise

In diesem Buch sind 317 schriftliche und 252 mündliche Prüfungsfragen aufgeführt. Es handelt sich um Original-Prüfungsfragen, wie sie in den verschiedenen Bundesländern tatsächlich gestellt wurden.

Den Schwerpunkt bilden die schriftlichen Überprüfungen. Die Fragen sind so aufbereitet, dass Sie als Lernende(r) zunächst selbst versuchen, die Fragen zu beantworten und erst danach auf der Rückseite die richtige Antwort nachlesen.

Da es beim Üben nicht nur darum gehen kann, die richtige Antwort zu geben, sondern diese auch begründen zu können, wurden in den Kommentaren nicht nur die richtigen Antworten kommentiert, sondern auch die falschen. Eine intensive Durcharbeitung der schriftlichen Prüfungsfragen ist somit auch eine intensive Vorbereitung für die mündliche Überprüfung.

Über 90 % der wiedergegebenen schriftlichen Prüfungsfragen stammen aus den Jahren seit 2002. Obwohl in diesem Zeitraum so gut wie keine Fragen mehrmals gestellt wurden, lässt sich beobachten, dass sich die Fragen inhaltlich sehr ähnlich sind. Die Anzahl der gestellten Original-Prüfungsfragen variiert von Kapitel zu Kapitel sehr stark. Da die Fragen auch bezüglich ihrer Häufigkeit repräsentativ sind, können Sie sich sein gutes Bild davon machen, wie ausführlich und intensiv bestimmte Themen gelernt werden müssen. Ihnen wird auffallen, wie häufig beispielsweise nach Persönlichkeitsstörungen, psychopathologischen Begriffen, Methoden der Verhaltenstherapie, Abwehrmechanismen der Psychoanalyse oder ADS gefragt wird. In manchen Abschnitten haben Sie sicherlich den Eindruck ständiger Wiederholungen. Dieses „wiederholende Prinzip“ ist jedoch durchaus gewollt: Denn diese Themen müssen absolut sicher beherrscht werden. Die Kommentare zu den wiederkehrenden Antwortmöglichkeiten variieren und beinhalten jeweils zusätzliche wichtige Informationen zu den jeweiligen Themengebieten.

Die Gliederung der Kapitel orientiert sich, so Inhalte in den Prüfungen nachgefragt wurden, weitestgehend am Lehrbuch *Psychiatrie und Psychotherapie für Heilpraktiker.* Verweise auf das Lehrbuch zum Nachlesen und Vertiefen sind mit dem Kürzel LB und der nachfolgenden Kapitelnummer des Lehrbuchs versehen. Zusätzlich enthält Kapitel 14 *Fragen aus allen Fachgebieten* zum konzentrierten Durcharbeiten von Fragen aus verschiedenen Fachgebieten.

Wollen Sie zusätzlich die Fragen aus verschiedenen Jahren durcharbeiten, so lohnt sich ein Besuch bei **Elsevier.de** – den Zugangcode und die Anleitung hierzu finden Sie auf der vorderen Buchumschlagseite. Sie können dann online die Fragen nach Jahren und Fachgebieten aufrufen und einen Prüfungsparcours absolvieren.

Inhaltsverzeichnis

Die schriftliche Überprüfung

In den meisten Bundesländern finden im Rahmen der Überprüfungen zur Erlangung der Heilerlaubnis nach dem Heilpraktikergesetz schriftliche Prüfungen statt. Die meisten Prüfungsämter bedienen sich der vom Gesundheitsamt Ansbach erstellten Prüfungsfragen. Die schriftlichen Prüfungen werden zweimal im Jahr am selben Tag von den teilnehmenden Ämtern durchgeführt. Im Frühjahr am 3. Mittwoch im März, im Herbst am 2. Mittwoch im Oktober.

Die schriftlichen Prüfungsfragen verlangen häufig sehr detaillierte Fachkenntnisse und müssen exakt beantwortet werden. Von den gestellten 28 Fragen müssen 75% richtig beantwortet werden. Sie dürfen also höchstens 7 Fragen falsch beantworten, wenn Sie die Prüfung bestehen wollen.

Es gibt verschiedene Typen von Prüfungsfragen: Am häufigsten werden Fragen vom Typ „Aussagenkombination“ gestellt. Zu einer gestellten Frage, werden 5 Aussagen angeboten. Die anschließend aufgeführten Antwortmöglichkeiten bestehen aus Kombinationen der zuvor genannten Aussagen. Häufig werden auch die Antwortmöglichkeiten „keine der Aussagen ist richtig“ und „alle Aussagen sind richtig“ angeboten.

Fragentyp: Aussagenkombination

Im Folgenden ist beispielhaft eine Frage vom Typ „Aussagenkombination“ aufgeführt:

Aussagenkombination

Eine Manie ist durch welche(s) Symptom(e) gekennzeichnet?

1. Gehobene Stimmungslage
2. Gereiztheit
3. Unermüdliche Betriebsamkeit
4. Rededrang
5. Schlafstörungen

A Nur die Aussage 1 ist richtig.
B Nur die Aussagen 1 und 3 sind richtig.
C Nur die Aussagen 1, 3 und 5 sind richtig.
D Nur die Aussagen 3, 4 und 5 sind richtig.
E Alle Aussagen sind richtig.

Es müssen zur Beantwortung der Frage nicht die Ziffern (1–5) angekreuzt werden, sondern die Buchstaben (A–E). Nur ein Buchstabe darf bei diesem Fragetyp angekreuzt werden.

Fragentyp: Einfachauswahl

Der zweithäufigste Fragentyp, ist die „Einfachauswahl“. Von den möglichen Antwortmöglichkeiten (meistens fünf) muss **eine, und nur eine, Aussage** markiert werden. Auch bei Fragen vom Typ „Einfachauswahl“ ist die Frage sehr genau zu lesen. Meist wird nach der richtigen Aussage gefragt, es kann jedoch auch nach der Aussage gefragt werden, die „am ehesten zutrifft“ oder nach einer falschen Aussage (☞ folgendes Beispiel).

Einfachauswahl

Welche Aussage trifft für depressive Episoden im hohen Lebensalter zu?

A Schwere Depressionen werden im hohen Lebensalter so gut wie nie beobachtet.

B Es handelt sich um eine normale Alterserscheinung.

C Es wird häufig zu Unrecht eine Demenz angenommen.

D Psychotherapie ist stets ausreichend.

E Körperliche Symptome treten nicht auf.

Als Antwort muss demnach eine Möglichkeit von A bis E markiert werden.

Fragentyp: Mehrfachauswahl

Bei Fragen vom Typ „Mehrfachauswahl“ müssen, wie auch bei der „Einfachauswahl“ aus einer Liste von Aussagen, direkt die richtigen Antworten ausgewählt werden. Im Fall der Mehrfachauswahl sind es meist zwei, in manchen Fällen jedoch auch drei oder vier Antwortmöglichkeiten. Die Anzahl der richtigen Antwortmöglichkeiten wird in jedem Fall in der Frage deutlich angegeben (☞ folgendes Beispiel).

Mehrfachauswahl

Wählen Sie drei Antworten!
Was ist für die schwere depressive Episode (nach ICD-10) charakteristisch?

A Denkhemmung

B Verfolgungswahn

C Gefühl der Gefühllosigkeit

D Gesteigerter Appetit

E Morgendliches Früherwachen

Eine Prüfungsfrage wird in ihrer Gesamtheit als richtig oder falsch bewertet. Selbst wenn Sie meinen, die Antwort auf eine Frage nicht zu wissen, sollten Sie unbedingt eine Möglichkeit ankreuzen, da eine 20%ige Wahrscheinlichkeit besteht, die richtige Antwort zu treffen. Aus der falschen Beantwortung einer Frage ergeben sich keine weiteren Nachteile (anders als in der mündlichen Prüfung!).

Sie sollten insbesondere während Ihrer Prüfungsvorbereitung Fragen vom Typ „Aussagenkombination“ ausführlich trainieren. Wenn Sie eine oder zwei Aussagen eindeutig als richtig oder falsch identifizieren, können Sie die richtige Antwort meist auch dann ableiten, wenn Sie die Richtigkeit weiterer Aussage nicht sicher einschätzen können. In jedem Fall sind die Fragen sehr aufmerksam zu lesen, da ab und zu durch Verneinungen die Richtung der Aussagen umgedreht wird.

1 Psychopathologie

Steckbrief Psychopathologie

Bewusstseinsstörungen

Quantitative Bewusstseinsstörung (reduzierte Wachheit)
Benommenheit
Somnolenz
Sopor
Koma

Qualitative Bewusstseinsstörung (Veränderung des Bewusstseins)
Bewusstseinstrübung
Bewusstseinseinengung
Bewusstseinsverschiebung

Orientierungsstörungen

Zeitliche Desorientiertheit
Örtliche Desorientiertheit
Situative Desorientiertheit
Desorientiertheit zur eigenen Person

Auffassungs-, Konzentrations- und Gedächtnisstörungen

Auffassungsstörungen
Konzentrationsstörungen
Gedächtnisstörungen
Merkfähigkeitsstörungen
Gedächtnisstörungen
Amnesie
Konfabulationen
Paramnesien

Formale Denkstörungen

Denkverlangsamung
Denkhemmung
Umständliches Denken
Eingeengtes Denken
Perseverationen
Grübeln
Gedankendrängen
Ideenflucht
Vorbeireden
Sperrung des Denkens/Gedankenabreißen
Zerfahrenheit/Inkohärenz
Neologismen
Verbigeration

Zwänge, Phobien, Ängste, Befürchtungen

Phobien, Ängste, Befürchtungen
Angst
Phobie
Misstrauen
Hypochondrische Befürchtungen

Zwänge
Zwangsideen
Zwangsimpulse
Zwangshandlungen

Wahn

Wahnformen
Wahnstimmung
Wahnwahrnehmung
Wahnerinnerung
Wahneinfall
Systematisierter Wahn
Wahndynamik

Wahnthemen
Beziehungswahn
Beeinträchtigungs- und Verfolgungswahn
Eifersuchtswahn
Größenwahn
Nichtigkeitswahn und nihilistischer Wahn
Hypochondrischer Wahn
Schuldwahn
Verarmungswahn

Sinnestäuschungen und Halluzinationen

Akustische Halluzinationen
Optische Halluzinationen
Körperhalluzinationen
Geruchs- und Geschmackshalluzinationen
Pseudohalluzinationen
Illusionen
Pareidolien

Ich-Störungen

Depersonalisation
Derealisation
Fremdbeeinflussungserlebnisse
Gedankenentzug
Gedankenausbreitung
Gedankeneingebung

Störungen der Affektivität

Gefühl der Gefühllosigkeit
Störung der Vitalgefühle
Depressivität
Insuffizienzgefühle
Dysphorie
Euphorie
Gereiztheit
Innere Unruhe
Gesteigertes Selbstgefühl
Ambivalenz
Parathymie
Affektarmut
Affektinkontinenz
Affektstarrheit
Läppischer Affekt

Störungen des Antriebs und der Psychomotorik

Antriebsarmut
Antriebshemmung
Antriebssteigerung
Stupor
Logorrhoe
Motorische Unruhe
Stereotypien
Automatismen
Negativismus
Befehlsautomatismus
Echolalie/Echopraxie
Mutismus
Theatralisches Verhalten
Aggressivität
Sozialer Rückzug
Soziale Umtriebigkeit
Manieriertheit

Störungen der Intelligenz

Intelligenzminderung
IQ < 70

Oligophrenie
Bei Kindern auftretend, angeboren oder früh erworben
Schweregrade:
- Leichte Intelligenzminderung (Debilität, IQ von 50 – 69)
- Mittelgradige Intelligenzminderung (Imbezibilität, IQ von 35 – 49)
- Schwere Intelligenzminderung (IQ von 20 – 34):
- Schwerste Intelligenzminderung (Idiotie, IQ von unter 20)

Demenz
Bereits ausgebildete intellektuelle Fähigkeiten gehen verloren, ausgelöst durch Krankheiten oder Verletzungen des Gehirns

Einfachauswahl

1.1 Ein psychotischer Patient berichtet: „Ich kann meine eigenen Gedanken hören, sie sprechen auch innerlich mit mir. Das ist furchtbar störend". Es handelt sich psychopathologisch am ehesten um:

A Gedankeneingebung
B Zönästhesien
C Ideenflucht
D Gedankenlautwerden
E Gedankenausbreitung

Einfachauswahl

1.2 Zu den formalen Denkstörungen rechnet man nach traditioneller psychopathologischer Einteilung vor allem folgendes der genannten Phänomene:

A Paranoide Ideenbildung
B Hypochondrie
C Wahnstimmung
D Ideenflucht
E Depersonalisation

1.1 Richtige Antwort: D

Bei dieser Frage könnte es schwer fallen, Halluzinationen von Ich-Störungen zu unterscheiden.

A Gedankeneingebung gehört zur Gruppe der Ich-Störungen (☞ LB 3.9) und bezeichnet das Erleben des Patienten, dass seine Gedanken von außen beeinflusst, eingegeben oder gesteuert werden. ⊖

B Zönästhesien zählen zu den Sinnestäuschungen (☞ LB 3.8). Die Betroffenen spüren merkwürdige Vorgänge im Körper, häufig im Bauchraum. Die Empfindungen werden nicht als von außen gemacht wahrgenommen. ⊖

C Ideenflucht bezeichnet eine für die Manie typische Form der formalen Denkstörung (☞ LB 3.5). Die Betroffenen folgen ständig neuen Gedanken und Assoziationen. Es besteht ein starker Rededrang. ⊖

D Das laute Hören der eigenen Gedanken bezeichnet man als Gedankenlautwerden. Es wird zu den akustischen Halluzinationen gerechnet (☞ LB 3.8). Gedankenlautwerden tritt vor allem bei Schizophrenie auf. ✓

E Gedankenausbreitung zählt zu den Ich-Störungen (☞ LB 3.9). Die Patienten erleben, dass andere Menschen ihre Gedanken hören oder „lesen" können. Es besteht das Gefühl, als hätten sie ihre Gedanken nicht für sich allein, sondern andere hätten daran teil. ⊖

1.2 Richtige Antwort: D

Formale Denkstörungen sind Störungen des Denkablaufes. Der Zusammenhang und die Geschwindigkeit des Denkens sind verändert.

A Paranoide Ideenbildung ist kein eindeutig zugeordnetes Symptom in der Psychopathologie. Es wird im AMDP-System (☞ LB 2.1) nicht aufgeführt. Paranoide Ideenbildung entspricht am ehesten einem Wahneinfall und ist somit den Wahnsymptomen zuzurechnen. Wahnsymptome werden auch als inhaltliche Denkstörungen bezeichnet. ⊖

B Hypochondrie – die Befürchtung an einer schweren Krankheit zu leiden – gehört psychopathologisch zur Gruppe der Ängste und Befürchtungen (☞ LB 3.6). Nimmt eine Hypochondrie wahnhafte Züge an, ist sie als Wahn zu bezeichnen (z. B. hypochondrischer Wahn bei schweren Depressionen). ⊖

C Wahnstimmung bezeichnet eine Stimmung des Unheimlichen oder einer diffusen Bedrohung. Wahnstimmung tritt zu Beginn von psychotischen Erkrankungen auf und zählt zu den Wahnsymptomen (☞ LB 3.7). ⊖

D Ideenflucht ist ein typisches Zeichen einer Manie. Die Betroffenen können Gedankengänge nicht zu Ende führen, da sie ständig neuen Ideen und Assoziationen nachgehen. Ideenflucht zählt zu den formalen Denkstörungen (☞ LB 3.5). ✓

E Depersonalisationserleben zählt psychopathologisch zu den Ich-Störungen (☞ LB 3.9). Die Betroffenen erleben sich selbst als verändert oder fremd. Depersonalisation geht häufig mit Derealisationserleben einher. ⊖

Aussagenkombination

1.3 Welche(s) der folgenden, von schizophrenen Patienten beschriebenen Phänomene, wird (werden) psychopathologisch zu den Ich-Störungen gezählt?

1. Ich werde von fremden Menschen gelenkt und bin nicht mehr Herr meiner Handlungen.
2. Unbekannte zwingen mir Gedanken auf, ich habe dauernd Gedanken im Kopf, die nicht zu mir gehören.
3. Wenn ich durch die Stadt gehe, bin ich mir sicher, dass alle Leute, die mir begegnen, meine Gedanken wissen.

A Nur die Aussage 1 ist richtig.
B Nur die Aussagen 1 und 2 sind richtig.
C Nur die Aussagen 1 und 3 sind richtig.
D Nur die Aussagen 2 und 3 sind richtig.
E Alle Aussagen sind richtig.

Einfachauswahl

1.4 Auf die Frage, ob er traurig sei, bricht der Patient sofort in Tränen aus. Auf welche Affektstörung deutet dieses Verhalten am ehesten hin?

A Euphorie
B Deprimiertheit
C Gefühl der Gefühllosigkeit
D Affektinkontinenz
E Ambivalenz

1.3 Richtige Antwort: E

Ich-Störungen (☞ LB 3.9) bezeichnen Zustände, in denen die Grenzen zwischen Ich und Umwelt durchlässig erscheinen.

1. Das Erleben, von anderen Menschen oder äußeren Mächten gesteuert zu werden, wird als Fremdbeeinflussungserleben bezeichnet und zählt zu den Ich-Störungen. ✓
2. Das Gefühl, Gedanken würden von außen in einen hineingegeben, wird als Gedankeneingebung bezeichnet. Gedankeneingebung gehört psychopathologisch zu den Ich-Störungen. ✓
3. Das beschriebene Symptom wird als Gedankenausbreitung bezeichnet. Es besteht das Erleben, als ob andere Menschen in einen hineinschauen und alle Gedanken lesen könnten. Auch Gedankenausbreitung zählt zu den Ich-Störungen. ✓

1.4 Richtige Antwort: D

Affekte („Gefühlswallungen") sind kurzdauernde und plötzlich auftretende Gefühlsabläufe wie z. B. Ärger, Wut, Begeisterung, Freude, Trauer.

A Euphorie ist ein Zustand übermäßig gesteigerter Stimmung. Die Patienten sind ausgesprochen guter Laune und haben einen großen Taten- und Mitteilungsdrang. Sie kommt typischerweise bei Manie vor (☞ LB 4.2). ⊖

B Deprimiertheit beschreibt eine traurige, freudlose Stimmungslage. Bei starker Ausprägung fühlen sich die Patienten hoffnungslos und verlieren das Interesse an Dingen, mit denen sie sich normalerweise gern beschäftigen. Deprimiertheit ist ein Hauptsymptom der Depression (☞ LB 4.1). In der beschriebenen Situation kann Deprimiertheit vorliegen, es handelt sich jedoch nicht um die treffendste der angebotenen Möglichkeiten. ⊖

C Ein Gefühl der Gefühllosigkeit weist ebenfalls auf eine schwere Depression hin (☞ LB 4.1). Die Patienten schildern, dass sie sich noch nicht einmal mehr traurig fühlen – sie hätten überhaupt keine Gefühle. ⊖

D Bei Affektinkontinenz (☞ LB 3.10) können Gefühle nicht zurückgehalten werden. Bereits kleine Auslöser führen zu starken Gefühlsäußerungen wie z. B. Weinen oder Lachen. Affektinkontinenz kommt vor allem bei körperlich begründbaren psychischen Störungen vor. ✓

E Ambivalenz bezeichnet das gleichzeitige Vorhandensein gegensätzlicher Gefühle, z. B. Hass und Liebe. Der ambivalente Zustand kann als quälend empfunden werden. Er kommt besonders bei schizophrenen Psychosen vor (☞ LB 5.1). ⊖

Einfachauswahl

1.5 Zu welcher Gruppe von Störungen gehört die Gedankenausbreitung?

A Affektstörungen
B Ich-Störungen
C Formale Denkstörungen
D Gedächtnisstörungen
E Inhaltliche Denkstörungen

Aussagenkombination

1.6 Welche der folgenden Aussagen treffen zu? Zu den quantitativen Bewusstseinsstörungen zählen:

1. Bewusstseinseinengung
2. Somnolenz
3. Sopor
4. Koma
5. Bewusstseinsverschiebung

A Nur die Aussagen 1 und 2 sind richtig.
B Nur die Aussagen 1 und 5 sind richtig.
C Nur die Aussagen 1, 2 und 3 sind richtig.
D Nur die Aussagen 2, 3 und 4 sind richtig.
E Alle Aussagen sind richtig.

1.5 Richtige Antwort: B

Unter Gedankenausbreitung versteht man das Erleben von Patienten, ihre Gedanken würden von anderen Menschen „gelesen“, ohne dass sie dies selbst beeinflussen können. Die Unterscheidung zwischen Ich-Störungen (☞ LB 3.9) und formalen Denkstörungen (☞ LB 3.5) fällt im Einzelfall häufig schwer.

A Störungen der Affektivität (☞ LB 3.10) stellen Beeinträchtigungen der Gefühle und Stimmungen dar. Gedankenausbreitung gehört nicht zu den Affektstörungen. ⊖

B Patienten mit einer Ich-Störungen (☞ LB 3.9) erleben die Grenze zwischen Ich und Umwelt als durchlässig. Meist liegt eine Schizophrenie zugrunde. ✓

C Als formale Denkstörungen (☞ LB 3.5) werden pathologische Veränderungen des Denkablaufs bezeichnet. Das Denken kann z. B. umständlich, verlangsamt oder zerfahren sein. Häufig liegen bei einer Schizophrenie sowohl formale Denkstörungen als auch Ich-Störungen vor. Bei Gedankenausbreitung ist der Ablauf des Denkens nicht notwendigerweise gestört. ⊖

D Gedankenausbreitung hat nichts mit Beeinträchtigungen des Gedächtnisses zu tun. Gedächtnisstörungen (☞ LB 3.4) treten meist im Zuge von organisch bedingten psychischen Störungen auf, z. B. bei einer Demenz. ⊖

E Wahnsymptome werden auch als inhaltliche Denkstörungen bezeichnet (☞ LB 3.7). Gedankenausbreitung kann zwar in ein Wahnerleben integriert werden, stellt jedoch eine eigene psychopathologische Kategorie dar. ⊖

1.6 Richtige Antwort: D

Bewusstseinsstörungen werden in quantitative und qualitative Bewusstseinsstörungen unterschieden (☞ LB 3.2). Quantitative Bewusstseinsstörungen bezeichnen eine reduzierte Wachheit. Bei qualitativen Bewusstseinsstörungen sind die Inhalte und Intensität des Bewusstseins verändert.

1. Bewusstseinseinengung zählt zu den qualitativen Bewusstseinsstörungen (☞ LB 3.2). Die Patienten fokussieren ihr Bewusstsein auf bestimmte Erlebnisinhalte und haben eine reduzierte Ansprechbarkeit auf Außenreize. ⊖
2. Somnolenz ist eine leichtere Form quantitativer Bewusstseinstrübung (☞ LB 3.2). Die Betroffenen sind benommen und schläfrig. Sie können leicht geweckt werden. ✓
3. Sopor ist ein dem Schlaf ähnlicher Zustand und zählt zu den quantitativen Bewusstseinsstörungen (☞ LB 3.2). Die Patienten können nur durch starke Reize wie Zwicken oder Schütteln geweckt werden, wobei meist nur Abwehrbewegungen ausgelöst werden. Die Betroffenen bleiben ohne Orientierung. ✓
4. Das Koma ist die schwerste Form der quantitativen Bewusstseinsstörung (☞ LB 3.2). Es besteht eine tiefe Bewusstlosigkeit. Die Patienten können auch durch starke Reize nicht geweckt werden. ✓
5. Beim Vorliegen einer Bewusstseinsverschiebung erleben die Betroffenen alle Sinneswahrnehmungen intensiver (☞ LB 3.2). Alles wirkt heller, intensiver, weiter. Bewusstseinsverschiebung zählt zu den qualitativen Bewusstseinsstörungen. ⊖

Aussagenkombination

1.7 Zu den inhaltlichen Denkstörungen zählt (zählen):

1. Hemmung des Denkens
2. Vorbeireden
3. Inkohärenz (sprunghaftes Denken)
4. Wahnideen
5. Ideenflüchtigkeit

A Nur die Aussage 4 ist richtig.
B Nur die Aussagen 1 und 2 sind richtig.
C Nur die Aussagen 4 und 5 sind richtig.
D Nur die Aussagen 2, 3 und 5 sind richtig.
E Alle Aussagen sind richtig.

Einfachauswahl

1.8 Welche Aussage trifft zu? Zu den formalen Denkstörungen gehört:

A Gedankenlautwerden
B Gedankenentzug
C Assoziativ gelockertes Denken
D Gedankenausbreitung
E Kommentierende Stimmen

1.7 Richtige Antwort: A

Inhaltliche Denkstörungen kennzeichnen Störungen des Gedankeninhalts: Bei inhaltlichen Denkstörungen sind die Denkinhalte wahnhaft verändert.

1. Denkhemmung zählt zu den formalen Denkstörungen (☞ LB 3.5). Das Denken ist in sich klar und geordnet, jedoch deutlich verlangsamt und auf wenige Themen begrenzt. Denkhemmung tritt vor allem bei Depression auf. ⊖
2. Auch Vorbeireden gehört zu den formalen Denkstörungen (☞ LB 3.5). Es tritt vor allem bei Schizophrenie auf. Die Betroffenen beantworten Fragen, die sie richtig verstanden haben, ohne auf die gestellte Frage Bezug zu nehmen. ⊖
3. Inkohärentes Denken zeigt sich in zusammenhanglosen Äußerungen der Patienten, die keinen unmittelbaren Sinn ergeben, obwohl ein thematischer Gesamtzusammenhang besteht. Inkohärentes Denken zählt zu den formalen Denkstörungen (☞ LB 3.5) und ist ein Symptom bei organisch bedingten psychischen Störungen und bei Schizophrenie. ⊖
4. Wahnsymptome wie z.B. Wahnideen werden auch als inhaltliche Denkstörungen bezeichnet (☞ LB 3.7). Ein Wahn ist eine pathologische Fehlbeurteilung der Realität, die von der Umwelt nicht korrigiert werden kann. Wahnsymptome treten z.B. bei Schizophrenie, Manie, Depression oder organisch bedingten psychischen Störungen auf. ✓
5. Ideenflucht (☞ LB 3.5) ist ein weiteres Symptom aus der Gruppe der formalen Denkstörungen. Gedankengänge werden nicht zu Ende geführt, weil die Betroffenen ständig neue Ideen entwickeln und diesen folgen. Typisches Symptom einer Manie. ⊖

1.8 Richtige Antwort: C

In der Psychopathologie fällt es oft schwer, formale Denkstörungen (☞ LB 3.5) und Ich-Störungen (☞ LB 3.9) voneinander zu unterscheiden.

A und E Patienten mit einer Schizophrenie beklagen sich häufig über das Hören von Stimmen. Meist handelt es sich um Stimmen, die das eigene Handeln kommentieren. Einige Patienten klagen auch darüber, dass sie ihre eigenen Gedanken laut hören. Diese Symptome werden der Gruppe der Halluzinationen (☞ LB 3.8) zugeordnet. ⊖

B und D Gedankenentzug und Gedankenausbreitung gehören zur Gruppe der Ich-Störungen (☞ LB 3.9). Die Grenze zwischen Ich und Umwelt wird von den Patienten als durchlässig erlebt. ⊖

C Assoziative Lockerung wurde von Eugen Bleuler zu den Grundsymptomen der Schizophrenie gezählt. Ideenflucht, Gedankenabreißen, Neologismen und Zerfahrenheit können Zeichen eines assoziativ gelockerten Denkens sein. Somit ist das Symptom den formalen Denkstörungen (☞ LB 3.5) zuzurechnen. Der Begriff wird nur noch selten verwendet. ✓

Mehrfachauswahl

1.9 Wählen Sie *zwei* Antworten. Zu den formalen Denkstörungen zählen:

A Neologismen
B Ich-Erlebnis-Störungen
C Gedanken-Lautwerden
D Beeinflussungserleben
E Perseverationen

Aussagenkombination

1.10 Welche der folgenden Aussagen beschreibt (beschreiben) ein Element(e) des psychologischen Befunds?

1. Bewusstseinslage
2. Ich-Erleben
3. Blutdruckmessung
4. Formaler Gedankengang
5. Stimmung

A Nur die Aussage 5 ist richtig.
B Nur die Aussagen 2 und 3 sind richtig.
C Nur die Aussagen 1, 2 und 4 sind richtig.
D Nur die Aussagen 1, 2, 4 und 5 sind richtig.
E Alle Aussagen sind richtig.

1.9 Richtige Antworten: A und E

Formale Denkstörungen sind Störungen im Denkablauf.

A Neologismen sind Wortneubildungen, die nicht der sprachlichen Konvention entsprechen. Da das Sprechen die Art und Weise des Denkens abbildet, werden Neologismen den formalen Denkstörungen zugerechnet (☞ LB 3.5). ✓

B Ein gestörtes Ich-Erleben zeigt sich z. B. in Form von Depersonalisation, Gedankenentzug oder Gedankeneingebung und wird zu den Ich-Störungen (☞ LB 3.9) gezählt. ⊖

C Gedanken-Lautwerden zählt zur Gruppe der Halluzinationen (☞ LB 3.8). Die Patienten meinen, ihre eigenen Gedanken so laut wie über einen Lautsprecher zu hören. ⊖

D Das Erleben, von außen beeinflusst zu werden, zählt zu den Ich-Störungen und tritt häufig bei Schizophrenie (☞ LB 5.1) auf. ⊖

E Perseverationen bestehen aus ständigen Wiederholungen gleicher Gedanken, Fragen oder Redewendungen. Sie werden zu den formalen Denkstörungen gerechnet (☞ LB 3.5). ✓

1.10 Richtige Antwort: D

Die Frage zielt eigentlich auf den psychopathologischen Befund. Dieser wird bei Menschen mit Verdacht auf eine psychiatrische Störung erhoben, um die Elementarfunktionen zu prüfen und systematisch zu erfassen, welche Symptome beim Patienten vorliegen. In der Regel wird der psychopathologische Befund von einem Psychiater erhoben. Der Begriff „psychologischer Befund“ ist weiter gefasst und kann sich z. B. auch auf Persönlichkeitszüge, Intelligenz oder spezielle Fähigkeiten beziehen. Um die Frage sicher beantworten zu können, müssen die Kategorien der Psychopathologie (☞ LB 3) gut beherrscht werden.

1. Das Prüfen der Bewusstseinslage bezieht sich auf das Vorhandensein von Bewusstseinsstörungen. Bewusstseinsstörungen können qualitativ oder quantitativer Art sein (☞ LB 3.2). ✓
2. Ist das Ich-Erleben gestört, spricht man von Ich-Störungen (☞ LB 3.9), die z. B. in Form von Depersonalisation, Gedankenentzug oder Gedankeneingebung auftreten können. ✓
3. Die Blutdruckmessung gehört zur körperlichen Untersuchung und nicht zum psychopathologischen Befund. ⊖
4. Untersucht man den formalen Gedankengang, möchte man feststellen, ob formale Denkstörungen vorliegen, zu denen z. B. Ideenflucht, Gedankenabreißen, Verbigeration oder Denkverlangsamung gehören (☞ LB 3.5). ✓
5. Pathologische Abweichungen der Stimmung werden in der Psychopathologie als Störungen der Affektivität bezeichnet. Diese dürfen nicht mit den eigentlichen affektiven Störungen (Depression, Manie) verwechselt werden. Zu den Elementarsymptomen der Störungen der Affektivität zählen z. B. Affektarmut, Euphorie, Insuffizienzgefühle oder Ambivalenz (☞ LB 3.10). ✓

Einfachauswahl

1.11 Welche Aussage trifft zu? Zu den inhaltlichen Denkstörungen zählt man ...

A die Denkzerfahrenheit.
B den primären Wahn.
C dialogische Stimmen.
D illusionäre Verkennungen.
E das Gedankenabbrechen.

Einfachauswahl

1.12 Welche Aussage trifft zu? Der Gedankenentzug bei schizophrenen Patienten gehört zu welcher Gruppe von Störungen?

A Antriebsstörungen
B Formale Denkstörungen
C Affektstörungen
D Ich-Störungen
E Gedächtnisstörungen

1.11 Richtige Antwort: B

Während formale Denkstörungen die Störung des Denkablaufs hinsichtlich des Zusammenhangs und der Geschwindigkeit kennzeichnen, sind inhaltliche Denkstörungen Störungen des Gedankeninhalts: Das Denken beschäftigt sich offensichtlich mit veränderten, nicht mit der Realität zu vereinbarenden Inhalten.

A Denkzerfahrenheit, d.h. zusammenhangloses und inkohärentes Denken, zählt zu den formalen und nicht zu den inhaltlichen Denkstörungen (☞ LB 3.5). ⊖

B Ein Primärwahn zeichnet sich dadurch aus, dass er aus sich heraus entsteht. Dies bedeutet, es gibt keine auslösende Ursache für die wahnhaften Gedanken wie z.B. Halluzinationen, die sich der Kranke durch wahnhaft verzerrte Gedanken zu erklären versucht. Wahnsymptome (☞ LB 3.7) werden den inhaltlichen Denkstörungen zugeordnet. Sie betreffen die Denkinhalte, also das „Was" des Denkens, während bei den formalen Denkstörungen die Art und Weise, also das „Wie", pathologisch verändert ist. ✓

C Hört der Patient Stimmen, die sich miteinander unterhalten, meist über den Patienten, handelt es sich um akustische Halluzinationen, ein typisches Symptom bei Schizophrenie. Halluzinationen bilden zusammen mit Sinnestäuschungen eine eigene Kategorie in der Psychopathologie (☞ LB 3.8). ⊖

D Illusionäre Verkennung kann mit Illusionen gleichgesetzt werden. Sie zählen ebenfalls zu den Symptomen, die in der Psychopathologie als Sinnestäuschungen und Halluzinationen zu einer Gruppe zusammengefasst werden (☞ LB 3.8). ✓

E Gedankenabbrechen, häufig auch als Gedankenabreißen bezeichnet, zählt zur Gruppe der formalen Denkstörungen (☞ LB 3.5). Die Betroffenen hören mitten im Satz auf zu reden. ⊖

1.12 Richtige Antwort: D

Antriebsstörungen (☞ LB 3.11), Affektstörungen (☞ LB 4) und Gedächtnisstörungen (☞ LB 3.4) sollten sofort als falsche Antwortmöglichkeiten erkannt werden, wenn man mit den Kategorien der Psychopathologie vertraut ist.
Schwerer fällt bei der Frage nach der Zuordnung des Gedankenentzugs die Unterscheidung von formalen Denkstörungen und Ich-Störungen. Die Bezeichnung „Gedankenentzug" scheint von der Wortbedeutung her auf Denkprozesse hinzuweisen.
Ich-Störungen (☞ LB 3.9) beschreiben eine durchlässige Grenze zwischen Ich und Umwelt, wie sie vor allem für die Schizophrenie typisch ist (umgangssprachlich: „jemand ist nicht ganz dicht"). Durch diese Durchlässigkeit ist es im Erleben der Betroffenen möglich, dass ihnen jemand Gedanken von außen entzieht oder sie von außen steuert (Gedankeneingebung).
Formale Denkstörungen (☞ LB 3.5) beschreiben im Gegensatz dazu krankhaft veränderte Abläufe des Denkens (z.B. verlangsamtes Denken, Denkhemmung, zerfahrenes Denken).

Einfachauswahl

1.13 Ideenflucht ist ein Symptom bei psychiatrischen Erkrankungen; darunter ist zu verstehen:

A Eine besondere Überlastungsreaktion
B Eine Zerstreutheit bei körperlicher Ermüdung
C Eine Zerfahrenheit
D Ein krankhaft beschleunigter Denkablauf
E Eine Wahnvorstellung

Mehrfachauswahl

1.14 Wählen Sie *zwei* Antworten: Welche der folgenden Begriffe gehören zu den formalen Denkstörungen?

A Projektion
B Gedankenabreißen
C Residualwahn
D Zerfahrenheit
E Mutismus

1.13 Richtige Antwort: D

Auch diese Frage setzt wie viele andere Prüfungsfragen genaue Kenntnisse der Psychopathologie voraus.

A „Überlastungsreaktion" ist kein abgegrenzter Begriff aus der Psychopathologie. Seelische Reaktionen können nach zahlreichen körperlichen und seelischen Überlastungen auftreten. ⊖

B Zerstreutheit bezeichnet die mangelnde Fähigkeit, die Aufmerksamkeit längere Zeit auf einen bestimmten gedanklichen Inhalt zu lenken. Zerstreutheit zählt zu den Konzentrationsstörungen (☞ LB 3.4). Zustände nach körperlicher Ermüdung haben keinen Krankheitswert. ⊖

C Mit Zerfahrenheit (☞ LB 3.5) wird eine formale Denkstörung bezeichnet, bei der die gedanklichen Äußerungen wirr und ohne inhaltlichen Zusammenhang erscheinen. Zerfahrenheit tritt häufig bei psychotischen Zuständen auf. ⊖

D Ideenflucht (☞ LB 3.5) beschreibt ein Springen von einem gedanklichen Inhalt zum nächsten. Es wird ständig neuen Impulsen und Assoziationen nachgegangen. Das Denken des Betroffenen ist somit auch beschleunigt. Ideenflucht wird zu den formalen Denkstörungen gerechnet. Auftreten vor allem bei manischen Zuständen. ✓

E Wahn (☞ LB 3.7) stellt eine eigene Kategorie im System der Psychopathologie dar. Bei einer Wahnvorstellung handelt es sich um inhaltliche Umdeutungen von Erinnerungen und Ereignissen. Die Umdeutungen stimmen nicht mit der Realität überein, führen aber für die Betroffenen zu subjektiver Gewissheit. ⊖

1.14 Richtige Antworten: B und D

Formale Denkstörungen beschreiben Störungen des Denkablaufs.

A Der Begriff „Projektion" gehört nicht in den Bereich der Psychopathologie. Bei einer Projektion werden Persönlichkeitsanteile, die man unbewusst bei sich selbst abwehrt, vermeintlich an einer anderen Person wahrgenommen. Projektion ist im psychoanalytischen Bezugssystem ein wichtiger Abwehrmechanismus (☞ LB 13.2). ⊖

B Gedankenabreißen zählt zu den formalen Denkstörungen (☞ LB 3.5). Ein eigentlich flüssiger Gedankengang reißt ab und kann nicht wieder aufgenommen werden. Gedankenabreißen tritt häufig im Rahmen einer Schizophrenie auf. ✓

C Wahnsymptome stellen eine eigene Gruppe im Rahmen der Psychopathologie dar (☞ LB 3.7). Residualwahn bezeichnet einen nach abgeklungener Psychose verbleibenden Wahnrest. ⊖

D Zerfahrenheit bedeutet, dass logisch zusammenhängendes Denken durch Gedankensprünge aufgelöst wird. Im Extremfall werden nur noch Gedankenbruchstücke ohne jeden Zusammenhang geäußert. Zerfahrenheit gehört zu den formalen Denkstörungen (☞ LB 3.5). ✓

E Beim Mutismus spricht der Betroffene nicht oder nur sehr wenig, obwohl er es könnte. Mutismus wird in der Psychopathologie zu den Störungen des Antriebs und der Psychomotorik gerechnet (☞ LB 3.11). ⊖

Aussagenkombination

1.15 Zu den formalen Denkstörungen gehören:

1. Perseveration bei hirnorganischen Erkrankungen
2. Denkhemmung bei depressiven Zuständen
3. Ideenflucht bei manischen Erkrankungen
4. Wahnhaftes Denken bei paranoiden Psychosen
5. Zerfahrenes Denken bei Schizophrenie

A Nur die Aussagen 1, 3 und 4 sind richtig.
B Nur die Aussagen 1, 2, 3 und 5 sind richtig.
C Nur die Aussagen 1, 2, 4 und 5 sind richtig.
D Nur die Aussagen 2, 3, 4 und 5 sind richtig.
E Alle Aussagen sind richtig.

Mehrfachauswahl

1.16 Wählen Sie *zwei* Antworten. Welche der folgenden Störungen des Denkens gelten als Ich-Störungen?

A Gedankenentzug
B Stimmungslabilität
C Gesteigertes Selbstwertgefühl
D Gedankeneingebung
E Innere Unruhe

1.15 Richtige Antwort: B

Formale Denkstörungen (☞ LB 3.5) beschreiben Störungen des Denkablaufs.

1. Perseverationen (☞ LB 3.5) bestehen aus ständigen Wiederholungen von gleichen Denkinhalten ohne Bezug zur aktuellen Situation. Sie treten vor allem bei hirnorganischen Erkrankungen auf. ✓
2. Denkhemmung (☞ LB 3.5) tritt bei depressiven Patienten auf und zählt zu den formalen Denkstörungen. ✓
3. Bei Ideenflucht (☞ LB 3.5) wechseln die Betroffenen ständig das Thema und können über längere Zeit an keinem Gesprächsfaden festhalten. Ein typisches Symptom der Manie. ✓
4. Wahnsymptome bilden in der Systematik der Psychopathologie eine eigene Kategorie (☞ LB 3.7). Wahnhaftes Denken wird auch als inhaltliche Denkstörung beschrieben. ⊖
5. Zerfahrenes Denken gehört zur Gruppe der formalen Denkstörungen (☞ LB 3.5). Der inhaltliche Zusammenhang von Gesprochenem kann völlig verloren gehen. Patienten mit Schizophrenie entwickeln häufig dieses Symptom. ✓

1.16 Richtige Antworten: A und D

Formale Denkstörungen (☞ LB 3.5) und Ich-Störungen (☞ LB 3.9) sind häufig schwer voneinander abzugrenzen. Bei den formalen Denkstörungen ist der Ablauf des Denkens verändert, die Art und Weise, *wie* gedacht wird: z. B. verlangsamtes Denken oder Perseverationen (ständiges Wiederholen gleicher Gedanken). Die Art, wie der Patient denkt, bildet sich in der Art und Weise ab, wie er spricht. Bei Ich-Störungen besteht eine vom Patienten erlebte Durchlässigkeit zwischen Ich und Umwelt. Der Betroffene kann z. B. meinen, dass andere Menschen in ihn hineinsehen und seine Gedanken lesen können (Gedankenausbreitung). Diese Art der Wahrnehmung vermittelt sich nach außen nicht sprachlich, sondern besteht nur im subjektiven Erleben des Betroffenen. Eine Ich-Störung kann nur festgestellt werden, wenn der Patient diese schildert bzw. wenn der Behandler die Symptomatik aktiv erfragt.

A Bei Gedankenentzug hat der Patient den Eindruck, dass ihm Gedanken außen abgezogen werden. Gedankenentzug gehört zu den Ich-Störungen (☞ LB 3.9). ✓

B Stimmungslabilität, auch als Affektlabilität bezeichnet, beschreibt einen Zustand von rasch wechselnden Stimmungen und Gefühlen. Stimmungslabilität gehört zu den Störungen der Affektivität (☞ LB 3.10). ⊖

C Auch gesteigertes Selbstwertgefühl, etwa bei einer Manie, gehört in der Systematik der Psychopathologie zu den Störungen der Affektivität (☞ LB 3.10). ⊖

D Bei Gedankeneingebung erlebt der Patient seine Gedanken als von außen gesteuert, eingegeben oder beeinflusst. Das Symptom gehört zur Gruppe der Ich-Störungen (☞ LB 3.9). ✓

E Innere Unruhe zeigt sich äußerlich in körperlicher Bewegung, z. B. in der Unfähigkeit, still zu sitzen. Innere Unruhe und motorische Unruhe gehen miteinander einher und zählen zu den Störungen des Antriebs und der Psychomotorik (☞ LB 3.11). ⊖

Aussagenkombination

1.17 Welche der folgenden Aussagen zu Halluzinationen treffen zu?

1. Von der Illusion unterscheidet sich die Halluzination durch das Fehlen eines entsprechenden Sinnesreizes.
2. Es handelt sich um eine Sinnestäuschung, bei welcher die Wahrnehmung kein reales Wahrnehmungsobjekt hat.
3. Bei Psychosen aus dem schizophrenen Formenkreis kommen etwa gleich häufig akustische wie optische Halluzinationen vor.
4. Die Feststellung einer Halluzination ist stets erforderlich, um eine Schizophrenie zu diagnostizieren.
5. Die Feststellung einer Halluzination lässt noch keinen sicheren Schluss auf das Vorhandensein eines psychotischen Prozesses zu.

A Nur die Aussagen 2 und 3 sind richtig.
B Nur die Aussagen 1, 2 und 5 sind richtig.
C Nur die Aussagen 1, 3 und 5 sind richtig.
D Nur die Aussagen 2, 3, 4 und 5 sind richtig.
E Alle Aussagen sind richtig.

1.17 Richtige Antwort: B

Halluzinationen zählen psychopathologisch zur Gruppe der Sinnestäuschungen (☞ LB 3.8). Sie können auf allen Sinnesebenen wahrgenommen werden.

1. Illusion bedeutet, dass einem realen Gegenstand eine andere Bedeutung zugeschrieben wird. Bei einer Halluzination ist tatsächlich kein Gegenstand vorhanden (☞ LB 3.8). ✓
2. Eine Halluzination hat kein reales Wahrnehmungsobjekt (☞ LB 3.8). Wenn andere Menschen die vermeintliche Wahrnehmung nachvollziehen wollen, sehen (hören oder riechen) sie nichts. ✓
3. Bei Schizophrenien treten häufig Halluzinationen auf, die überwiegend akustisch sind. Typisch ist das Hören von Stimmen, die das eigene Verhalten kommentieren (☞ LB 5.1). ⊖
4. Halluzinationen sind bei einer Schizophrenie zwar ein häufiges und typisches Symptom (☞ LB 5.1). Es gibt jedoch auch unauffällige Verläufe, bei denen Halluzinationen nicht zwingend auftreten (z. B. Schizophrenia simplex, hebephrene Schizophrenie). ⊖
5. Halluzinationen können auch andere Ursachen als eine Schizophrenie haben. Sie können z. B. unter Drogeneinfluss entstehen, durch Hypnose ausgelöst werden oder bei längerem Schlafentzug auftreten (☞ LB 3.8). ✓

2 Affektive Störungen

Steckbrief Affektive Störungen

Unterschieden werden folgende Formen: Depression (unipolar), Manie (unipolar), bipolare affektive Störung (Depression und Manie).

Depression

Ursachen

- Multifaktoriell
- Genetische Faktoren
- Abnormitäten in der Neurotransmission (Serotonin, Noradrenalin)
- Kritische Lebensereignisse („Life events“) als Auslöser
- Chronobiologische Faktoren
- Körperliche Erkrankungen oder Medikamente
- Psychoanalytische Theorien:
  - Störung in der oralen Phase
  - Narzisstische Krisen
- Verhaltenstherapeutische Theorien:
  - Verlust von Verstärkern
  - Erlernte Hilflosigkeit
  - Negative kognitive Muster

Symptome

- Niedergeschlagene Stimmung
- Ängstliche Grundstimmung
- Suizidalität!
- Wahn:
  - Schuldwahn
  - Krankheitswahn
  - Armutswahn
  - Nihilistischer Wahn (Nichtigkeits- und Kleinheitswahn)
- Müdigkeit
- Appetitlosigkeit
- Druckgefühle
- Libidoverlust
- Schlafstörungen (besonders: morgendliches Früherwachen)
- Morgentief
- Denkhemmung

Formen

- Larvierte Depression
- Wochenbettdepression
- Endogene Depression
- Melancholie
- Altersdepression
- Gehemmte Depression
- Agitierte Depression
- Zyklothymie
- Dysthymie
- Rapid-Cycling Depression

Therapie

- Medikamentöse Therapie:
  - Antidepressiva
  - Lithium oder Carbamazepin
  - Neuroleptika (nur bei schwerer Wahnsymptomatik)
- Psychotherapie:
  - Bearbeitung der Suizidalität
  - Verhaltenstherapie
  - Kognitive Therapie
  - Psychoanalyse/tiefenpsychologisch orientierte Psychotherapie
- Schlafentzugstherapie
- Lichttherapie
- Elektrokonvulsionstherapie

Manie

Ursachen

- Multifaktoriell
- Genetische Faktoren
- Abnormitäten in der Neurotransmission (Dopamin, Noradrenalin)

Symptome

- Stimmungshoch
- Antriebssteigerung
- Logorrhö
- Ideenflucht
- Größenwahn
- Vermindertes Schlafbedürfnis
- Gesteigerte sexuelle Aktivität
- Alkohol- und Drogenmissbrauch
- Suizidalität
- Fehlendes Krankheitsgefühl

Therapie

- Medikamentöse Therapie: Neuroleptika, Lithium oder Carbamazepin
- Regulierung des Schlaf-Wach-Rhythmus
- Elektrokonvulsionstherapie
- Abschirmung

Aussagenkombination

2.1 Welche der folgenden Aussagen treffen zu? Symptome einer depressiven Episode können sein:

1. Verminderte Konzentration und Aufmerksamkeit
2. Interessenverlust
3. Frühmorgendliches Erwachen
4. Psychomotorische Hemmung
5. Wahnvorstellungen

A Nur die Aussagen 1 und 2 sind richtig.
B Nur die Aussagen 3 und 5 sind richtig.
C Nur die Aussagen 1, 3 und 4 sind richtig.
D Nur die Aussagen 1, 2, 4 und 5 sind richtig.
E Alle Aussagen sind richtig.

Aussagenkombination

2.2 Welche der folgenden Aussagen treffen zu? Zu den vegetativen Symptomen und Vitalstörungen (leiblichen Missempfindungen) der endogenen Depression zählen:

1. Appetitverlust
2. Vermehrte Tränen- und Speichelbildung
3. Druckgefühl auf Brust- oder Bauchraum
4. Potenzverlust bei Männern
5. Diarrhö

A Nur die Aussagen 1 und 3 sind richtig.
B Nur die Aussagen 1 und 4 sind richtig.
C Nur die Aussagen 1, 3 und 4 sind richtig.
D Nur die Aussagen 2, 3 und 4 sind richtig.
E Alle Aussagen sind richtig.

2.1 Richtige Antwort: E

Besonders die Symptome der Depression sollten sicher beherrscht werden. Dann sollte die Beantwortung der Frage leicht sein.

1. Patienten in einer depressiven Episode haben Schwierigkeiten, sich zu konzentrieren. Sie driften ständig in Grübelein ab und empfinden geistige Tätigkeiten als anstrengend. Es bestehen große Schwierigkeiten, die Aufmerksamkeit längere Zeit einer Tätigkeit zuzuwenden (☞ LB 4.1). ✓
2. Interessenverlust oder der Verlust der Freude an normalerweise angenehmen Aktivitäten ist ein verbreitetes Symptom bei Depressionen (☞ LB 4.1). Die ICD-10 führt Interesseverlust unter den Merkmalen eines somatischen Syndroms (F32). ✓
3. Nahezu alle Patienten leiden während einer depressiven Episode unter Schlafstörungen. Am weitesten verbreitet ist das morgendliche Früherwachen. Die Patienten erwachen in den frühen Morgenstunden und können nicht mehr einschlafen (☞ LB 4.1). ✓
4. Depression führt zu einer deutlichen Verringerung des Antriebs. Die Psychomotorik ist reduziert, d.h., die Patienten bewegen sich langsam und haben einen verringerten Antrieb, aktiv zu sein. Auch kleine, alltägliche Verrichtungen empfinden die Betroffenen als sehr anstrengend (☞ LB 4.1). ✓
5. In seltenen Fällen kann sich bei schweren depressiven Episoden ein Wahn entwickeln. Wahnthemen bei Depression sind Verarmungs-, Krankheits-, Schuld- oder nihilistischer Wahn (☞ LB 4.1). ✓

2.2 Richtige Antwort: C

Depressionen gehen mit einer Reihe vegetativen und leibnahen Symptomen einher (☞ LB 4.1). Zu ihnen zählen:

- Appetitlosigkeit,
- Obstipation (Verstopfung),
- Libido- und Potenzverlust,
- Druck- und Schweregefühl im Brust- und Bauchraum,
- Erschöpfung,
- Energielosigkeit,
- Kopfschmerzen,
- Schlafstörungen.

Diarrhö (Durchfall) und eine vermehrte Tränen- und Speichelbildung zählen nicht zu den typischen körpernahen Symptomen einer Depression. Die Aussagen 2 und 5 sind demnach falsch.

Mehrfachauswahl

2.3 Wählen Sie *drei* Antworten. Was ist für die schwere depressive Episode (nach ICD-10) charakteristisch?

A Denkhemmung
B Verfolgungswahn
C Gefühl der Gefühllosigkeit
D Gesteigerter Appetit
E Morgendliches Früherwachen

Aussagenkombination

2.4 Eine Manie ist durch welche(s) Symptom(e) gekennzeichnet?

1. Gehobene Stimmungslage
2. Gereiztheit
3. Unermüdliche Betriebsamkeit
4. Rededrang
5. Schlafstörungen

A Nur die Aussage 1 ist richtig.
B Nur die Aussagen 1 und 3 sind richtig.
C Nur die Aussagen 1, 3 und 5 sind richtig.
D Nur die Aussagen 3, 4 und 5 sind richtig.
E Alle Aussagen sind richtig.

2.3 Richtige Antworten: A, C und E

Depressionen werden den affektiven Störungen zugeordnet, die in der ICD-10 unter F3 kodiert sind. Dort werden manische, depressive und bipolare Verlaufsformen unterschieden. Depressive Episoden werden gemäß ihrer Schwere in leichte, mittelgradige und schwere Episoden eingeteilt.

A Das Denken ist bei Depressionen verlangsamt. Aufgrund starker Konzentrationsstörungen können sich die formalen Denkstörungen bis zur Denkhemmung steigern. Die Betroffenen erleben ihr Denken als blockiert oder gebremst (☞ LB 3.5). ✓

B Verfolgungswahn ist ein typisches Symptom einer Schizophrenie. Auch bei schweren Depressionen kann eine Wahnsymptomatik entstehen, jedoch mit anderen Wahnthemen: Verarmungs-, Krankheits-, Schuld- oder nihilistischen Wahn (☞ LB 4.1). ⊖

C Depressionen gehen mit einer herabgesetzten Stimmungslage und Gefühlen von Niedergeschlagenheit und Traurigkeit einher. Bei schweren Depressionen fühlen sich die Patienten häufig innerlich leer und beschreiben, dass sie überhaupt keine Gefühle mehr haben (☞ LB 4.1). ✓

D Der Appetit ist bei depressiven Erkrankungen typischerweise reduziert (☞ LB 4.1). Es besteht eine Appetitlosigkeit, die zu Gewichtsverlust führt. Lediglich saisonale Depressionen können mit gesteigertem Appetit einhergehen. ⊖

E Nahezu jeder Patient mit einer Depression hat Schlafstörungen. Typisch ist das Erwachen in den frühen Morgenstunden mit anschließender Unfähigkeit, weiterzuschlafen (☞ LB 4.1). ✓

2.4 Richtige Antwort: E

Die Frage sollte leicht zu beantworten sein. Es wird nach klassischen Symptomen der Manie gefragt.

1. Bei einer Manie ist der Affekt über das normale Maß hinaus angehoben. Es besteht eine euphorische Stimmungslage (☞ LB 4.2). ✓
2. Die Betroffenen wirken meist sehr gut gelaunt. Bei differenzierter Wahrnehmung fällt aber auf, dass die Stimmung schnell zu kippen droht. Es kann zu aggressiven Durchbrüchen kommen (☞ LB 4.2). ✓
3. Die Psychomotorik ist stark aktiviert. Die Patienten können nicht stillsitzen und müssen andauernd etwas tun bzw. reden (☞ LB 4.2). ✓
4. Eine Manie geht mit formalen Denkstörungen in Form von Ideenflucht einher (☞ LB 3.5). Die Patienten folgen im Gespräch immer neuen Ideen und Assoziationen und führen Gedankengänge selten zu Ende. Den ununterbrochenen Rededrang bezeichnet man als Logorrhö. ✓
5. Patienten mit einer Manie haben ein deutlich herabgesetztes Schlafbedürfnis und schlafen nur wenige Stunden (☞ LB 4.2). Auch zu wenig Schlaf wird als Schlafstörung bezeichnet. ✓

Mehrfachauswahl

2.5 Wählen Sie *zwei* Antworten. Bei depressiven Patienten werden folgende Denkstörungen häufig beobachtet:

A Ideenflucht
B Denkverlangsamung
C Oligophrenie
D Ständiges Grübeln
E Parathymie

Einfachauswahl

2.6 Bei Patienten mit schwerer depressiver Episode (nach ICD-10) tritt am wahrscheinlichsten folgende der genannten Wahnformen auf:

A Erlöserwahn
B Versündigungswahn
C Doppelgängerwahn
D Verfolgungswahn
E Berufungswahn

2.5 Richtige Antworten: B und D

Die Frage bezieht sich auf Symptome der Depression aus der Gruppe der formalen Denkstörungen.

A Ideenflucht ist ein typisches Symptom einer Manie (☞ LB 4.2). Die Betroffenen reden unentwegt und folgen ständig neuen Gedanken und Ideen.

B Bei Depressionen kommt es oft zu verlangsamtem Denken. Die Patienten können sich schlecht konzentrieren und empfinden es als sehr anstrengend, Entscheidungen zu treffen. Die Sprache ist langsam und schleppend (☞ LB 4.1).

C Oligophrenie ist eine angelegte oder erworbene Intelligenzminderung im Kindesalter, die oft zu geistiger Behinderung führt (☞ LB 3.12). Zwischen Oligophrenie und Depression gibt es keinen Zusammenhang.

D Ständiges Grübeln gehört zum typischen Bild einer Depression (☞ LB 4.1). Die Patienten haben ständig schwermütige, sorgenvolle Gedanken und neigen dazu, sich für schwierige Situationen selbst die Schuld zu geben.

E Parathymie bezeichnet einen Zustand, in dem die ausgedrückten Gefühle nicht zur angesprochenen Situation passen. Die Betroffenen lachen z. B., während sie etwas Trauriges erzählen. Parathymie tritt bei vor allem bei Schizophrenien auf (☞ LB 5.1).

2.6 Richtige Antwort: B

Die ICD-10 widmet den affektiven Störungen ein eigenes Kapitel (F3). Dort werden manische, depressive und bipolare Verlaufsformen unterschieden. Depressive Episoden werden in leichte, mittelgradige und schwere Episoden eingeteilt.

A Erlöserwahn wird in der Literatur selten erwähnt. Er kann im Rahmen einer Schizophrenie auftreten. Die Betroffenen sind davon überzeugt zur Erlösung der Welt, etwa als Gottes Sohn, auf die Erde gesandt worden zu sein.

B Beim Versündigungswahn glauben die Betroffenen, schwere Schuld auf sich geladen zu haben und zurecht vom Leben bestraft zu werden. Versündigungswahn ist ein typisches Wahnthema bei schweren Depressionen.

C Doppelgängerwahn tritt in zwei Varianten auf. Beim seltenen Capgras-Syndrom glauben die Betroffenen, eine ihnen bekannte Person, z. B. der Lebenspartner, sei durch einen Doppelgänger ersetzt worden. Die zweite Variante des Doppelgängerwahns hat die Befürchtung zum Inhalt, ein Doppelgänger soll den eigenen Platz einnehmen. Die letztgenannte Form kommt vor allem im Rahmen von Schizophrenien vor.

D Verfolgungswahn ist die am häufigsten auftretende Wahnform (☞ LB 3.7). Sie kann bei verschiedenen psychischen Erkrankungen auftreten, ist jedoch typisch für eine Schizophrenie. Die Betroffenen fühlen sich bedroht und glauben, verfolgt zu werden.

E Menschen mit einem Berufungswahn wähnen sich von höheren Mächten zu besonderen Aufgaben bestimmt. Berufungswahn kann als Sonderform des Größenwahns angesehen werden (☞ LB 3.7). Er gehört nicht zum Bild einer depressiven Erkrankungen, sondern kann bei Schizophrenie und Manie beobachtet werden.

Einfachauswahl

2.7 Zu den affektiven Störungen wird nach ICD-10 in erster Linie folgende der genannten Störungen gerechnet:

A Organische emotional labile (asthenische) Störung
B Anhaltende wahnhafte Störung
C Schizotype Störung
D Rezidivierende depressive Störung
E Hypochondrische Störung

2.7 Richtige Antwort: D

Bei affektiven Störungen handelt es sich um Erkrankungen, die mit einer Störung des Affekts (Stimmungslage; affektus lat. = Gemütsverfassung) einhergehen. Diese können sich in zwei entgegengesetzte Richtungen manifestieren.

A Das Wort „organisch" weist darauf hin, dass die betreffende Störung durch einen körperlichen Vorgang entstanden ist. Den organisch bedingten psychischen Störungen ist in der ICD-10 ein eigenes Kapitel gewidmet (F0). Der Begriff „Asthenie" bezeichnet eine allgemeine Schwäche und Kraftlosigkeit des seelischen Apparats mit rascher Ermüdbarkeit. Die Betroffenen sind von Gefühlsschwankungen betroffen, sie leiden infolge der körperlichen Grunderkrankung unter Schwindel und Schmerzen. Die asthenische Störung zählt nicht zu den affektiven Störungen, sondern zu den organisch bedingten (☞ LB 10). ⊖

B Die anhaltende wahnhafte Störung (F22) ist in der ICD-10 in einem Kapitel mit der Schizophrenie zusammengefasst. Die Betroffenen leiden unter einer ausgeprägten Wahnsymptomatik, weisen jedoch keine weiteren typischen Symptome einer Schizophrenie auf. Die Störung ist demnach als eigenständige Störung von der Schizophrenie abzugrenzen. Es gibt keinen Zusammenhang zu den affektiven Störungen. ⊖

C Die schizotype Störung wird in der Literatur unterschiedlich eingeordnet. In der ICD-10 steht sie im gleichen Abschnitt wie die Schizophrenie (F21). Viele Autoren sehen sie als eine Form der Persönlichkeitsstörung an. Eine schizotype Störung ist durch Schizophrenie-ähnliche Symptome geprägt, ohne dass der Schweregrad einer Schizophrenie erreicht wird (☞ LB 7.1). Ein Zusammenhang zu den affektiven Störungen besteht nicht. ⊖

D Affektive Störungen bewegen sich zwischen den Polen Depression und Manie (☞ LB 4). „Rezidivierend" bedeutet wiederkehrend. Eine rezidivierende depressive Störung zählt zu den Depressionen und somit zu den affektiven Störungen. ✓

E Die hypochondrische Störung ist geprägt durch die anhaltende Befürchtung, ernsthaft körperlich krank zu sein. Hypochondrische Störungen zählen zur Gruppe der somatoformen Störungen (☞ LB 6.5). Sie sind von den affektiven Störungen abzugrenzen, auch wenn schwere Depressionen mit einem hypochondrischen Wahn einhergehen können. Der hypochondrische Wahn ist in diesem Fall ein Symptom der Depression und keine eigenständige Störung. ⊖

Aussagenkombination

2.8 Bei schweren endogenen Depressionen empfiehlt es sich,

1. den Kranken auf etwa bestehende Suizidgedanken anzusprechen,
2. gegenüber dem Patienten wiederholt zu betonen, dass es sich um eine Krankheit handelt,
3. gegenüber dem Patienten wiederholt von der Heilbarkeit seiner Erkrankung zu sprechen,
4. immer wieder mit Nachdruck an den Kranken zu appellieren und darauf zu drängen, mehr Willen und Energie zu zeigen.

A Nur die Aussagen 1 und 2 sind richtig.
B Nur die Aussagen 1 und 4 sind richtig.
C Nur die Aussagen 1, 2 und 3 sind richtig.
D Nur die Aussagen 2, 3 und 4 sind richtig.
E Alle Aussagen sind richtig.

2.8 Richtige Antwort: C

Auch wenn schwere Depressionen nicht von psychotherapeutischen Heilpraktikern behandelt werden können, sollten die Grundzüge der Therapie unbedingt bekannt sein.

1. Patienten mit Depressionen müssen unbedingt nach Suizidgedanken befragt werden. Zum einen muss der Behandler das Ausmaß der Suizidalität einschätzen können, zum anderen stellt das Sprechen über Suizidgedanken und -pläne für die Patienten eine seelische Entlastung dar. ☑
2. Patienten mit einer Depression halten sich oft für Versager und geben sich selbst die Schuld für ihre Stimmungslage. Es wirkt entlastend, wenn sie hören, dass sie unter einer Krankheit leiden, von der Millionen andere Menschen betroffen sind. Diese Information kann die Tendenz der Betroffenen reduzieren, von sich zu denken, sie hätten einen Defekt in ihrer Persönlichkeit. ☑
3. Hinweise auf die Möglichkeiten einer Erfolg versprechenden Therapie sind für depressive Patienten besonders wichtig. Sie motivieren und geben Hoffnung. Bekanntlich neigen Menschen mit einer Depression zu pessimistischen Gedanken, weshalb motivierende und ermutigende Informationen wiederholt gegeben werden müssen. ☑
4. Es ist ein verbreiteter Fehler besonders von Angehörigen und Freunden, depressive Menschen aufzufordern, sich zusammenzureißen. Dies geschieht nicht aus bösem Willen, sondern aus Unkenntnis des Störungsbildes. Depressive Menschen sind im akuten Stadium der Erkrankung nicht in der Lage, ihre Energie zu mobilisieren. Appelle an ihren Willen verstärken nur die stets vorhandenen Schuldgefühle. ⊖

Einfachauswahl

2.9 Unter einer Störung der Vitalgefühle bei affektiven Störungen versteht man in erster Linie

A Suizidassoziierte Handlungen oder Denkweisen
B Leibliche Befindlichkeitsstörungen
C Denkhemmungen
D Störungen (Verlust oder Steigerung) des Selbstwertgefühls
E Ängstlichkeit

2.9 Richtige Antwort: B

Alle aufgeführten Symptome gehören zum Bild von affektiven Störungen (☞ LB 4).

A Suizidgedanken und -handlungen gehören zur Symptomatik einer Depression (☞ LB 4.1), zählen jedoch nicht zu den Vitalgefühlen. ⊖

B Vitalgefühle werden auch als körpernahe Symptome bezeichnet. Zu ihnen zählen: ✓
- Müdigkeit,
- Appetitlosigkeit,
- Gewichtsverlust,
- Druckgefühle im Brustbereich,
- Libidoverlust.

Die ICD-10 beschreibt im Zusammenhang mit depressiven Episoden ein somatisches Syndrom mit den zusätzlichen Symptomen (F32)
- Interessenverlust,
- mangelnde Fähigkeit, Freude zu empfinden,
- frühmorgendliches Erwachen,
- Morgentief,
- psychomotorische Hemmung oder Agitiertheit.

C Denkhemmungen zählen zu den formalen Denkstörungen (☞ LB 3.5) und treten regelmäßig bei Depressionen auf. Sie zählen nicht zu den Vitalsymptomen. ⊖

D Affektive Störungen gehen mit einer Veränderung des Selbstwertgefühls einher. Beim Vorliegen einer Depression ist das Selbstwertgefühl stark herabgesetzt (☞ LB 4.1), im Fall einer Manie krankhaft übersteigert (☞ LB 4.2). Störungen des Selbstwertgefühls zählen nicht zu den Vitalsymptomen. ⊖

E Depressionen gehen meist mit einem Grundgefühl von Angst einher (☞ LB 4.1). Die Angstsymptomatik zählt ebenfalls nicht zu den Vitalsymptomen. ⊖

Aussagenkombination

2.10 Typische(s) Merkmal(e) des somatischen Syndroms bei einer depressiven Episode (nach ICD-10) ist (sind):

1. Interessenverlust, Appetitverlust
2. Frühmorgendliches Erwachen
3. Schuldgefühle, Gefühl von Wertlosigkeit
4. Libidoverlust
5. Suizidgedanken

A Nur die Aussage 1 ist richtig.
B Nur die Aussagen 1 und 2 sind richtig.
C Nur die Aussagen 1, 2 und 4 sind richtig.
D Nur die Aussagen 1, 3, 4 und 5 sind richtig.
E Alle Aussagen sind richtig.

Aussagenkombination

2.11 Welche der folgenden Aussagen trifft (treffen) zu? Für eine bipolare affektive Störung (nach ICD-10) ist charakteristisch:

1. Es handelt sich um eine Störung, die durch wenigstens zwei Episoden charakterisiert ist, in denen Stimmung und Aktivitätsniveau des Betroffenen deutlich gestört sind.
2. Es besteht manchmal gehobene Stimmung, vermehrter Antrieb und Aktivität.
3. Es bestehen zeitweise Stimmungssenkung, verminderter Antrieb und verminderte Aktivität.
4. Depressive Episoden kommen nicht vor.
5. Depressiver Wahn kann auftreten.

A Nur die Aussage 1 ist richtig.
B Nur Aussagen 1, 2 und 3 sind richtig.
C Nur Aussagen 1, 3 und 5 sind richtig.
D Nur Aussagen 1, 2, 3 und 4 sind richtig.
E Nur Aussagen 1, 2, 3 und 5 sind richtig.

2.10 Richtige Antwort: C

Laut ICD-10 können depressive Episoden mit und ohne „somatischem Syndrom" verlaufen. Darunter versteht man eine Reihe von Symptomen, die sich über das Körpererleben mitteilen. Nach ICD-10 zählen die folgenden Symptome zum somatischen Syndrom

- Interessenverlust oder Verlust der Freude an normalerweise angenehmen Aktivitäten,
- mangelnde Fähigkeit, auf eine freundliche Umgebung oder freudige Ereignisse emotional zu reagieren,
- frühmorgendliches Erwachen,
- Morgentief,
- psychomotorische Hemmung oder Agitiertheit,
- Appetitverlust,
- Gewichtsverlust,
- Libidoverlust.

In der Auflistung der ICD-10 finden sich die Symptome der Aussagen 1, 2 und 4.

2.11 Richtige Antwort: E

Das Wort bipolar (zu zwei Polen hin verlaufend) deutet bereits den Weg zur Lösung an. In der ICD-10 werden die bipolaren affektiven Störungen unter F31 kodiert.

1. Um eine bipolare affektive Störung (☞ LB 4.3) diagnostizieren zu können, müssen im Krankheitsverlauf mindestens jeweils eine depressive und eine manische Episode aufgetreten sein. Während der depressiven Episode sind Stimmung und Aktivitätsniveau herabgesetzt, während der manischen Episode krankhaft erhöht, in beiden Fällen also deutlich gestört. ✓
2. Eine manische Episode mit gehobener Stimmung, vermehrtem Antrieb und gesteigerter Aktivität muss im Krankheitsverlauf mindestens einmal bestanden haben, damit von einer bipolaren affektiven Störung gesprochen werden kann (☞ LB 4.3). ✓
3. Eine depressive Episode mit herabgesetzter Stimmung, vermindertem Antrieb und verminderter Aktivität muss im Krankheitsverlauf mindestens einmal bestanden haben, damit von einer bipolaren affektiven Störung gesprochen werden kann (☞ LB 4.3). ✓
4. Es muss mindestens eine depressive Episode aufgetreten sein, um die Diagnose einer bipolaren affektiven Störung stellen zu können (☞ LB 4.3). ⊖
5. Schwere depressive Episoden können mit einer Wahnsymptomatik einhergehen. Typische Wahninhalte bei einer Depression sind Verarmungswahn, nihilistischer Wahn, hypochondrischer Wahn und Schuldwahn (☞ LB 4.1). ✓

Aussagenkombination

2.12 Welche der folgenden Aussagen trifft (treffen) zu? Für eine depressive Episode (nach ICD-10) ist charakteristisch:

1. Sie kann von sogenannten „somatischen“ Symptomen begleitet werden.
2. Es besteht eine Verminderung von Antrieb und Aktivität.
3. Es bestehen Gedanken über die eigene Wertlosigkeit.
4. Es besteht immer ein Abendtief.
5. Es besteht ein Verlust der Freude.

A Nur Aussage 2 ist richtig.
B Nur die Aussagen 1 und 4 sind richtig.
C Nur die Aussagen 1, 4 und 5 sind richtig.
D Nur die Aussagen 1, 2, 3 und 5 sind richtig.
E Alle Aussagen sind richtig.

Aussagenkombination

2.13 Welche der folgenden Aussagen zur larvierten Depression trifft (treffen) zu?

1. Es handelt sich nach ICD-10 um eine bipolare affektive Störung.
2. Statt Verstimmung liegt ein depressiver Wahn vor.
3. Die Patienten dissimulieren ihre Vitalstörungen.
4. Kennzeichnend ist ein Missbrauch psychotroper Substanzen.
5. Körperliche Symptome fehlen.

A Keine der vorstehenden Aussagen ist richtig.
B Nur die Aussage 4 ist richtig.
C Nur die Aussagen 1, 3 und 5 sind richtig.
D Nur die Aussagen 2, 3 und 5 sind richtig.
E Alle Aussagen sind richtig.

2.12 Richtige Antwort: D

Es sollte bekannt sein, das in der ICD-10 die Kriterien für einzelne depressive Episoden mit unterschiedlichen Schweregraden (leicht, mittelgradig, schwer) beschrieben werden (F32).

1. Die ICD-10 beschreibt ein somatisches Syndrom, das mit einer depressiven Episode einhergehen kann. Dazu zählen u.a. Appetitverlust, Gewichtsverlust und eine verminderte Libido (sexuelle Appetenz). ✓
2. Verminderter Antrieb und deutlich reduzierte Aktivität zählen zu den Grundsymptomen einer depressiven Störung (☞ LB 4.1). Die Patienten haben zu nichts Lust und reduzieren nach außen gerichtete Aktivitäten. ✓
3. Bei Depressionen liegen meist Störungen des Selbstwertgefühls vor. Diese können bereits bei leichten depressiven Episoden vorhanden sein. In schweren Fällen können ausgeprägte Wahnsymptome wie Schuld-, Nichtigkeits- oder nihilistischer Wahn (☞ LB 3.7) auftreten. ✓
4. Aussagen, die das Wort „immer" enthalten, sollte man skeptisch sehen. So ist auch diese Aussage falsch: Typisch für eine Depression ist ein Morgentief. Die Patienten beschreiben, dass es ihnen zu Beginn des Tages besonders schlecht geht und abends tendenziell besser (☞ LB 4.1). ⊖
5. Freudlosigkeit ist ein weiteres Grundsymptom einer depressiven Episode. Geselligkeit, Hobbys und andere Aktivitäten, die die Patienten früher gern durchgeführt haben, werden reduziert und bereiten keine Freude mehr. ✓

2.13 Richtige Aussage: A

Die larvierte Depression ist eine häufige Verlaufsform der Depression.

1. Bei einer bipolaren affektiven Störung treten beide Pole – sowohl Depression als auch Manie – phasenweise auf (☞ LB 4.3). Eine larvierte Depression geht nicht mit manischen Symptomen einher. ⊖
2. Depressiver Wahn kann ein Symptom einer schweren Depression sein. Eine larvierte Depression ist dadurch charakterisiert, dass sich eine depressive Erkrankung vor allem durch körperliche Symptome ausdrückt (☞ LB 4.1). Aus diesem Grund wird eine larvierte Depression häufig nicht erkannt. Wahn im engeren Sinn (☞ LB 3.7) gehört nicht zu den typischen Zeichen einer larvierten Depression. ⊖
3. Mit Vitalstörungen sind körperliche Symptome gemeint, die bei einer larvierten Depression im Vordergrund stehen (☞ LB 4.1). Dissimulieren bedeutet, dass Patienten ihre Symptome verbergen oder herabspielen. Patienten mit einer larvierten Depression wenden sich jedoch gerade wegen ihrer körperlichen Symptome an einen Arzt. ⊖
4. Besonders Männer greifen in depressiven Phasen häufig zu Alkohol. Dieses Verhalten im Sinne einer „Selbstmedikation" ist jedoch nicht als Symptom einer Depression zu werten, sondern als eigenständige Störung zu diagnostizieren. ⊖
5. Das Gegenteil ist richtig: Eine larvierte Depression ist durch das Vorliegen mannigfaltiger körperlicher Symptome wie Kopfschmerzen, Verstopfung, Unterleibsbeschwerden oder Rückenschmerzen charakterisiert (☞ LB 4.1). ⊖

Aussagenkombination

2.14 Zu den charakteristischen Symptomen bei der Manie zählen:

1. Hypersomnie
2. Zerfahrenheit
3. Größenideen
4. Psychomotorische Enthemmung
5. Pessimismus

A Nur die Aussagen 1 und 3 sind richtig.
B Nur die Aussagen 2 und 4 sind richtig.
C Nur die Aussagen 3 und 4 sind richtig.
D Nur die Aussagen 1, 3 und 5 sind richtig.
E Nur die Aussagen 2, 3 und 4 sind richtig.

Aussagenkombination

2.15 Welche der folgenden Aussagen treffen zu? Zu den typischen Symptomen einer Manie zählen ...

1. ein deutlich vermehrtes Redebedürfnis.
2. man hält sich für deutlich qualifizierter und intelligenter, als man tatsächlich ist.
3. ein deutlich erhöhtes Schlafbedürfnis.
4. formale Denkstörungen.
5. vermindertes Selbstwertgefühl mit Zweifel an sich selbst.

A Nur die Aussagen 1 und 2 sind richtig.
B Nur die Aussagen 3 und 4 sind richtig.
C Nur die Aussagen 1, 2 und 4 sind richtig.
D Nur die Aussagen 1, 2, 3 und 4 sind richtig.
E Alle Aussagen sind richtig.

2.14 Richtige Antwort: C

Die Manie wird zu den affektiven Störungen gezählt und in der ICD-10 unter F30 als manische Episode kodiert.

1. Hypersomnie (☞ LB 8.2) ist ein starkes Schlafbedürfnis, das erheblich über das normale Maß hinausgeht. Patienten mit einer Manie haben ein herabgesetztes Schlafbedürfnis und schlafen nur wenige Stunden. ⊖
2. Zerfahrenheit zählt zu den formalen Denkstörungen (☞ LB 3.5). Zerfahrenes Denken ist durch unlogische Gedankenverbindungen, Gedankensprünge und Trennung von zusammengehörigen Inhalten gekennzeichnet. Zerfahrenheit tritt vor allem bei Schizophrenie auf. Auch bei Manien treten formale Denkstörungen auf, allerdings in Form von Ideenflucht. Ideenflucht bedeutet, dass die Betroffenen Gedankengänge häufig nicht zu Ende führen und ständig neuen Gedanken und Ideen folgen. ⊖
3. Größenideen bis hin zum Größenwahn gehören zu den typischen Symptomen einer Manie (☞ LB 4.2). Die Betroffenen überschätzen maßlos ihre körperlichen, geistigen oder finanziellen Möglichkeiten. ✓
4. Eine Manie (☞ LB 4.2) geht mit einer gesteigerten Psychomotorik einher. Die Betroffenen haben eine große Bewegungsunruhe und können kaum still sitzen. Die Bewegungsunruhe geht mit einem gesteigerten Tatendrang einher. ✓
5. Patienten mit einer Manie sind euphorisch und in übersteigertem Maß optimistisch gestimmt. Pessimismus ist ein typisches Zeichen einer Depression. ⊖

2.15 Richtige Antwort: C

Die Manie wird zu den affektiven Störungen gezählt und in der ICD-10 unter F30 als manische Episode kodiert.

1. Der unentwegte Redefluss bei Manie wird auch als Logorrhö bezeichnet (☞ LB 4.2). ✓
2. Die Selbstüberschätzung von Patienten mit einer Manie kann sich bis zum Größenwahn ausweiten (☞ LB 4.2). ✓
3. Das Gegenteil ist richtig: Bei einer Manie haben die Betroffenen kein Bedürfnis zu schlafen. Sie fühlen sich voller Energie und sind nicht müde (☞ LB 4.2). ⊖
4. Die für die Manie typische formale Denkstörung ist Ideenflucht (☞ LB 3.5). Die Patienten springen gedanklich von einem Thema zum nächsten, haben ständig neue Ideen und führen Gedanken nicht zu Ende. ✓
5. Maniker sind euphorisch. Sie trauen sich alles zu und haben selbst nicht das Gefühl, krank zu sein. Ein vermindertes Selbstwertgefühl mit Zweifel an sich selbst gehört zur Symptomatik einer Depression (☞ LB 4.1). ⊖

Aussagenkombination

2.16 Welche der folgenden Aussagen zu Symptomen einer depressiven Episode trifft (treffen) zu?

1. Das Ausmaß der Symptomatik reicht von leicht gedrückter Stimmung bis zu schwermütigem, scheinbar ausweglosem, versteinertem Nichts-mehr-Fühlen-Können.
2. Es besteht ein Gefühl der Hoffnungslosigkeit.
3. Erkennbar meist an mangelnder Mimik und Gestik, leiser, zögernder Stimme.
4. Frühmorgendliches Erwachen spricht gegen eine Depression.
5. Verminderter Appetit ist ein häufiges Symptom.

A Nur die Aussage 2 ist richtig.
B Nur die Aussagen 2 und 3 sind richtig.
C Nur die Aussagen 1, 2 und 4 sind richtig.
D Nur die Aussagen 1, 2, 3 und 5 sind richtig.
E Alle Aussagen sind richtig.

Einfachauswahl

2.17 Welche Aussage trifft für depressive Episoden im hohen Lebensalter zu?

A Schwere Depressionen werden im hohen Lebensalter so gut wie nie beobachtet.
B Es handelt sich um eine normale Alterserscheinung.
C Es wird häufig zu Unrecht eine Demenz angenommen.
D Psychotherapie ist stets ausreichend.
E Körperliche Symptome treten nicht auf.

2.16 Richtige Antwort: D

Phasen, in denen Zeichen einer depressiven Erkrankung bestehen, werden in der ICD-10 als depressive Episoden bezeichnet (F32). Die ICD-10 unterscheidet zwischen leichten, mittelgradigen und schweren depressiven Episoden.

1. Störungen der Affektivität sind bei einer Depression immer vorhanden (☞ LB 4.1). Je nach Schwere der Erkrankung kann die Stimmung leicht getrübt sein oder so stark herabgesetzt, dass die Patienten keine Gefühle mehr wahrnehmen und sich fühlen „wie ein Stein“. ✓
2. Negative Gedankenmuster und pessimistische Perspektiven sind typisch für Depressionen. Zu den typischen Symptomen gehört ebenso eine ausgeprägte Hoffnungslosigkeit (☞ LB 4.1). ✓
3. Depressiv Erkrankte sprechen mit leiser, monotoner Stimme und zeigen kaum Gefühlsregungen. Die Psychomotorik ist gebremst (☞ LB 4.1). ✓
4. Fast jeder Patient mit einer Depression hat Schlafstörungen. Typisch ist ein frühmorgendliches Erwachen. Die Patienten wachen zwischen 3 Uhr und 5 Uhr auf und können nicht wieder einschlafen (☞ LB 4.1). ⊖
5. Zum Bild einer Depression gehören häufig Symptome, die als „körpernah“ oder als „somatisches Syndrom“ bezeichnet werden. Neben Libidoverlust, frühmorgendlichem Erwachen und Morgentief gehört auch Appetitverlust zu diesen Symptomen (☞ LB 4.1). ✓

2.17 Richtige Antwort: C

Depressionen werden auch nach Ursachen und Verlaufsformen unterschieden, so gibt es auch eine spezifische Bezeichnung für eine im hohen Alter auftretende Depression (Altersdepression).

A Über 10 % der Depressionen (☞ LB 4.1) beginnen nach dem 60. Lebensjahr. Altersdepressionen nehmen meist einen schweren Verlauf und gehen mit einem hohen Suizidrisiko einher (☞ LB 4.1). ⊖

B Wie in jeder anderen Lebensphase auch, stellen Depressionen im Alter eine psychische Erkrankung dar, die dringend angemessen behandelt werden muss. ⊖

C Die Differenzialdiagnose zwischen Demenz (☞ LB 10) und Depression fällt im Alter besonders schwer, da sich die Zustände stark ähneln können. Depressionen gehen bei alten Patienten häufig mit erheblichen kognitiven Störungen einher, die den Begriff „Pseudodemenz“ geprägt haben. ✓

D Im Alter auftretende Depressionen bilden häufig schwerwiegende Symptome aus und bedürfen der medikamentösen Behandlung mit Antidepressiva. ⊖

E Depressionen gehen auch im Alter häufig mit körperlichen Symptomen einher. Zu den körperlichen oder körpernahen Symptomen gehören Kopf- und Gliederschmerzen, Müdigkeit, Appetitlosigkeit und Gewichtsverlust (☞ LB 4.1). ⊖

Aussagenkombination

2.18 Welche der folgenden Aussagen treffen zu? Manische Syndrome können gekennzeichnet sein durch:

1. Gereiztheit
2. Euphorische Stimmungslage
3. Konzentrationsstörungen
4. Assoziationslockerung
5. Fremdaggressives Verhalten

A Nur die Aussagen 1 und 2 sind richtig.
B Nur die Aussagen 1, 3 und 4 sind richtig.
C Nur die Aussagen 2, 3 und 4 sind richtig.
D Nur die Aussagen 1, 2, 3 und 4 sind richtig.
E Alle Aussagen sind richtig.

Einfachauswahl

2.19 Bei der sogenannten larvierten Depression stehen im Vordergrund der Beschwerdeschilderung:

A Körperliche Beschwerden
B Antriebsminderung
C Selbstmordfantasien
D Affektive Beeinträchtigungen
E Denkstörungen

2.18 Richtige Antwort: E

Die Manie wird zu den affektiven Störungen gezählt und in der ICD-10 unter F30 als manische Episode kodiert.

1. Patienten mit einer Manie (☞ LB 4.2) haben häufig eine reizbare Stimmungslage. Besonders in Situationen, in denen sich andere Menschen den Wünschen des Manikers verweigern, kann die vordergründig gute Stimmung schnell kippen. ✓
2. Das Hauptsymptom bei Manie ist eine ausgeprägte und anhaltende euphorische Stimmungslage (☞ LB 4.2). ✓
3. Die Sprunghaftigkeit des Denkens und die starke Impulsivität können Aufmerksamkeit und Konzentration beeinträchtigen (☞ LB 4.2). ✓
4. Assoziationslockerung bezeichnet ein Sprachmuster, bei dem die Betroffenen spontan von einem Thema zum anderen springen. Dieses Verhalten kann bei Manikern auftreten. ✓
5. Die auffallend gute Stimmung des manischen Patienten kann von einem Moment zum anderen in Reizbarkeit und Aggression umschlagen (☞ LB 4.2). ✓

2.19 Richtige Antwort: A

Die larvierte Depression ist eine häufige, spezielle Verlaufsform der Depression.

A Eine larvierte Depression zeigt sich in maskierter Form (lat. larva = Maske) (☞ LB 4.1). Die Patienten klagen vorwiegend über körperliche Symptome. Sie haben Kreuz- und Gliederschmerzen, Schweißausbrüche, Verstopfung, Herzbeschwerden, Schwindel und Unterleibsbeschwerden. Wegen der im Vordergrund stehenden körperlichen Symptomatik wird meist der Hausarzt konsultiert. Erst das aktive Erfragen weiterer, für eine Depression typischer Symptome wie Schlafstörungen, Interessenverlust oder Konzentrationsstörungen führt zur Diagnose einer Depression. ✓

B Verminderter Antrieb ist ein typisches Symptom einer Depression (☞ LB 4.1). Die Patienten vernachlässigen Tätigkeiten, denen sie sonst gern nachgehen. Das Symptom ist auch bei einer larvierten Depression vorhanden, steht jedoch nicht im Vordergrund. ⊖

C Suizidgedanken und -fantasien sind bei Depressionen häufig. Sie müssen vom Behandler aktiv erfragt werden (☞ LB 4.1). Suizidgedanken sind ein wichtiges Symptom einer Depression, jedoch nicht spezifisch für eine larvierte Depression. ⊖

D Affektive Störungen wie eine Depression gehen selbstverständlich mit affektiven Beeinträchtigungen einer. Die Stimmung ist niedergeschlagen. Zum Bild einer schweren Depression gehören Gefühlsarmut und Gefühllosigkeit (☞ LB 4.1). Bei einer larvierten Depression werden die affektiven Symptome jedoch „somatisiert“, d. h., sie werden auf der körperlichen Ebene ausgedrückt und stehen nicht im Vordergrund. ⊖

E Zu den formalen Denkstörungen bei Depression gehören Denkhemmung und Neigung zu Grübeleien (☞ LB 4.1). Bei einer larvierten Depression können sie vorhanden sein, sie stehen jedoch nicht im Vordergrund. ⊖

Einfachauswahl

2.20 Als charakteristische formale Denkstörung ist bei der depressiven Episode vor allem zu finden:

A Gedankenabreißen
B Vorbeireden
C Denkhemmung
D Umständliches Denken
E Inkohärenz

Aussagenkombination

2.21 Welche der folgenden Aussagen treffen zu? Bei Patienten mit manischen Phasen werden nicht selten folgende Verhaltensweisen beobachtet:

1. Antriebsminderung
2. Vermehrtes Schlafbedürfnis
3. Konflikte mit Arbeitskollegen
4. Sexuelle Exzesse
5. Eingehen unerfüllbarer Verträge

A Nur die Aussagen 1, 2 und 3 sind richtig.
B Nur die Aussagen 1, 4 und 5 sind richtig.
C Nur die Aussagen 2, 3 und 4 sind richtig.
D Nur die Aussagen 3, 4 und 5 sind richtig.
E Alle Aussagen sind richtig.

2.20 Richtige Antwort: C

Formale Denkstörungen sind Störungen des Denkablaufs. Der Zusammenhang und die Geschwindigkeit sind verändert.

A Gedankenabreißen zählt zu den formalen Denkstörungen (☞ LB 3.5). Der Gedankenfluss bricht mitten im Satz ab und kann nicht wieder aufgenommen werden. Gedankenabreißen tritt vor allem bei Schizophrenie auf. ⊖

B Beim Vorbeireden gehen die Patienten nicht auf die gestellte Frage ein. Sie sprechen über gänzlich andere Dinge. Vorbeireden zählt zu den formalen Denkstörungen und tritt meist bei Schizophrenie auf (☞ LB 5.1). ⊖

C Beim Vorliegen einer Denkhemmung ist das Denken in seinem Ablauf verlangsamt. Das Denken ist zwar in sich schlüssig, ist jedoch auf wenige Themen eingeschränkt. Denkhemmung ist eine formale Denkstörung (☞ LB 3.5) und kommt bei schweren Depressionen vor. ✓

D Auch umständliches Denken zählt zu den formalen Denkstörungen (☞ LB 3.5). Dieses Symptom ist vor allem bei organisch bedingten psychischen Störungen anzutreffen. Die Betroffenen verlieren sich in vielen Details und Nebensächlichkeiten. ⊖

E Inkohärenz bezeichnet eine Variante der formalen Denkstörung, bei der dem Denken Gliederung und Ordnung fehlen. Inkohärenz tritt bei körperlich bedingten psychischen Störungen und bei Schizophrenie auf. ⊖

2.21 Richtige Antwort: D

Als Manie wird eine psychische Störung mit euphorisch-gehobener oder gereizter Stimmungslage, Enthemmung, Ideenflucht und Selbstüberschätzung bezeichnet.

1. Typischerweise ist bei einer Manie der Antrieb gesteigert. Die Patienten sind motorisch unruhig und aktiv. Antriebsminderung ist ein wichtiges Symptom bei Depression. ⊖
2. Das Gegenteil ist richtig: Menschen mit einer Manie haben ein verringertes Schlafbedürfnis. ⊖
3. Wenn jemand eine Manie entwickelt (☞ LB 4.2), können durchaus Konflikte am Arbeitsplatz auftreten. Die Betroffenen reden ununterbrochen und strapazieren die Nerven ihrer Kollegen Sie können sich schlecht konzentrieren und wenden ihre Aufmerksamkeit immer wieder neuen Dingen zu. Bei dysphorischen Verläufen (☞ LB 3.10) bestehen Gereiztheit und latente Streitsüchtigkeit. Bei einer ausgeprägten Manie bleibt die Arbeitsfähigkeit meist nicht lange erhalten. ✓
4. Zur Symptomatik einer Manie gehört eine gesteigerte sexuelle Aktivität (☞ LB 4.2). Es werden hemmungslos und ohne notwendige Schutzvorkehrungen schnell wechselnde sexuelle Beziehungen eingegangen. Die Betroffenen gefährden mit ihrem Verhalten sich und andere. ✓
5. Aufgrund des gesteigerten Antriebs und in Kombination mit Größenwahn werden vorhandene Geldmittel schnell ausgegeben (☞ LB 4.2). Darüber hinaus wird Geld ausgegeben, das gar nicht zur Verfügung steht, sodass sich in kurzer Zeit hohe Schulden anhäufen können. Wird eine Manie diagnostiziert, können derartige Verträge angefochten werden. ✓

Mehrfachauswahl

2.22 Wählen Sie *zwei* Antworten. Welche der folgenden Aussagen treffen zu? Typische Symptome der Manie sind:

A Ideenflucht
B Depersonalisation
C Zwangsgedanken
D Vermindertes Schlafbedürfnis
E Somatisierungsstörung

Einfachauswahl

2.23 Welche Aussage zu affektiven Störungen trifft zu?

A Typische Hinweise auf eine Manie sind Halluzinationen.
B Im formalen Denken fällt bei manischen Störungen eine Ideenflucht auf.
C Im Rahmen einer manischen Phase erwartet man einen erniedrigten Blutdruck beim Patienten.
D Depressive Patienten entwickeln nach einer Depression in der Regel eine Manie.
E Typisches Symptom einer affektiven Störung im Spätstadium ist ein demenzieller Abbau.

2.22 Richtige Antworten: A und D

Die Beantwortung dieser Frage sollte leicht fallen, wenn man die Symptomatik der Manie gelernt und verstanden hat.

A Beim Vorliegen einer Manie reden die Betroffenen viel und sehr engagiert. Sie springen ständig von einem Thema zum anderen – ein Symptom, das Ideenflucht genannt und zu den formalen Denkstörungen gezählt wird (☞ LB 3.5). ✓

B Depersonalisation äußert sich durch ein Gefühl der veränderten Wahrnehmung der eigenen Person. Man erlebt sich selbst als fremd oder uneinheitlich (☞ LB 3.9). Zustände von Depersonalisation können bei Schizophrenie, Angststörungen oder Substanzmittelmissbrauch auftreten. Sie gehören jedoch nicht zum typischen Bild einer Manie. ⊖

C Zwangsgedanken gehören zu den Symptomen einer Zwangsstörung (☞ LB 6.2) und haben nichts mit Manie zu tun. ⊖

D Manische Patienten sind in einer euphorischen Stimmungslage. Sie reden unentwegt, sind motorisch unruhig und werden nicht müde (☞ LB 4.2). ✓

E Somatisierungsstörungen sind eine Form der somatoformen Störungen, die eine eigene Gruppe von psychischen Erkrankungen bilden (☞ LB 6.5). Patienten mit somatoformen Störungen leiden unter nicht objektivierbaren, körperlichen Beschwerden. Es besteht kein Bezug zur Manie. ⊖

2.23 Richtige Antwort: B

Affektive Störungen sind Erkrankungen, die mit einer Störung des Affekts (Stimmungslage; affektus lat. = Gemütsverfassung) einhergehen. Diese können sich in zwei entgegengesetzte Richtungen manifestieren, als Manie (manie gr. = Wahnsinn, Sucht) oder Depression (deprimere lat. = niederdrücken, herabziehen).

A Halluzinationen (☞ LB 3.8) gehören nicht zum Bild einer Manie. Sie sind typisch für eine Schizophrenie oder ein Delirium tremens. ⊖

B Manische Patienten haben einen starken Rededrang und springen von einem Thema zum anderen. Dieses sprunghafte Denken nennt man Ideenflucht, die zu den formalen Denkstörungen gehört (☞ LB 3.5). ✓

C Veränderungen des Blutdrucks gehören nicht zu den typischen Symptomen affektiver Störungen. Wenn überhaupt, würde man bei einem manischen Patienten aufgrund der Erregungslage eine Tendenz zu Erhöhung des Blutdrucks erwarten. ⊖

D Bei bipolar verlaufenden affektiven Störungen (☞ LB 4.3) kann auf eine depressive Episode eine manische folgen. Die Mehrzahl der Depressionen (ca. $^2/_3$) verlaufen jedoch monopolar, d.h. es treten keine manischen Episoden auf. ⊖

E Demenz (☞ LB 10) gehört nicht zum Bild affektiver Störungen. Demenzen können jedoch mit depressiven Symptomen einhergehen. Bisweilen fällt die Differenzialdiagnose schwer. ⊖

Einfachauswahl

2.24 Welches Symptom ist am ehesten typisch für eine depressive Episode?

A Gesteigerter Appetit
B Hyperaktivität
C Verminderter Antrieb
D Ideenflucht
E Vermindertes Schlafbedürfnis

Aussagenkombination

2.25 Welche der folgenden Aussagen passen zur Manie?

1. Der Betroffene überschätzt sich selbst.
2. Es bestehen hypochondrische Züge.
3. Es kommt zur Assoziationslockerungen.
4. Es besteht ein erhöhtes Schlafbedürfnis.
5. Es kommt zu Minderwertigkeitsgefühlen.

A Nur die Aussagen 1 und 3 sind richtig.
B Nur die Aussagen 1, 3 und 4 sind richtig.
C Nur die Aussagen 2, 4 und 5 sind richtig.
D Nur die Aussagen1, 3, 4 und 5 sind richtig.
E Alle Aussagen sind richtig.

2.24 Richtige Antwort: C

Diese Frage sollte leicht zu beantworten sein. Drei Aussagen beschreiben Symptome der Manie (☞ LB 4.2).

A Für eine Depression (☞ LB 4.1) ist ein verminderter Appetit typisch. Lediglich bei der saisonal abhängigen Depression (Herbst- oder Winterdepression) kann ein gesteigerter Appetit auf Kohlenhydrate und Süßigkeiten vorliegen. ⊖

B Bei einer Depression ist das Aktivitätsniveau herabgesetzt. Hyperaktivität ist typisch für eine Manie (☞ LB 4.2). ⊖

C Verminderter Antrieb ist ein klassisches Symptom der Depression (☞ LB 4.1). Besonders morgens haben die Betroffenen keine Energie. Verminderter Antrieb kann sich als Interessenverlust und Gleichgültigkeit zeigen. ✓

D Ideenflucht ist eine formale Denkstörung, die für die Manie typisch ist. Auch Depressionen weisen formale Denkstörungen auf (☞ LB 3.5). Sie sind jedoch anderer Natur und zeigen sich vor allem als Denkhemmung und Grübeln. ⊖

E Auch das verminderte Schlafbedürfnis ist ein Symptom der Manie. Menschen, die an einer Depression leiden, können schlecht schlafen, sind jedoch in der Folge erschöpft und müde und wünschen sich, schlafen zu können (☞ LB 4.1). ⊖

2.25 Richtige Antwort: A

Bei Aussage 3 wird am ehesten Unsicherheit bestehen, ob es sich um ein Symptom der Manie handelt. Leichter sollte es sein, Aussage 4 als falsch zu erkennen. Somit bleibt nur noch Antwortmöglichkeit A übrig.

1. Bei der Manie geht die Selbstüberschätzung bis zum Größenwahn. Die Betroffenen trauen sich alles zu (☞ LB 4.2). ✓
2. Hypochondrische Symptome gehören nicht zum Bild der Manie. Den Betroffenen geht es subjektiv gut. Es besteht keine Krankheitseinsicht. ⊖
3. Bei der Assoziationslockerung handelt es sich um einen nur noch selten verwendeten Begriff, der beschreibt, dass die Betroffenen ein Sprachmuster verwenden, das dadurch gekennzeichnet ist, dass sie von einem Gedanken zum anderen springen. Manche Aussagen werden ohne Bezug wahllos nebeneinander gestellt. Die bei einer Manie regelmäßig auftretenden formalen Denkstörungen werden von einigen Autoren als Assoziationslockerungen bezeichnet, viel geläufiger ist jedoch im Zusammenhang mit Manie der Begriff „Ideenflucht" (☞ LB 3.5). Nach Eugen Bleuler gehören Assoziationslockerungen zu den Grundsymptomen der Schizophrenie. ✓
4. Das Gegenteil ist richtig: Für eine Manie ist ein verringertes Schlafbedürfnis typisch (☞ LB 4.2). ⊖
5. Das Gegenteil ist richtig: Bei einer Manie liegt ein unrealistisch übersteigertes Selbstwertgefühl vor, das sich bis zu einem ausgeprägten Größenwahn ausweiten kann (☞ LB 4.2). ⊖

Aussagenkombination

2.26 Welche der folgenden Aussagen trifft (treffen) für die bipolare affektive Störung nach ICD-10 (manisch-depressive Krankheit) zu?

1. Bei der Entwicklung affektiver Störungen können frühere Umwelteinflüsse eine Rolle spielen.
2. Charakteristisch bei der bipolaren affektiven Erkrankung ist eine weitgehende bis vollständige Besserung zwischen den Episoden.
3. Von der Erkrankung sind fast nur Männer betroffen.
4. Manische Episoden beginnen in der Regel abrupt (rasch, innerhalb weniger Tage) und dauern zwischen zwei Wochen und vier bis fünf Monaten.
5. Depressive Phasen der bipolaren Störung tendieren zu längerer Dauer, allerdings selten länger als ein Jahr.

A Nur die Aussage 1 ist richtig.
B Nur die Aussagen 2 und 3 sind richtig.
C Nur die Aussagen 2, 3 und 4 sind richtig.
D Nur die Aussagen 1, 2, 4 und 5 sind richtig.
E Alle Aussagen sind richtig.

Einfachauswahl

2.27 Welche Aussage zu den Symptomen der depressiven Episode trifft zu?

A Stimmenhören kann bei einer depressiven Episode auftreten.
B Motorische Unruhe schließt eine depressive Episode aus.
C Die Dauer der Symptome ist unerheblich.
D Die Symptome müssen den ganzen Tag kontinuierlich vorhanden sein.
E Das Vorkommen eines somatischen Syndroms ist für eine depressive Episode nicht typisch.

2.26 Richtige Antwort: D

Bei einer bipolaren affektiven Störung, nach ICD-10 unter F31 kodiert, treten sowohl depressive wie auch manische Episoden auf.

1. Bei der Entstehung einer affektiven Störung geht man von einem multifaktoriellen Geschehen aus. Frühere Umgebungseinflüsse können – neben Störungen im Neurotransmitterhaushalt (☞ LB 4.3) und genetischen Faktoren – daran beteiligt sein. ✓
2. Die Symptomatik entwickelt sich zwischen den Phasen (oder Episoden) affektiver Störungen weitgehend oder völlig zurück (☞ LB 4.3). ✓
3. Von bipolaren affektiven Störungen sind Männer und Frauen mit etwa der gleichen Häufigkeit betroffen. Dies gilt auch für monopolare manische Verläufe. Monopolare Depressionen treten bei Frauen etwa doppelt so häufig auf. ⊖
4. Ein rascher Beginn und im Vergleich zu depressiven Episoden ein kürzerer Verlauf charakterisieren manische Episoden (☞ LB 4.3). ✓
5. Depressiven Episoden erstrecken sich durchschnittlich über vier bis zwölf Monate. ✓

2.27 Richtige Antwort: A

Die Frage ist sehr schwer zu beantworten, da nach einem weniger typischen Symptom gefragt wird.

A Stimmenhören kann bei schweren, psychotischen Depressionen auftreten. Die akustischen Halluzinationen können Stimmen hervorbringen, die die Wertlosigkeit des Patienten betonen und die Ausweglosigkeit der Situation unterstreichen. Die gehörten Stimmen können auch zum Suizid auffordern und bedeuten natürlich eine extreme Suizidgefahr. ✓

B In den meisten Fällen von Depression besteht eine gehemmte Psychomotorik (☞ LB 4.1). Beim Vorliegen einer agitierten Depression sind die Patienten jedoch extrem unruhig, können kaum still sitzen und beklagen sich über ihre Situation. ⊖

C Gemäß ICD-10 sind zur Diagnosestellung von psychischen Störungen bestimmte Zeitkriterien zu beachten. Im Fall einer depressiven Episode müssen die Symptome mindestens zwei Wochen bestehen. Nur in sehr schweren Fällen kann die Diagnose schon vorher gestellt werden. ⊖

D Während einer depressiven Episode bestehen die Symptome in der Regel über einen längeren Zeitraum. Im Tagesverlauf kommt es jedoch zu Schwankungen in der Intensität der Symptomatik. In den meisten Fällen geht es den Patienten morgens besonders schlecht und im Vergleich dazu am Abend besser (☞ LB 4.1). ⊖

E Eine depressive Episode kann mit oder ohne ein somatisches Syndrom ablaufen. Nach ICD-10 gehören zu den Zeichen eines somatischen Syndroms unter anderem Interessenverlust, mangelnde Fähigkeit, Freude zu empfinden, frühmorgendliches Erwachen, Morgentief, Appetitverlust, Gewichtsverlust und verringerte Libido (F32). ⊖

Aussagenkombination

2.28 Welche der folgenden Aussagen zur Depression treffen zu?

1. Depressive Störungen können in jedem Lebensalter – auch in der Kindheit – auftreten.
2. Die Lichttherapie wird bei der sogenannten Winterdepression als Behandlungsform eingesetzt.
3. Typische Symptome sind Verminderung des Antriebs und Aktivitätseinschränkung.
4. Wahnideen wie z. B. Versündigungs- oder Verarmungsideen schließen eine schwere depressive Störung aus.
5. In der depressiven Phase kann es zu Störungen des Vegetativums kommen (z. B. der Libido).

A Nur die Aussagen 1, 2 und 3 sind richtig.
B Nur die Aussagen 1, 3 und 5 sind richtig.
C Nur die Aussagen 2, 4 und 5 sind richtig.
D Nur die Aussagen 1, 2, 3 und 5 sind richtig.
E Alle Aussagen sind richtig.

2.28 Richtige Antwort: D

Nach der ICD-10 werden Depressionen den affektiven Störungen zugeordnet (F3). Sie werden dort weiter differenziert nach verschiedenen Verlaufsformen und unterschiedlichen Schweregraden.

1. Affektive Störungen beginnen meistens zwischen dem 30. und 45. Lebensjahr. Sie können jedoch auch im Alter und bereits bei Kindern auftreten. Fachleute sprechen von einem Ansteigen der Rate der kindlichen Depression. Depressionen sind bei Kindern häufig schwer zu erkennen (☞ LB 11.14). Zeichen für das Vorliegen einer Depression bei Kindern können Kopf- oder Bauchschmerzen, der Verlust des Interesses am Spielen oder, bei älteren Kindern, aggressives Verhalten sein. ✓
2. Saisonale Depressionen wie z. B. die Winterdepression sprechen häufig gut auf eine Lichttherapie (☞ LB 4.1) an. Neben den typischen Symptomen einer Depression bestehen bei der Winterdepression auch atypische Symptome wie gesteigertes Schlafbedürfnis und Heißhungerattacken. ✓
3. Verminderter Antrieb und ein reduziertes Aktivitätsniveau gehören zu den typischen Symptomen einer Depression (☞ LB 4.1). ✓
4. Schwere Depressionen können mit Wahnsymptomen einhergehen (☞ LB 4.1). Typische Wahnthemen bei Depression sind Schuldwahn, Krankheitswahn, Armutswahn und nihilistischer Wahn (Nichtigkeits- und Kleinheitswahn). ⊖
5. Der Begriff „Vegetativum“ bezeichnet das vegetative Nervensystem (auch autonomes Nervensystem), das eine Vielzahl von Leistungen innerer Organe regelt (☞ LB 1.2). Bei Depressionen können zahlreiche „leibnahe“ Symptome auftreten, wozu auch der Verlust der sexuellen Appetenz (Libidoverlust) zählt. ✓

3 Schizophrenie und schizoaffektive Störungen

Steckbrief Schizophrenie

Ursachen

Multifaktoriell
Genetische Faktoren
Abnormitäten in der Neurotransmission (Serotonin, Dopamin)
Morphologische Veränderungen des Gehirns
Kritische Lebensereignisse („Life events“) als Auslöser

Symptome

Formale Denkstörungen
Zerfahrenheit
Sperrung des Denkens
Gedankenabreißen
Neologismen

Störungen der Affektivität
Gehobene Stimmung
Depressive Verstimmungen
Affektarmut
Angst
Parathymie
Ambivalenz

Ich-Störungen
Depersonalisation
Derealisation
Gedankenentzug
Gedankenausbreitung

Suizidalität!

Wahn
Verfolgungswahn
Vergiftungswahn
Größenwahn

Halluzinationen
(v. a. akustische, psychomotorische Störungen)
Stupor
Mutismus
Katalepsie
Katatone Erregung
Negativismus
Befehlsautomatien
Bewegungsstereotypien
Sperrung

Positivsymptomatik
Wahn
Halluzinationen
Formale Denkstörungen

Negativsymptomatik
Apathie
Antriebsarmut
Reduzierte Affektivität

Symptome 1. Ranges nach Schneider
Gedankenlautwerden
Akustische Halluzinationen
Gedankenentzug
Gedankenausbreitung
Wahnwahrnehmung

Symptome 2. Ranges nach Schneider
Wahneinfall
Ratlosigkeit
Depressive oder frohe Verstimmungen

Grundsymptome nach Bleuler
Störungen des Denkens
Störungen der Affektivität
Antriebsstörungen

Akzessorische Symptome nach Bleuler
Wahn
Halluzinationen
Katatone Erscheinungen

Syndrome
Paranoid-halluzinatorische Form
Katatone Form
Hebephrene Form
Residualzustand
Schizophrenia simplex

Therapie

Medikamentöse Therapie: Neuroleptika
Psychotherapie:
- Stützende Therapie
- Verhaltenstherapie
- Soziotherapie

Aussagenkombination

3.1 Prüfen Sie folgende Aussagen zur Schizophrenie?

1. Die Erkrankungswahrscheinlichkeit für die Durchschnittsbevölkerung liegt im Größenbereich von 1 %.
2. Die Erkrankungswahrscheinlichkeit für die Durchschnittsbevölkerung liegt im Größenbereich von 10 %.
3. Die Halluzinationen der Schizophrenen sind häufiger akustisch als optisch.
4. Bei etwa einem Drittel der Erkrankten heilt die Krankheit folgenlos aus.
5. Die medikamentöse Behandlung in der akuten Krankheitsphase spielt eine untergeordnete Rolle, wichtiger ist eine intensive Psychotherapie.

A Nur die Aussagen 1 und 3 sind richtig.
B Nur die Aussagen 1, 3 und 4 sind richtig.
C Nur die Aussagen 2, 3 und 4 sind richtig.
D Nur die Aussagen 2, 3 und 5 sind richtig.
E Nur die Aussagen 1, 3, 4 und 5 sind richtig.

Einfachauswahl

3.2 Welche Aussage trifft zu? Bei einer schizoaffektiven Psychose …

A sind manische Symptome diagnostisch führend.
B besteht meistens ein erhöhtes Schlafbedürfnis (Hypersomnie).
C wechselt die Stimmung ständig zwischen bedrückt und euphorisch.
D sind kontinuierlich Wahnvorstellungen vorhanden.
E Keine der vorstehenden Aussagen ist richtig.

3.1 Richtige Antwort: B

Bei dem wichtigen Störungsbild der Schizophrenie müssen neben der Symptomatik auch Verläufe, Auftretenshäufigkeiten und therapeutische Interventionen bekannt sein.

1./2. Die Wahrscheinlichkeit, im Lauf des Lebens an einer Schizophrenie zu erkranken, beträgt für die Durchschnittsbevölkerung ca. 1 % (☞ LB 5.1). Die Erkrankungswahrscheinlichkeit ist in allen Ländern etwa gleich hoch. Demnach ist Aussage 1 richtig und Aussage 2 falsch. ✓

3. Halluzinationen sind ein typisches Symptom einer Schizophrenie. Am häufigsten leiden die Betroffenen unter dem Hören von Stimmen, die ihr Handeln kommentieren oder Befehle geben. Das Hören von Stimmen, die in der Realität nicht vorhanden sind, bezeichnet man als akustische Halluzinationen (☞ LB 3.8). ✓

4. Für die Prognose einer schizophrenen Erkrankung gilt eine Drittel-Regel: Bei einem Drittel der Erkrankten heilt die Schizophrenie aus, nachdem die erste Krankheitsphase abgeklungen ist. Beim zweiten Drittel kommt es zu wiederkehrenden Krankheitsphasen, von denen sich die Patienten im krankheitsfreien Intervall wieder erholen. Ein weiteres Drittel hat einen ungünstigen Verlauf mit starker Chronifizierung des Leidens. Prognostisch günstig sind ein später Krankheitsbeginn (bezogen auf das Lebensalter des Patienten), eine rasche Entwicklung der Symptomatik und deutliche auslösende Situationen in der Anamnese (☞ LB 5.1). ✓

5. In der akuten Phase einer Schizophrenie ist eine Psychotherapie nicht möglich und sogar kontraindiziert. Im Vordergrund steht die medikamentöse Therapie mit Neuroleptika (☞ LB 14.3). ⊖

3.2 Richtige Antwort: E

Bei schizoaffektiven Psychosen treten gleichzeitig oder zeitnah sowohl Symptome der Schizophrenie als auch Phasen affektiver Störungen (Depression und/oder Manie) auf. Sie werden auch als Mischpsychosen bezeichnet. Man unterscheidet schizoaffektive Störungen vom depressiven, manischen oder gemischten Typ (☞ LB 5.2).

A Bei einer schizoaffektiven Psychose können Symptome einer Manie auftreten, sie sind aber nicht zwingend vorhanden. Der affektive Anteil an der Störung kann unipolar verlaufen, d. h., es können ausschließlich depressive oder manische Episoden vorkommen (☞ LB 5.2). ⊖

B Schizoaffektive Störungen gehen meist mit Schlafstörungen einher. In manischen Phasen haben die Betroffenen ein geringeres Schlafbedürfnis. Während depressiver Episoden bestehen Durchschlafstörungen und frühmorgendliches Erwachen (☞ LB 5.2). Hypersomnie ist eher selten zu beobachten. ⊖

C Es gibt häufig unipolare Verläufe des affektiven Anteils der Störung. In diesen Fällen bleiben rasche Stimmungswechsel aus (☞ LB 5.2). ⊖

D Sowohl Schizophrenien als auch affektive Störungen können mit einer Wahnsymptomatik einhergehen. Wahnsymptome bestehen jedoch nicht ständig. ⊖

Mehrfachauswahl

3.3 Wählen Sie *drei* Antworten. Was ist für die katatone Form der Schizophrenie charakteristisch?

A Rededrang
B Bewegungsstereotypien
C Psychomotorische Unruhe
D Konfabulation
E Mutismus

Einfachauswahl

3.4 Welche Aussage trifft für eine Hebephrenie (hebephrene Schizophrenie) zu?

A Die Krankheit beginnt meist nach dem 45. Lebensjahr.
B Wahnvorstellungen und Halluzinationen stehen im Vordergrund des Krankheitsbildes.
C Die Stimmung ist flach und unpassend.
D Ursache ist ein chronischer Alkoholmissbrauch.
E Das Verhalten ist zielgerichtet und vorhersehbar.

3.3 Richtige Antworten: B, C und E

Die katatone Schizophrenie ist eine relativ seltene Verlaufsform, bei der psychomotorische Symptome im Vordergrund stehen. Die Symptomatik bewegt sich zwischen den Extremen Erregung und Stupor (☞ LB 5.1).

A Bei einer katatonen Schizophrenie besteht kein verstärkter Rededrang, sondern eine Reduzierung des Sprechens bis zum Mutismus (☞ LB 5.1). ⊖

B Bewegungsstereotypien sind Bewegungen, die in sinnloser Weise über längere Zeit wiederholt werden. Beispiele für Bewegungsstereotypien sind Klopfen mit den Fingern, Klatschen der Hände, Nicken des Kopfes oder Wippen des Fußes (☞ LB 3.11). Bewegungsstereotypien sind typische Symptome einer katatonen Schizophrenie. ✓

C Die katatone Form der Schizophrenie geht mit psychomotorischer Unruhe und Erregung einher. Die Betroffenen sind ständig in Bewegung, laufen auf und ab oder machen Turnübungen. Es kann zu selbst- oder fremdverletzendem Verhalten kommen (☞ LB 5.1). ✓

D Konfabulationen sind ein typisches Symptom eines amnestischen Syndroms (Korsakow-Syndrom). Infolge einer Hirnschädigung kommt es zu Gedächtnisverlusten. Erinnerungslücken werden von den Betroffenen mit Fantasien und Assoziationen gefüllt (☞ LB 9.2). Konfabulationen treten bei katatoner Schizophrenie nicht auf. ⊖

E Mutismus bedeutet eine starke Reduzierung des Sprechens bis zum völligen Verstummen bei intaktem Sprechapparat (☞ LB 3.11). Mutismus tritt bei katatoner Schizophrenie bei Verlaufsformen mit stark herabgesetzter Psychomotorik auf. ✓

3.4 Richtige Antwort: C

Als Hebephrenie wird eine besondere Verlaufsform der Schizophrenie bezeichnet. Weitere charakteristische Verlaufsformen einer Schizophrenie sind: paranoid-halluzinatotische Form, katatone Form, Residualzustand und die Schizophrenia simplex (☞ LB 5.1).

A Das Wort „hebephren“ bedeutet jugendlich. Die Störung beginnt demnach im Jugendalter (☞ LB 5.1). Schizophrenien treten generell selten nach dem 45. Lebensjahr auf. ⊖

B Eine hebephrene Schizophrenie kann mit Wahnsymptomen und Halluzinationen einhergehen. Im Gegensatz zur paranoid-halluzinatorischen Schizophrenie sind diese Symptome bei der Hebephrenie jedoch dezenter. ⊖

C Affektive Störungen stehen bei der hebephrenen Schizophrenie im Vordergrund. Man spricht von einem „läppischen Affekt“ (☞ LB 5.1). Die Betroffenen verhalten sich albern, ihre zum Ausdruck gebrachte Stimmung passt nicht zur Situation, sie wirkt abgeflacht. ✓

D Alkoholmissbrauch (☞ LB 9.2) steht mit einer Schizophrenie in keinem Zusammenhang, auch nicht in einem ursächlichen. ⊖

E Das Gegenteil ist er Fall: Das Verhalten der Betroffenen ist kaum zielgerichtet, sie ziehen sich sozial und aus der Realität zurück (☞ LB 5.1). ⊖

Aussagenkombination

3.5 Welche der folgenden Aussagen treffen zu? Hauptkennzeichen der schizophrenen Psychosen sind:

1. Halluzinationen
2. Quantitative Bewusstseinsstörungen
3. Denkstörungen
4. Wahn
5. Intelligenzstörungen

A Nur die Aussagen 1 und 3 sind richtig.
B Nur die Aussagen 2 und 4 sind richtig.
C Nur die Aussagen 1, 3 und 4 sind richtig.
D Nur die Aussagen 2, 3 und 5 sind richtig.
E Nur die Aussagen 1, 2, 4 und 5 sind richtig.

Aussagenkombination

3.6 Welche der folgenden Aussagen zählt (zählen) zu den „negativen" schizophrenen Symptomen?

1. Halluzinationen
2. Wahn
3. Affektverflachung
4. Sozialer Rückzug
5. Aufmerksamkeitsstörung

A Nur die Aussage 3 ist richtig.
B Nur die Aussagen 1 und 2 sind richtig.
C Nur die Aussagen 2 und 3 sind richtig.
D Nur die Aussagen 1, 2 und 3 sind richtig.
E Nur die Aussagen 3, 4 und 5 sind richtig.

3.5 Richtige Antwort: C

Eine Schizophrenie ist immer als Psychose anzusehen. Psychosen sind die schwerste Form psychischer Störungen.

1. Das Auftreten von Halluzinationen ist für paranoid-halluzinatorische Verlaufsformen der Schizophrenie typisch. Die Halluzinationen sind meist akustischer Art und zeigen sich in Form kommentierender oder befehlender Stimmen (☞ LB 5.1). ✓
2. Schizophrene Patienten sind meist im Bewusstsein nicht eingeschränkt. ⊖
3. Das Denken ist bei Schizophrenie verzerrt und bizarr. Die Patienten wirken zerfahren, ihre Gedanken sind sprunghaft und unlogisch. Es kann zu Gedankensperrung und -abreißen kommen. Typisch sind auch Neologismen (Wortneuschöpfungen) (☞ LB 5.1). ✓
4. Wahnsymptome, z.B. in Form von Beeinträchtigungs-, Verfolgungs- oder Vergiftungswahn, sind typisch für die paranoid-halluzinatorischen Form der Schizophrenie (☞ LB 5.1). ✓
5. Der Querschnitt der Patienten mit Schizophrenie weist eine normale Intelligenz auf. ⊖

3.6 Richtige Antwort: E

Negative Symptome sind diffuser und springen weniger ins Auge als positive. Häufig bilden sie sich nicht vollständig zurück und sind langfristig sehr beeinträchtigend (☞ LB 5.1).

1. Halluzinationen (☞ LB 3.8) können als Sinnestäuschungen auf allen Ebenen der Sensorik auftreten. Am häufigsten sind optische und akustische Halluzinationen. Sie zählen zu den positiven oder produktiven Symptomen einer Schizophrenie. ⊖
2. Auch Wahnsymptome (☞ LB 3.7) werden zu den positiven Symptomen gezählt. Sie treten vor allem bei der paranoid-halluzinatorischen Form der Schizophrenie auf. ⊖
3. Affektverflachung bezeichnet eine verringerte Fähigkeit, auf die Umwelt emotional zu reagieren. Die Betroffenen wirken unbeteiligt, unberührt und uninteressiert. Affektive Symptome wie Affektverflachung, Affektarmut und Parathymie (☞ LB 3.10) zählen zur Negativsymptomatik einer Schizophrenie. ✓
4. Sozialer Rückzug wie er z.B. beim Residualzustand oder bei einer Schizophrenia simplex zu beobachten ist, wird ebenfalls zur negativen Symptomatik gezählt (☞ LB 5.1). ✓
5. Die bei Schizophrenie häufigen Störungen der Aufmerksamkeit und der Konzentration werden zu den negativen Symptomen gezählt (☞ LB 5.1). ✓

Aussagenkombination

3.7 Welche der folgenden Aussagen trifft (treffen) zu? Symptome der Schizophrenie (nach ICD-10) sind:

1. Die Bewusstseinsklarheit und die intellektuellen Fähigkeiten sind immer beeinträchtigt.
2. Schizophrene Störungen können durch inadäquate oder verflachte Affekte gekennzeichnet sein.
3. Einschiebungen in den Gedankenfluss.
4. Kommentierende oder dialogische Stimmen, die über den Patienten sprechen.
5. Suggestibilität (leichte Beeinflussbarkeit durch andere Personen).

A Nur die Aussage 4 ist richtig.
B Nur die Aussagen 1, 3 und 5 sind richtig.
C Nur die Aussagen 2, 3 und 4 sind richtig.
D Nur die Aussagen 2, 3 und 5 sind richtig.
E Alle Aussagen sind richtig.

Aussagenkombination

3.8 Welche der folgenden Aussagen treffen zu? Symptome einer schizophrenen Erkrankung sind:

1. Wahn
2. Orientierungsstörungen
3. Ich-Störungen
4. Störungen der Affektivität
5. Halluzinationen

A Nur die Aussagen 1, 2, 3 und 4 sind richtig.
B Nur die Aussagen 1, 2, 3 und 5 sind richtig.
C Nur die Aussagen 1, 2, 4 und 5 sind richtig.
D Nur die Aussagen 1, 3, 4 und 5 sind richtig.
E Nur die Aussagen 2, 3, 4 und 5 sind richtig.

3.7 Richtige Antwort: C

Zunehmend beziehen sich Fragen auf die ICD-10 Kapitel F.

1. Störungen des Bewusstseins deuten meist auf organische Störungen hin (☞ LB 3.2). Zur Symptomatik einer Schizophrenie zählen sie nicht. Auch intellektuelle Beeinträchtigungen treten bei einer Schizophrenie nicht regelmäßig auf. ⊖
2. Im Krankheitsverlauf einer Schizophrenie können zahlreiche Störungen der Affektivität (☞ LB 3.10) auftreten, z. B. läppischer Affekt (albern und unernst), Affektarmut (besonders bei Residualzustand) oder Parathymie (gezeigte Gefühle stimmen nicht mit dem Gesprächsinhalt überein). ✓
3. Patienten mit einer Schizophrenie weisen meist formale Denkstörungen auf (☞ LB 3.5). Das Denken ist zerfahren, sprunghaft und unlogisch. Insofern kommt es auch zu Einschiebungen in den Gedankenfluss, die häufig keinen Sinn ergeben. ✓
4. In Phasen akuter psychotischer Schübe treten bei Schizophrenie Halluzinationen (☞ LB 3.8) auf. Am häufigsten sind akustische Halluzinationen. ✓
5. Häufig geht eine Schizophrenie mit einem Verfolgungswahn (☞ LB 3.7) einher. Aussagen der Umgebung werden als feindselig interpretiert. Ein Wahn ist seinem Wesen nach unkorrigierbar. Insofern können Patienten nicht als leicht beeinflussbar bezeichnet werden. ⊖

3.8 Richtige Antwort: D

Erfragt wird das Vorkommen der verschiedenen psychopathologischen Symptome (☞ LB 3) bei Schizophrenie.

1. Tritt ein Wahn ohne Bezug auf Sinneswahrnehmungen auf, spricht man von einem Wahneinfall. Werden Sinnesreize fehlinterpretiert, ist von einer Wahnwahrnehmung die Rede. Bei der Schizophrenie tritt Wahn in Form von Verfolgungswahn, Beeinträchtigungswahn, hypochondrischem Wahn, Eifersuchtswahn, Größenwahn oder Vergiftungswahn auf (☞ LB 5.1). ✓
2. Orientierungsstörungen (☞ LB 3.3) sind meist durch eine organische Ursache bedingt. Schizophrene Patienten sind in der Regel bezüglich Ort, Zeit und Person orientiert. ⊖
3. Zu den bei Schizophrenie auftretenden Ich-Störungen zählen Depersonalisation, Derealisation, Gedankenausbreitung und Gedankenentzug (☞ LB 3.9). Es kann vorkommen, dass sich die Betroffenen als von außen gesteuert erleben. ✓
4. Unterschiedliche Verlaufsformen der Schizophrenie gehen mit unterschiedlichen Störungen der Affektivität einher (☞ LB 3.10). Beim Residualzustand treten häufig depressive Symptome und Affektarmut auf (☞ LB 5.1). Ein läppischer Affekt (unangemessene Albernheit) ist typisch für die hebephrene Form der Schizophrenie. ✓
5. Typisch für die Schizophrenie sind akustische Halluzinationen. Die Kranken hören Stimmen, die ihr Handeln kommentieren, sie beschimpfen oder ihnen Befehle erteilen (☞ LB 5.1). ✓

Einfachauswahl

3.9 Eine typische formale Denkstörung bei Schizophrenie ist:

A Haften an denselben Themen, kombiniert mit Umständlichkeit
B Größenideen
C Denkzerfahrenheit
D Wahneinfall
E Denkhemmung

Einfachauswahl

3.10 Welche Aussage trifft zu? Psychopathologisches Phänomen einer Schizophrenie ist:

A Schlaganfall
B Sogenannte „doppelte Buchführung"
C Pathologisches Herzgeräusch
D Nykturie
E Koma

3.9 Richtige Antwort: C

Formale Denkstörungen zeigen sich in Form von Störungen, bei denen der Zusammenhang und die Geschwindigkeit des Denkens verändert sind (☞ LB 3.5).

A Haften an bestimmten Themen und Umständlichkeit deuten am ehesten auf eine organisch bedingte psychische Störung hin (☞ LB 10). ⊖

B Größenideen und Größenwahn sind typisch für eine Manie. Größenideen zählen zu den inhaltlichen (☞ LB 3.7) und nicht zu den formalen Denkstörungen. ⊖

C Denkzerfahrenheit zeigt sich in einer Auflösung der logischen Struktur des Denkens. Es kommt zu Gedankensprüngen, Äußerungen wirken ohne inneren Zusammenhang. In ausgeprägten Fällen bestehen nur noch Gedankenbruchstücke. Denkzerfahrenheit ist eine formale Denkstörung (☞ LB 3.5) und typisch für Schizophrenie. ✓

D Bei einem Wahneinfall stellen sich wahnhafte Vorstellungen und Überzeugungen ohne äußere Sinnesreize ein. Wahn ist typisch für Schizophrenie, zählt aber nicht zu den formalen Denkstörungen. Wahn bildet in der Systematik der Psychopathologie eine eigene Kategorie (☞ LB 3.7). ⊖

E Denkhemmung zeigt sich in einem verlangsamten Ablauf des Denkens. Häufig ist die Denktätigkeit auf wenige Themen beschränkt. Denkhemmung ist typisch für eine Depression. ⊖

3.10 Richtige Antwort: B

Als Psychopathologie wird die Lehre bezeichnet, die sich mit den psychischen Auffälligkeiten des Menschen befasst, diese beschreibt, sie benennt und systematisch in Gruppen einteilt (☞ LB 3.1).

A Ein Schlaganfall ist ein körperliches Geschehen, das nichts mit Schizophrenie zu tun hat. Einer oder mehrere Schlaganfälle können zu einer Demenz führen. ⊖

B Der Terminus „doppelte Buchführung" bezeichnet eine Zweigleisigkeit im Denken schizophrener Patienten. Einerseits suchen die Patienten ärztliche Hilfe, andererseits sind sie überzeugt von der Realität ihrer Wahngedanken und weisen es von sich, krank zu sein. ✓

C Pathologische Herzgeräusche sind Zeichen bestehender Herzerkrankungen und haben nichts mit Schizophrenie zu tun. ⊖

D Nykturie bezeichnet ein vermehrtes, nächtliches Wasserlassen. Das Symptom weist auf eine körperliche Erkrankung hin und hat ebenfalls nichts mit Schizophrenie zu tun. ⊖

E Das Koma ist die schwerste Form einer quantitativen Bewusstseinsstörung (☞ LB 3.2). Die Patienten sind durch äußere Reize nicht zu wecken. Ein Koma weist auf ein körperliches Geschehen hin und hat keinen Bezug zu Schizophrenie. ⊖

Aussagenkombination

3.11 Welche der folgenden Aussagen trifft (treffen) zu? Zu den Positivsymptomen einer Schizophrenie zählt (zählen):

1. Mangelnde Körperpflege
2. Lautes Hören eigener Gedanken
3. Antriebsmangel
4. Verfolgungswahn
5. Hypersomnie (krankhaft gesteigertes Schlafbedürfnis)

A Nur die Aussage 1 ist richtig.
B Nur die Aussagen 2 und 4 sind richtig.
C Nur die Aussagen 1, 3 und 5 sind richtig.
D Nur die Aussagen 1, 2, 3 und 5 sind richtig.
E Alle Aussagen sind richtig.

Einfachauswahl

3.12 Zu den typischen psychopathologischen Symptomen der Schizophrenie gehört:

A Störung der zeitlichen Orientierung
B Beeinträchtigung des Bewusstseins
C Störung des inhaltlichen Denkens
D Gedächtnisstörungen
E Angeborene Intelligenzstörungen

3.11 Richtige Antwort: B

Die Symptome einer Schizophrenie werden in eine Negativ- und eine Positivsymptomatik unterschieden (☞ LB 5.1). Positivsymptome äußern sich in einem Übermaß oder eine Verzerrung normaler menschlicher Funktionen.

1. Mangelnde Körperpflege ist Ausdruck eines reduzierten Antriebs und sozialer Zurückgezogenheit und somit Zeichen einer Negativsymptomatik (☞ LB 5.1). ⊖
2. Lautes Hören von Stimmen zählt zu den akustischen Halluzinationen (☞ LB 3.8). Halluzinationen gehören zur Gruppe der produktiven oder Positivsymptome (☞ LB 5.1). ✓
3. Antriebsmangel ist Bestandteil einer Negativsymptomatik (☞ LB 5.1). ⊖
4. Verfolgungswahn (☞ LB 3.7) gehört zu den typischen Erscheinungen einer Positivsymptomatik und tritt bei der paranoid-halluzinatorischen Form der Schizophrenie auf (☞ LB 5.1). ✓
5. Hypersomnien (☞ LB 8.2) können bei chronischen Schizophrenien auftreten, zählen jedoch nicht zu den typischen Symptomen dieser Erkrankung. ⊖

3.12 Richtige Antwort: C

Die vielfältigen Symptome der Schizophrenie müssen den verschiedenen Kategorien der Psychopathologie zugeordnet werden können (☞ LB 3.1 bis 3.10):

A Orientierungsstörungen (☞ LB 3.3) sind typisch für organisch begründete Psychosen oder Folgen langjähriger Alkoholabhängigkeit. Bei Schizophrenie ist die Orientierung in der Regel erhalten. ⊖

B Es werden quantitative und qualitative Bewusstseinsstörungen unterschieden (☞ LB 3.2). Sie treten typischerweise bei organisch bedingten Störungen auf oder werden durch psychotrope Substanzen ausgelöst. Schizophrene Erkrankungen gehen meist nicht mit Bewusstseinsstörungen einher. ⊖

C Der Begriff „inhaltliche Denkstörung“ ist eine andere Bezeichnung für Wahnsymptome (☞ LB 3.7). Wahn ist typisch für manche Formen der Schizophrenie, besonders der paranoid-halluzinatorischen Form (☞ LB 5.1). ✓

D Gedächtnisstörungen (☞ LB 3.4) deuten vor allem auf organisch bedingte Störungen hin. Sie können auch im Rahmen von Depressionen auftreten. Bei einer Schizophrenie ist das Gedächtnis nicht beeinträchtigt. ⊖

E Angeborene Intelligenzstörungen sind eine eigene Kategorie psychischer Störungen (☞ LB 11.1) und haben nichts mit Schizophrenie zu tun. ⊖

Aussagenkombination

3.13 Welcher der folgenden Aussagen trifft (treffen) zu? Zu den Negativsymptomen einer Schizophrenie zählt (zählen):

1. Inhaltliche Denkstörungen
2. Emotionale Verarmung
3. Gedankenausbreitung
4. Sozialer Rückzug
5. Manie

A Nur die Aussage 1 ist richtig.
B Nur die Aussagen 2 und 4 sind richtig.
C Nur die Aussagen 2, 3 und 4 sind richtig.
D Nur die Aussagen 1, 2, 4 und 5 sind richtig.
E Alle Aussagen sind richtig.

Mehrfachauswahl

3.14 Wählen Sie *zwei* Antworten. Welche der folgenden Aussagen gelten bezüglich der Schizophrenie?

A Eine Schizophrenie wird überwiegend durch äußere Einflüsse ausgelöst.
B Bevorzugt erkranken Menschen nach dem 50. Lebensjahr.
C Eine Schizophrenie heilt bei 70 % der Patienten vollständig aus.
D An einer Schizophrenie erkranken Männer und Frauen etwa gleich häufig.
E Eine Schizophrenie-ähnliche Psychose kann auch durch Drogen ausgelöst werden.

3.13 Richtige Antwort: B

Wie das Wort nahe legt, werden mit dem Begriff „Negativsymptome“ Symptome bezeichnet, die im Vergleich zum Gesunden Defizite im Verhalten aufweisen.

1. Inhaltliche Denkstörungen zeigen sich meist als Wahnsymptome (☞ LB 3.7) und zählen zu den Positivsymptomen der Schizophrenie (☞ LB 5.1). ⊖
2. Emotionale Verarmung bei schizophrenen Patienten zeigt sich durch einen Mangel an Gefühlen und sozialen Rückzug. Sie zählt zu den Negativsymptomen (☞ LB 5.1). ✓
3. Gedankenausbreitung zählt psychopathologisch zur Gruppe der Ich-Störungen (☞ LB 3.9). Tritt Gedankenausbreitung bei einer Schizophrenie auf, wird sie den positiven Symptomen zugerechnet. ⊖
4. Sozialer Rückzug, etwa bei einem Residualzustand oder einer Schizophrenia simplex, zählt zur Negativsymptomatik (☞ LB 5.1). ✓
5. Manie ist ein von der Schizophrenie abzugrenzendes Störungsbild und gehört zu den affektiven Störungen (☞ LB 4.2). ⊖

3.14 Richtige Antworten: D und E

Die Schizophrenie stellt ein wichtiges und häufiges psychiatrisches Störungsbild dar. Sie muss sehr genau gelernt und verstanden werden (☞ LB 5.1).

A Man geht bei der Entstehung einer Schizophrenie von einem multifaktoriellen Geschehen aus. Die wichtigsten Entstehungsfaktoren sind genetische Einflussgrößen und Störungen der Neurotransmission. Auch äußere Einflüsse können auslösende Faktoren der Störung sein (☞ LB 5.1). ⊖

B Die Symptome der Schizophrenie treten erstmalig vor allem bei jungen Menschen auf, meistens zwischen dem 15. und 30. Lebensjahr (☞ LB 5.1). ⊖

C Für die Prognose bei Schizophrenie wird häufig eine „Drittelregel“ beschrieben: In einem Drittel der Fälle heilt die Schizophrenie aus. Bei einem weiteren Drittel treten Rückfälle auf, und es entwickeln sich Residualzustände. Das verbleibende Drittel verläuft ungünstig mit schwerwiegende Dauerschäden (☞ LB 5.1). ⊖

D Diese Aussage ist richtig: Von einer Schizophrenie sind Frauen und Männer ungefähr mit der gleichen Häufigkeit betroffen (☞ LB 5.1). ✓

E Die ICD-10 beschreibt im Abschnitt F1 über die psychischen und Verhaltensstörungen durch psychotrope Substanzen Verläufe mit psychotischen Symptomen. Drogen gehören zu dieser Substanzgruppe (☞ LB 9.3). Es werden u. a. vorwiegend wahnhafte, vorwiegend halluzinatorische und schizophreniforme (Schizophrenie-ähnliche) Verläufe unterschieden. ✓

Mehrfachauswahl

3.15 Wählen Sie *zwei* Antworten. Welche der folgenden Aussagen zur Schizophrenie treffen zu?

A Ein Hinweis auf das Bestehen einer Schizophrenie sind Beziehungsideen.
B Ein allmählicher Krankheitsbeginn ist ein prognostisch günstiges Zeichen.
C Wegen der ausgeprägten Krankheitseinsicht willigt der schizophrene Patient meist schnell in eine Therapie ein.
D Nach Absetzen einer neuroleptischen Medikation besteht kaum Rezidivgefahr.
E Affektverflachung und Sprachverarmung zählt man zu den Negativsymptomen.

Aussagenkombination

3.16 Welche der Aussagen treffen zu? Die Differenzialdiagnose der Schizophrenie umfasst u.a. folgende Krankheiten:

1. Zustand nach Schädel-Hirn-Trauma
2. Schizoaffektive Störung
3. Depression
4. Substanzmittelmissbrauch
5. Substanzmittelentzug

A Nur die Aussagen 2 und 3 sind richtig.
B Nur die Aussagen 1, 2 und 5 sind richtig.
C Nur die Aussagen 1, 3 und 5 sind richtig.
D Nur die Aussagen 2, 3 und 4 sind richtig.
E Alle Aussagen sind richtig.

3.15 Richtige Antworten: A und E

Zur Beantwortung der Frage müssen neben der Symptomatik der Schizophrenie auch Verläufe und therapeutische Aspekte bekannt sein.

A Beziehungsideen können ohne Krankheitswert sein. Sind sie stark ausgeprägt, können sie jedoch die Grundlage für einen sich entwickelnden Beziehungswahn sein. Übersteigerte Bindungen an Bewusstseinsinhalten werden in überwertiger Form auf die eigene Person bezogen (☞ LB 3.7). Beziehungsideen und Beziehungswahn gehören zum Bild einer Schizophrenie. ✓

B Das Gegenteil ist der Fall: Ein schleichender Krankheitsbeginn muss als prognostisch ungünstig angesehen werden (☞ LB 5.1). ⊖

C Im akuten Stadium einer Schizophrenie besteht meist keine Krankheitseinsicht. Aus diesem Grund müssen therapeutische Maßnahmen, insbesondere die Medikamentengabe, überwacht werden. ⊖

D Neuroleptika (☞ LB 14.3) müssen nicht nur während der Akutphase einer schizophrenen Erkrankung genommen werden. Zur Rezidivprophylaxe sollte die Medikation mindestens sechs Monate, in Fällen, bei denen bereits mehrfach Rückfälle aufgetreten sind über mehrere Jahre fortgesetzt werden. Auf ein gutes Nebenwirkungsmanagement ist zu achten. ⊖

E Zu den Negativsymptomen werden Gefühlsverarmung (Synonym: Affektverflachung), Alogie (Sprachverarmung) – die Betroffenen sprechen in kurzen, sinnentleerten Sätzen – und Störungen des Willens gezählt. ✓

3.16 Richtige Antwort: E

Bei einer Differenzialdiagnose werden die Symptome einer Störung mit anderen Störungen verglichen werden, die ähnliche Krankheitszeichen hervorbringen.

1. Als Folgen eines Schädel-Hirn-Traumas können psychotische Symptome wie Wahn und Halluzinationen auftreten (☞ LB 10.9). Anhand der auslösenden Ursache (Unfall), des Auftretens von Bewusstseinsstörungen und Amnesie kann ein Schädel-Hirn-Trauma deutlich abgegrenzt werden. ✓
2. Schizoaffektive Störungen stellen einen Mischzustand zwischen Schizophrenie und affektiven Störungen dar (☞ LB 5.2). Bei diesem Krankheitsbild können die Phasen mit einer schizophrenen Symptomatik nicht von einer reinen Schizophrenie unterschieden werden. Erst bei Hinzutreten von Symptomen einer affektiven Störung kann die Diagnose „schizoaffektive Störung“ gestellt werden. ✓
3. Bestimmte Verlaufsformen der Schizophrenie können einer Depression ähneln. Liegt ein Residualzustand oder eine Schizophrenia simplex vor, äußert sich das in sozialem Rückzug, Antriebsmangel und depressiven Stimmungslagen. Die Unterscheidung kann bisweilen schwer fallen. ✓
4. Ein akuter Substanzmittelmissbrauch kann je nach Art der zugeführten Substanz zu akuten psychotischen Zuständen führen. Halluzinogene und Kokain können Halluzinationen hervorrufen (☞ LB 9.3). ✓
5. Auch bei Substanzmittelentzug können psychotische Zustände auftreten, z. B. das Delirium tremens infolge eines Alkoholentzugs, das mit optischen Halluzinationen einhergeht. ✓

Einfachauswahl

Ein 30-jähriger Patient (ca. 180 cm groß, 90 kg schwer) mit bekannter Schizophrenie kommt zu Ihnen in die Sprechstunde und klagt über eine Gewichtszunahme von 6 kg nach einem stationären Aufenthalt in einer psychiatrischen Klinik vor etwa 3 Monaten.

3.17 Welche Aussage trifft am ehesten zu?

A Die Gewichtszunahme bewegt sich noch im üblichen Schwankungsbereich bei Männern und erfordert keine weitere Beachtung.
B Die Gewichtszunahme deutet auf eine zusätzlich vorliegende Ess-Störung mit übermäßiger Nahrungsaufnahme hin (sog. Binge-eating-Störung).
C Die Gewichtszunahme spricht für eine erhebliche Gefährdung durch Adipositas und sollte umgehend durch eine psychotherapeutisch begleitete Fastenkur behandelt werden.
D Die Gewichtszunahme ist Hinweis auf eine mögliche Nebenwirkung der medikamentösen Psychosebehandlung.
E Die Angaben des Patienten sind nicht glaubhaft.

Einfachauswahl

3.18 Welche Aussage trifft zu? Typisch für die hebephrene Schizophrenie ist:

A Im Vordergrund stehen akustische Halluzinationen (Stimmenhören).
B Im Vordergrund stehen affektive Veränderungen.
C Im Vordergrund steht vor allem eine allgemeine Antriebssteigerung.
D Sie tritt vor allem im höheren Lebensalter auf (typischerweise nach dem 60. Lebensjahr).
E Denkstörungen treten sehr selten auf.

3.17 Richtige Antwort: D

Ein mehrmonatiger stationärer Aufenthalt eines Schizophrenie-Patienten legt nahe, dass Therapiemaßnahmen durchgeführt und Psychopharmaka verabreicht wurden.

A Eine Gewichtszunahme von 6 kg in 3 Monaten ist immer zu beachten und ihren Ursachen nachzugehen. ⊖

B Eine Binge-eating-Störung könnte die Ursache für die Gewichtszunahme sein (☞ LB 8.1.3). Im Fall einer Essstörung müsste der Patient jedoch schildern, dass er sein Essverhalten nicht kontrollieren kann und regelrechte „Essanfälle" hat. Dieses wichtige Symptom wird nicht beschrieben. Das Zutreffen von Aussage D ist erheblich wahrscheinlicher. ⊖

C Die Ursachen für die Gewichtszunahme sollten zwar abgeklärt werden, es ist jedoch noch nicht angebracht, von einer „erheblichen Gefährdung" zu sprechen. Eine Fastentherapie ist zudem bei einem schizophrenen Patienten kontraindiziert, da Fasten zu seelischen Krisen führen kann und die veränderte Stoffwechsellage die Wirksamkeit von Medikamenten verändern kann. ⊖

D Schizophrenie wird medikamentös vor allem mit Psychopharmaka aus der Gruppe der Neuroleptika behandelt (☞ LB 14.3). Zu den häufig auftretenden Nebenwirkungen gehören Gewichtszunahmen, die zum Teil erheblich sein können.
Diese Aussage trifft am ehesten zu. ✓

E Das Zutreffen dieser Aussage ist zwar möglich, aber nicht wahrscheinlich. Gewichtsangaben können zudem aus den Krankenakten abgelesen werden. ⊖

3.18 Richtige Antwort: B

Eine Schizophrenie kann sehr unterschiedlich verlaufen. Die hebephrene Schizophrenie ist im Vergleich zu anderen Verlaufsformen in ihrem Erscheinungsbild eher dezent. Um die Frage richtig beantworten zu können, muss man die verschiedenen Verlaufsformen der Schizophrenie gelernt haben (☞ LB 5.1).

A Akustische Halluzinationen sind typisch für eine paranoide Schizophrenie (paranoid-halluzinatorische Form). Sie treten gekoppelt mit Wahnsymptomen auf (☞ LB 5.1). Bei einer hebephrenen Schizophrenie treten Halluzinationen, wenn überhaupt, nur flüchtig auf. ⊖

B Das Auffälligste bei der hebephrenen Schizophrenie ist eine „läppische Grundstimmung" (☞ LB 5.1). Die Patienten verhalten sich oberflächlich und albern. Man spricht von einer allgemeinen Abflachung der Affekte. ✓

C Bei einer hebephrenen Schizophrenie ist der Antrieb meist reduziert. Es gibt jedoch auch Fälle mit gesteigertem Antrieb, der sich dann in rastlosem und enthemmtem Verhalten zeigt. ⊖

D Eine Schizophrenie beginnt nur selten in höherem Alter. Der Wortbestandteil „Hebe-" bedeutet „Jugend". Eine hebephrene Schizophrenie beginnt in der Regel zwischen dem 15. und 25. Lebensjahr (☞ LB 5.1). ⊖

E Die hebephrene Form der Schizophrenie geht mit formalen Denkstörungen einher (☞ LB 3.5). Das Denken kann so ungeordnet sein, dass alltägliche Verrichtungen nicht ordnungsgemäß ausgeführt werden können. ⊖

Aussagenkombination

3.19 Welche der folgenden Aussagen treffen zu? Mögliche Verlaufsformen einer Schizophrenie sind: ...

1. vielphasischer Verlauf mit psychopathologischen Remissionen,
2. schubförmiger Verlauf mit typischen schizophrenen Residualzuständen,
3. Auftreten von Rezidiven, die einer Depression ähneln,
4. geradlinig progredienter Verlauf mit dem Ausgang typisch schizophrener Denkstörungen,
5. in der überwiegenden Zahl entstehen schwerste Residuen.

A Nur die Aussagen 1 und 3 sind richtig.
B Nur die Aussagen 2 und 4 sind richtig.
C Nur die Aussagen 1, 2 und 4 sind richtig.
D Nur die Aussagen 1, 4 und 5 sind richtig.
E Nur Aussagen 1, 2, 3 und 4 sind richtig.

Aussagenkombination

3.20 Welche der folgenden Aussagen zur Schizophrenie treffen zu?

1. Sie ist eine Erkrankung aus der Gruppe der Psychosen.
2. Es stehen u. a. Veränderungen des Denkens und der Wahrnehmung im Vordergrund des Krankheitsbildes.
3. „Negative Symptome“ wie auffällige Apathie, Sprachverarmung, verflachte oder inadäquate Affekte können bestehen.
4. Die Denkstörung des Schizophrenen kann sich in Zerfahrenheit äußern.
5. Die Erkrankung geht mit einer verminderten durchschnittlichen Lebenserwartung einher.

A Nur die Aussagen 2 und 3 sind richtig.
B Nur die Aussagen 1, 2 und 3 sind richtig.
C Nur die Aussagen 1, 4 und 5 sind richtig.
D Nur die Aussagen 2, 3 und 4 sind richtig.
E Alle Aussagen sind richtig.

3.19 Richtige Antwort: E

Das Krankheitsbild der Schizophrenie stellt ein komplexes Störungsbild dar und kann sehr unterschiedlich verlaufen (☞ LB 5.1).

1. Der Begriff „Remission" bezeichnet ein Nachlassen von Krankheitssymptomen, ohne dass eine völlige Heilung eintritt. Verläufe mit immer neuen Krankheitsphasen und zwischenzeitlichen Verbesserungen der Symptomatik sind bei Schizophrenie häufig (☞ LB 5.1). ✓
2. Eine Schizophrenie verläuft oft in mehreren Krankheitsschüben. Meist stehen am Ende der Erkrankung Residualzustände. ✓
3. Unter dem Begriff „Rezidiv" versteht man das Wiederauftreten von Krankheitszeichen. Schizophrene Residualzustände, die häufig schwer von einer Depression zu unterscheiden sind, können als Rezidive auftreten. ✓
4. Der Begriff „progredient" bedeutet „fortschreitend". Die typische schizophrene Denkstörung ist Denkzerfahrenheit (☞ LB 5.1). Bei Residualzuständen besteht häufig eine Verlangsamung des Denkablaufs. Im Rahmen von Schizophrenien können geradlinig fortschreitende Verläufe auftreten, die in Denkstörungen münden. ✓
5. Langzeitstudien zu Verlauf und Ausgang von schizophrenen Erkrankungen haben ergeben, dass bei ca. 25 % der Patienten eine völlige Ausheilung eintritt. Bei 45 % verbleiben leichte Residualzustände, und nur bei einem Drittel der Patienten mündet die Erkrankung in einen ausgeprägten Residualzustand (☞ LB 5.1). ⊖

3.20 Richtige Antwort: E

Die Aussagen 1–4 sollten schnell als richtig erkannt werden.

1. Schizophrenien stellen den typischen Fall einer Psychose dar. Der Realitätsbezug ist weitgehend verloren, die Patienten haben eine durchlässige Ich-Umwelt-Grenze und können im Alltagsleben kaum noch funktionieren (☞ LB 5.1). Im akuten Stadium ist eine stationäre Therapie mit Gabe von Psychopharmaka angezeigt. ✓
2. Zu den typischen formalen Denkstörungen einer Schizophrenie zählen Zerfahrenheit, Sperrung des Denkens oder Neologismen. Die häufig auftretenden Wahnsymptome werden als inhaltliche Denkstörungen bezeichnet. Eine veränderte Wahrnehmung der Realität der Betroffenen zeigt sich als Halluzinationen, vor allem akustischer Art (☞ LB 5.1). ✓
3. Die Symptomatik einer Schizophrenie wird häufig in eine Positiv- und eine Negativ-Symptomatik unterteilt (☞ LB 5.1). Negative Symptome wie auffällige Apathie, Sprachverarmung, verflachte oder inadäquate Affekte dominieren die Symptomatik vor allem bei der hebephrenen Schizophrenie und beim Residualzustand. ✓
4. Zerfahrenheit ist eine typische Form der Denkstörung bei Schizophrenie. Die Patienten sprechen im Extremfall ohne inhaltlichen Zusammenhang. ✓
5. Schizophrenie geht mit einer hohen Suizidrate einher. Bis zu 10 % der Erkrankten versterben an Suizid (☞ LB 5.1). Somit ist auch die statistische Lebenserwartung von Patienten im Durchschnitt reduziert. ✓

Einfachauswahl

3.21 Bei einer schizoaffektiven Störung ...

A werden manische Symptome nicht beobachtet,
B handelt es sich um eine drogeninduzierte Psychose,
C wechselt die Stimmung ständig zwischen bedrückt und euphorisch,
D sind kontinuierlich Wahnvorstellungen vorhanden,
E treten affektive und schizophrene Symptome in derselben Krankheitsphase auf.

Aussagenkombination

3.22 Schizophrene Störungen des Ich-Erlebens sind ...

1. Gedankeneingebung
2. Wortfindungsstörungen
3. Gedankenausbreitung
4. Denkhemmung
5. Willensbeeinflussung von außen

A Nur die Aussagen 1, 2 und 5 sind richtig.
B Nur die Aussagen 1, 3 und 4 sind richtig.
C Nur die Aussagen 1, 3 und 5 sind richtig.
D Nur die Aussagen 2, 3 und 4 sind richtig.
E Nur die Aussagen 1, 3, 4 und 5 sind richtig.

3.21 Richtige Antwort: E

Bei einer schizoaffektiven Störung treten Symptome einer Schizophrenie und einer affektiven Störung (Depression und/oder Manie) gleichzeitig oder zumindest zeitnah auf (☞ LB 5.2).

A Da einer der beiden Anteile einer schizoaffektiven Störung Symptome einer affektiven Störung sind, können manische Symptome auftreten (☞ LB 5.2). Sie treten aber nicht zwangsläufig auf. ⊖

B Schizoaffektive Störungen werden durch verschiedene Ursachen hervorgerufen, die denen der Schizophrenie und der affektiven Störungen entsprechen (☞ LB 5.2). Drogeninduzierte Psychosen stellen wegen der spezifischen Verursachung eine eigene Gruppe von Psychosen dar. ⊖

C Im Krankheitsverlauf einer schizoaffektiven Störung können sowohl depressive (bedrückte Stimmung) als auch manische Symptome (euphorische Stimmung) auftreten. Ein schneller Wechsel der Stimmung stellt einen seltenen Sonderfall dar. ⊖

D Im Rahmen von schizoaffektiven Störungen können Wahnsymptome auftreten: Schuldwahn, nihilistischer Wahn, Krankheitswahn und Verarmungswahn in depressiven Episoden. Größenwahn während manischer Phasen und Verfolgungs- oder Beeinträchtigungswahn während akuter schizophrener Krankheitsphasen. Die Aussage ist dennoch nicht korrekt, da die Wahnvorstellungen nicht zwangsläufig kontinuierlich auftreten. ⊖

E Das Wesen von schizoaffektiven Störungen besteht darin, dass schizophrene Symptome und Symptome affektiver Störungen gleichzeitig oder zumindest in deutlicher zeitlicher Nähe gemeinsam auftreten (☞ LB 5.2). ✓

3.22 Richtige Antwort: C

1. Bei Gedankeneingebung erleben die Betroffenen, dass ihnen Gedanken von außen eingegeben werden. Es handelt sich um ein charakteristisches Symptom der Schizophrenie, das zu den Ich-Störungen zählt (☞ LB 3.9). ✓
2. Wortfindungsstörungen bezeichnen eine Störung der Fähigkeit, für einen Sachverhalt die richtigen Worte zu finden. Das Symptom tritt im besonders im Rahmen von Aphasien auf und weist häufig auf eine Schädigung des Gehirns hin. ⊖
3. Bei Gedankenausbreitung besteht das Erleben, die eigenen Gedanken könnten von anderen Menschen gehört oder gewusst werden. Gedankenausbreitung ist ein Anzeichen für eine erlebte Durchlässigkeit der Grenze zwischen Ich und Umwelt und tritt vor allem bei Schizophrenie auf. Gedankenausbreitung zählt psychopathologisch zu den Ich-Störungen (☞ LB 3.9). ✓
4. Denkhemmungen zählen zu den formalen Denkstörungen und zeigen sich in einer Verlangsamung des Denkablaufs (☞ LB 3.5). Denkhemmung tritt vor allem bei Depressionen auf. ⊖
5. Willensbeeinflussung von außen zählt zu den Ich-Störungen und tritt vor allem bei Schizophrenie auf. ✓

4 Neurotische, Belastungs- und somatoforme Störungen

Angst- und Panikstörungen

Steckbrief Angst- und Panikstörungen

Formen

Phobische Störungen

Agoraphobie: Meiden von öffentlichen Plätzen, von Menschenmengen, vor Reisen in größere Entfernung.

Soziale Phobien: Angst davor im Mittelpunkt der Aufmerksamkeit zu stehen und von anderen kritisch beurteilt werden zu können.

Spezifische Phobien: Angst vor bestimmten Situationen oder Objekten, z. B. Spinnen, Schlangen, Sturm, Gewitter, Blut, Spritzen, Fliegen, Befahren von Tunneln, Zahnarztbesuche.

Sonstige Angststörungen

Panikstörung: Schwere Angstattacken ohne konkreten Auslöser.

Generalisierte Angststörung: Im Vergleich zur Panikstörung weniger hochakut verlaufend. Geprägt durch Befürchtungen, Anspannung, ständiges Sich-Sorgen.

Ursachen

Lerntheorie

- Komplexes Zusammenwirken verschiedener Faktoren wie biologischer Veranlagung, Erziehung, Stress, körperliche Selbstbeobachtung sowie körperlichen und sozialen Belastungen
- Aufrechterhaltung und Chronifizierung durch Vermeidungsverhalten

Tiefenpsychologische Theorien

- Angst als Ausdruck unbewusster, widerstrebender Regungen
- Angst als Regression auf dem Boden von frühkindlichen Verlusterlebnissen
- Im Fall von Phobien Projektion und Verschiebung von verdrängten Impulsen auf äußere Objekte

Symptome

Körperliche Symptome

- Herzklopfen, Schwitzen und Zittern
- Atemnot, Brustschmerzen
- Mundtrockenheit, Schwindel, Benommenheit

Psychische Symptome

- Derealisation und Depersonalisation
- Angst, die Kontrolle zu verlieren; verrückt zu werden; zu sterben

Soziale und gesundheitliche Folgen

- Unfähigkeit, bestimmte Dinge alleine zu tun
- Berufsunfähigkeit
- Starke Abhängigkeit von Bezugspersonen
- Depressionen und Substanzmissbrauch

Therapie

Verhaltenstherapie

- Reizkonfrontation
- Soziales Kompetenztraining
- Kognitive Therapie
- Entspannungsverfahren

Tiefenpsychologisch orientierte Psychotherapie

- Aufdecken unbewusster Konflikte

Psychopharmaka

- Antidepressiva
- Benzodiazepine (wegen des Abhängigkeitspotenzials nur kurzfristig!)

Aussagenkombination

4.1 Welche der folgenden Aussagen zur Agoraphobie trifft (treffen) zu?

1. Überwiegend sind Frauen betroffen.
2. Depressive und zwanghafte Symptome sowie soziale Phobien können zusätzlich vorhanden sein.
3. Aufenthalt auf großen Plätzen oder in Menschenmengen sind typisch angstauslösende Momente.
4. Vermeidung der phobischen Situation ist ein typisches Symptom.
5. Ohne effektive Behandlung wird die Agoraphobie häufig chronisch.

A Nur die Aussage 3 ist richtig.
B Nur die Aussagen 2 und 3 sind richtig.
C Nur die Aussagen 1, 3 und 4 sind richtig.
D Nur die Aussagen 3, 4 und 5 sind richtig.
E Alle Aussagen sind richtig.

4.1 Richtige Antwort: E

Agoraphobie zählt zu den situations- oder objektbezogenen Angststörungen. Zu beachten ist, dass neben den typischen und namengebenden Auslösern von Angstanfällen bei Agoraphobie in der ICD-10 auch andere angstauslösende Situationen in das Störungsbild integriert wurden. Hierzu zählen vor allem die Angst das eigene Haus zu verlassen und alleine auf Reisen zu gehen.

1. Angststörungen treten bei Frauen häufiger auf. Der Prozentsatz bei Agoraphobien ist besonders hoch: Über 80 % der Betroffenen sind Frauen. ✓
2. Das gleichzeitige Vorliegen mehrerer psychischer Störungen bezeichnet man als Komorbidität. Zu Angststörungen treten besonders häufig depressive Symptome. Auch Zwänge und soziale Phobien können gleichzeitig mit einer Agoraphobie bestehen. ✓
3. Als Agoraphobie bezeichnete man ursprünglich die Angst vor großen, weiten Plätzen. Heute zählt man auch Furcht vor großen Menschenmengen und Angst vor Reisen zum Störungsbild einer Agoraphobie (☞ LB 6.1). ✓
4. Bei allen Phobien im Sinne von Ängsten vor bestimmten Situationen oder Objekten ist das Vermeidungsverhalten eines der wichtigsten und langfristig am meisten beeinträchtigenden Symptome. Die Verhaltenstherapie setzt vor allem am Vermeidungsverhalten an, da Phobien die Tendenz haben, den Lebensradius der Patienten immer weiter einzuschränken. ✓
5. Auch diese Aussage trifft auf alle Phobien zu: Ohne Durchbrechung des Vermeidungsverhaltens mithilfe einer Psychotherapie haben Phobien die Tendenz zur Chronifizierung. ✓

Einfachauswahl

Ein Patient leidet unter starken Ängsten, das Haus zu verlassen, Kaufhäuser zu betreten und auf öffentlichen Plätzen zu sein. Weiter berichtet er, dass mittlerweile allein die Vorstellung, den Fahrstuhl zu betreten, um das Haus zu verlassen, ausreiche, um eine starke Angstreaktion hervorzurufen.

4.2 Welche der folgenden Angststörungen trifft am ehesten auf den hier beschriebenen Patienten zu?

A Agoraphobie
B Angstneurose
C Generalisierte Angststörung
D Klaustrophobie
E Panikstörung

4.2 Richtige Antwort: A

Bei dieser Frage ist es besonders wichtig, sie sehr genau und aufmerksam zu lesen. Der erwähnte Fahrstuhl könnte sonst Ihre Überlegungen in die falsche Richtung lenken.

A Agoraphobie bezeichnete ursprünglich eine Angst vor großen, weiten Plätzen. Das heutige Konzept der Agoraphobie ist weiter gefasst. Auch Ängste vor großen Menschenmengen oder vor Reisen werden dem Störungsbild zugerechnet. Aufgrund des Vermeidungsverhaltens der Betroffen haben Angsterkrankungen die Tendenz, sich auf immer weitere Lebensbereiche auszudehnen. Viele Patienten verlassen im fortgeschrittenen Stadium der Erkrankung ihre Wohnung nicht mehr oder nur noch in Begleitung (☞ LB 6.1). ✓

B Das Konzept der Angstneurose kommt aus dem Kontext der psychoanalytischen Lehre und wurde von Sigmund Freud erstmalig beschrieben. In der ICD-10 taucht der Begriff nicht mehr auf. Angstneurose bezeichnet Neurosen, bei denen eine Angstsymptomatik im Vordergrund steht. Die Patienten haben häufige Angstanfälle oder lang andauernde Angstzustände, die in der Regel nicht durch bestimmte Objekte ausgelöst werden. ⊖

C Bei einer generalisierten Angststörung tritt Angst situationsunabhängig auf. Es besteht eine Neigung, sich übermäßig mit Sorgen und Befürchtungen zu beschäftigen. Wie alle Angststörungen ist die generalisierte Angststörung von körperlichen Symptomen begleitet (☞ LB 6.1). ⊖

D Die Klaustrophobie zählt zu den spezifischen Phobien (☞ LB 6.1). Angst tritt in bestimmten Situationen auf, im Fall der Klaustrophobie in engen, geschlossenen Räumen. Angstauslösend sind häufig Fahrstühle, Kinos, Fahrzeuge oder kleine Geschäfte. In der Aussage wird ein Fahrstuhl erwähnt, es geht aber in dem Fallbeispiel um die Angst des Patienten das Haus zu verlassen. ⊖

E Bei einer Panikstörung kommt es zu wiederkehrenden, plötzlichen, schweren Angstanfällen, die unabhängig von bestimmten Situationen auftreten (☞ LB 6.1). Zwischen den Angstattacken besteht häufig eine Erwartungsangst. Die Patienten haben während des Anfalls körperliche Symptome, Depersonalisationsgefühle und befürchten zu sterben oder verrückt zu werden. ⊖

Mehrfachauswahl

4.3 Wählen Sie *drei* Antworten. Was ist für die Panikstörung (nach ICD-10) charakteristisch?

A Anfallsartige Angst ohne sichtbaren Anlass
B Fehlen von vegetativen Symptomen
C Ängstliche Erwartung („Angst vor der Angst")
D Furcht vor Kontrollverlust
E Schleichender Beginn der einzelnen Anfälle

Aussagenkombination

4.4 Welcher der folgenden Aussagen über Angstneurosen trifft (treffen) zu?

1. Psychodynamisch besteht nicht selten eine Trennungsempfindlichkeit.
2. In der Regel findet sich eine dissoziative Amnesie.
3. Länger anhaltende Angstzustände (zu unterscheiden von Angstanfällen) sind selten.

A Nur die Aussage 1 ist richtig.
B Nur die Aussagen 1 und 2 sind richtig.
C Nur die Aussagen 1 und 3 sind richtig.
D Nur die Aussagen 2 und 3 sind richtig.
E Alle Aussagen sind richtig.

4.3 Richtige Antworten: A, C und D

Angst- und Panikstörungen werden in der ICD-10 unter F4 klassifiziert: Unterschieden werden:

- Agoraphobie
- Soziale Phobie
- Spezifische Phobien
- Panikstörung
- Generalisierte Angststörung

A Die Panikstörung wird in der ICD-10 auch als „episodisch paroxysmale Angst" bezeichnet (F41.0). Dies bedeutet, dass die Angst anfallsartig auftritt. Im Gegensatz zu Phobien, bei denen angstauslösende Situationen oder Objekte beschrieben werden, tritt die Angst bei einer Panikstörung ohne erkennbaren Auslöser auf und ist nicht vorhersehbar. ✓

B Angstanfälle gehen in der Regel bei allen Angststörungen, also auch bei einer Panikstörung, mit vegetativen Symptomen einher. Dazu zählen Tachykardie (beschleunigter Herzschlag), Hitzewallungen, Beklemmungsgefühle, Zittern, Schwitzen und Ohnmachtgefühle (☞ LB 6.1). ⊖

C In den Phasen zwischen den akuten Panikattacken besteht eine Angst vor weiteren Angstanfällen. Diese Angst bezeichnet man als Erwartungsangst oder „Angst vor der Angst" (☞ LB 6.1). ✓

D Wenn die Betroffenen aufgefordert werden, rückblickend ihr Erleben während eines Angstanfalls zu beschreiben, schildern sie eine Angst davor, ohnmächtig oder verrückt zu werden. Sie haben Angst zu sterben oder in einer Situation die Kontrolle zu verlieren („dann liege ich hilflos da, kann mich nicht regen und alle schauen mitleidig auf mich herab"). ✓

E Angstanfälle setzen in der Regel von einem Moment zum nächsten ein und nicht schleichend. Sie steigern sich in kürzester Zeit zum Höhepunkt. Auf Außenstehende kann der Anfall bedrohlich wirken, weshalb häufig der Notarzt gerufen wird (☞ LB 6.1). ⊖

4.4 Richtige Antwort: A

Der Begriff Angstneurose wurde in der ICD-10 durch den Begriff Angststörung ersetzt. Gefragt wird also nach den Charakteristika der Angststörungen.

1. Menschen mit Angststörungen entwickeln besonders dann Angstsymptome, wenn ein Verlust oder eine Trennung von einer wichtigen Bezugsperson droht (Trennungsangst ☞ LB 6.1). Angstpatienten sind bei außerhäuslichen Tätigkeiten häufig auf eine Begleitperson angewiesen. ✓
2. Eine dissoziative Amnesie tritt bei dissoziativen Störungen (☞ LB 6.4) auf und ist kein Symptom von Angststörungen. ⊖
3. Angststörungen zeigen sich häufig in Form von Panikattacken. Bei generalisierten Angststörungen können die Angstsymptome chronischen Charakter haben und somit lange andauern (☞ LB 6.1). ⊖

Aussagenkombination

4.5 Welche der folgenden Aussagen treffen zu? Charakteristisch für Phobien sind:

1. Verdrängung umschriebener Impulse
2. Verschiebung als Abwehrmechanismus
3. Vermeidung der angstbesetzten Situation
4. Körperliche Symptome werden während des Angstanfalls nicht beobachtet.
5. Im Alter Zunahme der Symptome

A Nur die Aussagen 1, 2 und 3 sind richtig.
B Nur die Aussagen 1, 4 und 5 sind richtig.
C Nur die Aussagen 2, 3 und 4 sind richtig.
D Nur die Aussagen 2, 4 und 5 sind richtig.
E Alle Aussagen sind richtig.

4.5 Richtige Antwort: A

Diese Frage ist im Ausschlussverfahren sehr schnell zu lösen: Aussage 4 sollte sofort als falsch erkannt werden können. Da in den Antwortmöglichkeiten B bis E die Aussage 4 als richtig vorausgesetzt wird, bleibt als richtige Antwortmöglichkeit nur Aussage A. Selbstverständlich sollte diese Annahme nochmals auf ihre Richtigkeit hin überprüft werden, wenn am Ende der Prüfung noch Zeit bleibt.

1. Als Erstes sollte erkannt werden, dass diese Aussage eine Annahme aus dem Bereich der Tiefenpsychologie formuliert. Der Vorgang der Verdrängung gehört aus Sicht der Tiefenpsychologie zu den Abwehrmechanismen (☞ LB 13.2).Verdrängung bedeutet ein Verschieben von nicht integrierbaren Triebregungen ins Unbewusste. Dieser Vorgang ist grundlegend für die Entstehung von neurotischen Störungen und somit auch von Phobien. ✓
2. Auch der Begriff der Verschiebung stammt aus dem psychoanalytischen Vokabular. Die in der Aussage hergestellte Verbindung zwischen Verschiebung und Abwehrmechanismen macht den psychoanalytischen Ursprung des Begriffs schneller erkennbar. Bei einer Verschiebung werden Fantasien und Impulse auf assoziativem Weg auf andere Inhalte oder Personen übertragen. Die wichtigsten Abwehrmechanismen bei der Phobie sind Verdrängung, Verschiebung und Projektion (☞ LB 13.2). ✓
3. Angstkranke entwickeln ein ausgeprägtes Vermeidungsverhalten. Dies führt langfristig zu einer zunehmenden Reduzierung des Lebensraums sowie zu eingeschränkten Verhaltensweisen und Verhaltensmöglichkeiten. In der Verhaltenstherapie gilt das Auflösen des Vermeidungsverhaltens der phobischen Patienten als wichtigster therapeutischer Schritt (☞ LB 6.1). ✓
4. Angstanfälle sind immer von starken körperlichen Symptomen begleitet. Meist stehen diese in der Wahrnehmung der Betroffenen sogar im Vordergrund. Zu den typischen körperlichen Symptomen eines Angstanfalls zählen (☞ LB 6.1): ⊖
   - Herzklopfen,
   - Schwitzen,
   - Druckgefühl in der Brust,
   - Schwindel, Benommenheit,
   - Übelkeit,
   - Atemnot,
   - Zittern.
5. Die Symptome bei Phobien nehmen mit zunehmendem Alter tendenziell an Intensität ab (☞ LB 6.1). Allerdings kann das Vermeidungsverhalten weiterhin sehr ausgeprägt sein. ⊖

Einfachauswahl

4.6 Welche Aussage trifft zu? Die Panikstörung, auch als „episodisch paroxysmale Angst" bezeichnet, ...

A ist gekennzeichnet durch wiederkehrende schwere Angstattacken, die vorhersagbar sind, da sie im Zusammenhang mit spezifischen Auslösern auftreten, z. B. bei Betreten eines Aufzugs.
B äußert sich oft mit plötzlich auftretendem Herzklopfen, Brustschmerz, Erstickungsgefühlen, Schwindel und Entfremdungsgefühlen (Depersonalisation oder Derealisation).
C lässt sich medikamentös problemlos beseitigen.
D lässt sich durch das Auftreten optischer Halluzinationen diagnostizieren.
E ist Ursache einer paranoiden Schizophrenie.

4.6 Richtige Antwort: B

Paroxysmal bedeutet „in Anfällen auftretend". Panikattacken treten meist plötzlich und unvorhergesehen auf.

A Angststörungen, bei denen Angstattacken durch spezifische Auslöser hervorgerufen werden, werden Phobien genannt (☞ LB 6.1). So bezeichnet man beispielsweise die Angst vor dem Betreten enger Räume (z. B. Fahrstuhl) als Klaustrophobie. ⊖

B Schwere Angstattacken, wie sie bei der Panikstörung auftreten, gehen mit einer Reihe körperlicher Symptome einher wie Zittern, Herzklopfen, Druckgefühl im Brustbereich oder Schwindel. Zu den Symptomen einer Angstattacke gehören auch Gefühle der Depersonalisation („als wenn ich nicht richtig in meinem Körper wäre") und Derealisation („alles um mich herum scheint so unwirklich") (☞ LB 6.1). ✓

C Aussagen, die eine „problemlose" Behandlungsmöglichkeit suggerieren, sind selten zutreffend. Falls die akute Symptomatik einer Panikstörung mit Benzodiazepinen kontrolliert werden kann, ist beim Einsatz dieser Psychopharmaka immer an das hohe Abhängigkeitspotenzial zu denken (☞ LB 14.6) und die Behandlung zeitlich zu begrenzen. ⊖

D Optische Halluzinationen können bei psychotischen Zuständen auftreten. Typisch sind sie beim Delirium tremens, das bei Alkoholentzug auftritt (☞ LB 9.2). Angststörungen zählen nicht zu den Psychosen und gehen nicht mit Halluzinationen einher. ⊖

E Zwischen Angststörungen und paranoider Schizophrenie besteht kein Zusammenhang, auch kein ursächlicher. Es können jedoch auch bei der Schizophrenie hochgradige Angstzustände auftreten. Diese sind bei der Schizophrenie mit wahnhaften Gedanken verbunden (☞ LB 5.1). ⊖

Zwangsstörungen

Steckbrief Zwangsstörungen

Einteilung

Zwangsgedanken: Zwangsbefürchtungen, Grübelzwang

Zwangsimpulse: Impulse Dinge zu tun oder zu sagen, die im Widerspruch zu eigenen Werten stehen

Zwangshandlungen: Waschzwang, Kontrollzwang, Ordnungszwang, Wiederholungszwänge

Ursachen

Lerntheorie

Erziehungsfaktoren

Dysfunktionale kognitive Schemata

Konditionierung

Zwangshandlungen zur Vermeidung von Angst

Neurobiologie

Dysbalance im Serotonin-Stoffwechsel

Genetische Faktoren

Tiefenpsychologische Theorie

Fixierung in der analen Phase, ausgeprägte „Es" – „Über-Ich"-Konflikte

Symptome

Zwangshandlungen

Zwangsgedanken

Intensive innere Spannung bei Unterlassen von Zwangshandlungen

Schwierigkeiten in den sozialen Bezugssystemen

Therapie

Kognitive Verhaltenstherapie:

- Expositionstraining
- Soziales Kompetenztraining
- Kognitive Therapie
- Gedankenstopp

Medikamentöse Therapie: Antidepressiva

Aussagenkombination

4.7 Welche der folgenden Aussagen für Zwangsstörungen trifft (treffen) zu?

1. Der Krankheitsbeginn liegt meist in der Kindheit oder im frühen Erwachsenenalter.
2. Patienten mit einer Zwangsstörung haben oft zusätzlich depressive Störungen.
3. Zwangsgedanken werden von den Betroffenen meist als quälend empfunden.
4. Die Ausübung von Zwangshandlungen verstärkt das Angstgefühl der Patienten.
5. Typisch ist der Versuch der Betroffenen, gegen die Zwangshandlung bzw. den Zwangsgedanken Widerstand zu leisten.

A Nur die Aussage 5 ist richtig.
B Nur die Aussagen 2 und 3 sind richtig.
C Nur die Aussagen 1, 3 und 4 sind richtig.
D Nur die Aussagen 1, 2, 3 und 5 sind richtig.
E Alle Aussagen sind richtig.

Einfachauswahl

4.8 Hinsichtlich der Zwangsstörung gilt:

A Typischerweise fehlt es den Patienten an jeglicher Einsicht hinsichtlich der Unsinnigkeit ihres zwanghaften Denkens oder Handelns.
B Pharmakotherapeutisch können bestimmte Antidepressiva von Bedeutung sein.
C Sie manifestiert sich vorwiegend im 5. Lebensjahrzehnt.
D Sie ist zumeist Vorreiter einer Schizophrenie.
E Sie tritt fast ausschließlich bei Frauen auf.

4.7 Richtige Antwort: D

Um diese Frage richtig beantworten zu können, muss man nachvollzogen haben, was im Inneren eines Zwangskranken vorgeht und wie sich die Symptomatik auf ihn auswirkt.

1. Zwangsstörungen beginnen nach ICD-10 in der Kindheit oder treten spätestens im jungen Erwachsenenalter erstmalig auf. ✓
2. Sehr häufig entwickeln Patienten mit Zwangsstörungen im Erkrankungsverlauf auch depressive Störungen. Diese Depressionen gelten als Folge von langjährigen Zwangserkrankungen, die mit schweren sozialen Folgen einhergehen (☞ LB 6.2). ✓
3. Zwangsgedanken können in Form von Befürchtungen oder Zwangsimpulsen auftreten. Zwangsimpulse widersprechen meist dem eigenen Wertesystem. Die Betroffenen empfinden es als quälend, die Zwangsgedanken nicht abstellen zu können (☞ LB 6.2). ✓
4. Zwangsstörungen stehen den Angststörungen nahe. Das Unterlassen von Zwangshandlungen führt zu einer großen inneren Spannung mit starken Angstgefühlen. Das Ausführen der Zwangshandlung führt zu einem kurzzeitigen Abbau von Angst und innerer Spannung (☞ LB 6.2). ⊖
5. Den Betroffenen sind sich in der Regel darüber im Klaren, dass ihre Zwangshandlungen und Zwangsgedanken nicht sinnvoll sind (☞ LB 6.2). Sie versuchen, sich willentlich gegen die Zwänge zu wenden, scheitern jedoch an der großen inneren Unruhe und starken Angst, die auftreten, wenn vor allem die Zwangshandlungen unterlassen werden. ✓

4.8 Richtige Antwort: B

Zwangsstörungen werden nach Angststörungen, Depressionen und Schizophrenien als vierthäufigste psychiatrische Störung angegeben.

A Anders als bei Patienten mit einer Wahnsymptomatik, sind sich Zwangskranke bewusst, dass ihre Zwangsgedanken und/oder Zwangshandlungen übertrieben und sinnlos sind (☞ LB 6.1). ⊖

B Seit in der Behandlung von Zwangsstörungen erfolgreich Psychopharmaka eingesetzt werden, hat sich die Prognose deutlich verbessert. Antidepressiva werden dabei mit Verhaltenstherapie kombiniert (☞ LB 6.2). ✓

C Zwangserkrankungen beginnen in der Pubertät oder im jungen Erwachsenenalter. ⊖

D Zwischen Zwangsstörungen und einer Schizophrenie gibt es keinen Zusammenhang. ⊖

E Von Zwangsstörungen sind Männer und Frauen etwa gleich häufig betroffen. ⊖

Einfachauswahl

4.9 Welche Aussage zur Zwangsstörung trifft zu?

A Bei einer Zwangsstörung werden Gedankenzwänge als von anderen Personen eingegeben und nicht als eigene Gedanken angesehen.
B Eine psychosoziale Beeinträchtigung durch Zwangsgedanken oder Zwangshandlungen ist ausgeschlossen, weil sie in der Regel nur wenige Minuten am Tag andauern.
C Zwangsgedanken und Zwangshandlungen werden von den Betroffenen meist als praktisch begründet und situationsangemessen angesehen.
D Zwangsgedanken werden in der Regel gefühlsneutral wahrgenommen, rufen weder große Ängste noch großes Unbehagen hervor.
E Handlungen im Sinne einer Zwangsstörung dienen dazu, Unwohlsein und Angst zu verhindern oder zu reduzieren, oder gefürchteten Ereignissen und Situationen vorzubeugen.

Aussagenkombination

4.10 Welche der folgenden Aussagen zu Zwangsstörungen trifft (treffen) zu?

1. Die häufigsten Zwangshandlungen sind Waschzwänge und Kontrollzwänge.
2. Im Kindesalter werden Zwangsgedanken oder -handlungen nicht unbedingt als sinnlos oder unsinnig erlebt.
3. Der Patient ist nicht krankheitseinsichtig.
4. Die Ausübung der Zwangshandlung verstärkt die Ängste des Patienten.
5. Beide Geschlechter sind etwa gleich häufig betroffen.

A Nur die Aussage 1 ist richtig.
B Nur die Aussagen 1, 2 und 5 sind richtig.
C Nur die Aussagen 1, 4 und 5 sind richtig.
D Nur die Aussagen 1, 3, 4 und 5 sind richtig.
E Alle Aussagen sind richtig.

4.9 Richtige Antwort: E

Bei einer Zwangsstörung besteht ein innerer Drang, bestimmte Dinge zu denken oder zu tun (Zwangsgedanken oder Zwangshandlungen).

A Das Erleben, Gedanken würden von außen eingegeben, wird als Gedankeneingebung bezeichnet und zählt zu den Ich-Störungen (☞ LB 3.9). Gedankeneingebung tritt bei schizophrenen Psychosen auf und ist kein Symptom von Zwangsstörungen. ⊖

B Zwangshandlungen und -gedanken nehmen meist viele Stunden des Tages in Anspruch. Sie führen zu starken Beeinträchtigungen im beruflichen Leben und in zwischenmenschlichen Beziehungen (☞ LB 6.2). ⊖

C In vielen Fällen besteht bei Patienten mit Zwangsstörungen Krankheitseinsicht. Die Betroffenen wehren sich gegen das Auftreten der Zwänge und erleben diese als übertrieben und sinnlos (☞ LB 6.2). ⊖

D Versuchen Patienten, sich Zwangsgedanken zu widersetzen führt dies zu großer innerer Spannung und Angstgefühlen (☞ LB 6.1). ⊖

E Zwangsstörungen stehen den Angststörungen nahe. Die Ausführung von Zwangshandlungen reduziert die innere Spannung und die starken Angstgefühle. ✓

4.10 Richtige Antwort: B

Zu vielen Störungen müssen neben den Symptomen auch die Häufigkeit ihres Auftretens und therapeutische Interventionen gelernt werden. Es muss ansatzweise verstanden worden sein, was im Inneren der betroffenen Patienten vorgeht, um die Frage beantworten zu können.

1. Zwangshandlungen treten vor allem in Form von Waschzwängen, Kontrollzwängen, Wiederholungszwängen oder als Ordnungszwang auf. Wasch- und Kontrollzwänge treten am häufigsten auf (☞ LB 6.2). ✓
2. Kinder durchleben in ihrer Entwicklung häufig Phasen, in denen bestimmte Tätigkeiten genau geregelt ablaufen müssen. Dies kann sich z. B. in Form von Essens- oder Einschlafritualen zeigen. Dieses Verhalten gibt den Kindern Sicherheit und wird als normale Entwicklungsphase angesehen. ✓
3. Patienten mit Zwangsstörungen sind in der Regel krankheitseinsichtig. Sie leiden unter ihren Zwangssymptomen, die zu sozialer Isolierung und in manchen Fällen zu körperlichen Folgeerscheinungen führen können (z. B. Hautschädigungen durch Waschzwang) (☞ LB 6.2). ⊖
4. Zwangsstörungen stehen in enger Verbindung zu Angststörungen. Das Ausführen von Zwangshandlungen wirkt angstreduzierend, das Unterlassen von Zwangshandlungen führt zu großer innerer Spannung und einem Ansteigen des Angstniveaus (☞ LB 6.1). ⊖
5. Zwangsstörungen beginnen meist zwischen dem 15. und 25. Lebensjahr. Männer und Frauen sind etwa gleich häufig betroffen. ✓

Mehrfachauswahl

4.11 Wählen Sie *zwei* Antworten. Welche der folgenden Aussagen zur Zwangserkrankung treffen zu?

A Die Erkrankung beginnt meist nach dem 40. Lebensjahr.
B Zwangsimpulse beinhalten ein hohes Maß an Fremdgefährdungspotenzial.
C Bei Zwangsstörungen helfen lediglich psychotherapeutische Verfahren; medikamentöse Maßnahmen sind wirkungslos.
D Geeignete verhaltenstherapeutische Verfahren sind kognitive Therapiemaßnahmen.
E Therapeutisch sinnvoll ist der Einsatz von Antidepressiva.

4.11 Richtige Antworten: D und E

A Zwangserkrankungen beginnen in der Pubertät oder im jungen Erwachsenenalter (☞ LB 6.2). ⊖

B Zwangsimpulse können auch aus gewalttätigen Impulsen bestehen (☞ LB 6.2). Patienten können den starken Impuls verspüren, jemanden zu schlagen oder sogar zu töten. Die Impulse werden von den Zwangskranken jedoch bekämpft und kontrolliert. Sie führen nicht zu einer tatsächlichen Gefährdung anderer Personen. ⊖

C Seitdem psychotherapeutische Verfahren mit der Gabe von Psychopharmaka (vor allem Antidepressiva) kombiniert werden (☞ LB 6.2), hat sich die Prognose für die betroffenen Patienten deutlich verbessert. ⊖

D Bei Zwangsstörungen werden von den Methoden der kognitiven Verhaltenstherapie neben Expositionstraining und sozialem Kompetenztraining vor allem kognitive Therapiemaßnahmen eingesetzt (☞ LB 13.3). Die Gedankenmuster der Patienten werden dabei einer genauen Analyse unterzogen und verändert. ✓

E Pharmakologisch werden zur Behandlung von Zwangsstörungen vor allem Antidepressiva eingesetzt. Zu den verwendeten Pharmaka zählen besonders Clomipramin und selektive Serotonin-Reuptake-Hemmer (SSRH) (☞ LB 14.2). ✓

Belastungs- und Anpassungsstörungen

Steckbrief Belastungs- und Anpassungsstörungen

Einteilung

- Akute Belastungsreaktion: sofort (spätestens 4 Wochen) nach schwerwiegendem Ereignis auftretend
- Posttraumatische Belastungsstörung: verzögerte, schwerwiegende Reaktion auf extrem traumatische Ereignisse
- Anpassungsstörung: Reaktionen auf entscheidende Lebensveränderungen

Ursachen für Belastungs- und Anpassungsstörungen

Traumatisierende Lebensereignisse

- Gewalterfahrungen (z. B. Vergewaltigung, Gewaltverbrechen, Kriegsereignisse)
- Naturkatastrophen (z. B. Erdbeben)
- Technische Katastrophen (z. B. Flugzeugunglück)
- Lebensbedrohliche Situationen (z. B. Herzstillstand)

Neurobiologie

- Empfindlichkeit des vegetativen Nervensystems
- Genetische Faktoren

Tiefenpsychologische Theorie

- Neurotische Konflikte, instabile Ich-Entwicklung

Formen und Symptome

Akute Belastungsreaktion

- Gefühl von Betäubung
- Schwitzen
- Zittern
- Angst
- Depressive Symptome
- Sozialer Rückzug

Posttraumatische Belastungsstörung

- Wiederholtes Erleben des Traumas
- Schlafstörungen
- Ständiges Gefühl des Bedrohtseins
- Depressive Symptome
- Sozialer Rückzug
- Verzögertes Auftreten der Symptome

Anpassungsstörung

- Angst
- Besorgnis
- Depressive Stimmung
- Bei Jugendlichen: aggressives oder dissoziales Verhalten
- Bei Kindern: Zeichen der Regression
- Dauer: < 6 Monate

Therapie von Belastungs- und Anpassungsstörungen

- Spezielle Traumatherapie
- EMDR
- Medikamentöse Therapie (zeitlich begrenzt): Antidepressiva, Anxiolytika

Mehrfachauswahl

4.12 Wählen Sie *drei* Antworten. Hinsichtlich der posttraumatischen Belastungsstörung (nach ICD-10) treffen zu:

A Sie kann als Reaktion auf ein lebensbedrohliches Ereignis entstehen.
B Sie setzt eine psychische Prädisposition in Form einer paranoiden Persönlichkeitsstruktur voraus.
C Zu den typischen Merkmalen zählen so genannte Nachhallerinnerungen („Flashbacks“).
D Sie kann einhergehen mit emotionaler Stumpfheit.
E In der Regel treten die ersten Symptome frühestens 10 Jahre nach dem Trauma auf.

Mehrfachauswahl

4.13 Wählen Sie *vier* Antworten. Was ist für Anpassungsstörungen (nach ICD-10) charakteristisch?

A Auftreten nach belastendem Lebensereignis
B Angstgefühle
C Auftreten depressiver Symptome
D Beeinträchtigung üblicher sozialer Aktivitäten
E Anpassungsstörungen führen meist zu einer chronischen Depression.

4.12 Richtige Antworten: A, C und D

Die ICD-10 kategorisiert die „posttraumatische Belastungsstörung" als Untergruppe der als F43 „Reaktionen auf schwere Belastungen und Anpassungsstörungen" klassifizierten Störungen (☞ LB 6.3). In der Kategorisierung werden auch Zeitkriterien aufgeführt.

A Eine posttraumatische Belastungsstörung entsteht als Folge extrem belastender Ereignisse oder außergewöhnlich bedrohlicher Situationen (☞ LB 6.3). So können z. B. erlebte Kriegshandlungen, Naturkatastrophen, Unfälle oder Verbrechen posttraumatische Belastungsstörungen auslösen. ✓

B Die Traumaforschung hat hinlänglich belegt, dass es keine Veranlagung für posttraumatische Belastungsstörungen gibt. Es ist nicht vorhersehbar, wie ein Mensch eine traumatisierende Extremsituation verarbeitet. ⊖

C Zu den Symptomen, unter denen Menschen mit posttraumatischen Belastungsstörungen leiden, zählen auch „Flashbacks" – plötzlich auftretende Erinnerungsbilder der bedrohlichen Situation, die sowohl tagsüber als auch nachts in Form von Albträumen auftauchen und für die Betroffenen eine große Belastung sind (☞ LB 6.3). ✓

D Zu den Symptomen einer posttraumatischen Belastungsstörung zählen ein dauerndes Gefühl des Betäubtseins sowie Teilnahmslosigkeit und emotionale Stumpfheit (☞ LB 6.3). ✓

E Die Symptome einer posttraumatischen Belastungsstörung entwickeln sich in den ersten sechs Monaten nach dem auslösenden Ereignis (☞ LB 6.3). ⊖

4.13 Richtige Antworten: A, B, C und D

Anpassungsstörungen entsprechen den älteren Konzepten von depressiver Reaktion oder reaktiver Depression.

A Anpassungsstörungen entstehen als Folge von entscheidenden Lebensveränderungen, belastenden Lebensereignissen oder nach schwerer körperlicher Krankheit (☞ LB 6.3). So können z. B. Berentung oder Arbeitslosigkeit Auslöser von Anpassungsstörungen sein. ✓

B Angst, Befürchtungen und Besorgnis zählen zu den Symptomen einer Anpassungsstörung (☞ LB 6.3). ✓

C Die Betroffenen zeigen depressive Reaktionen. Sie trauen sich nichts zu und haben das Gefühl, dass ihr Leben so nicht weiter gehen könne. ✓

D Ähnlich wie bei Depressionen bestehen Tendenzen, sich aus sozialen Kontakten zurückzuziehen und Tätigkeiten einzuschränken, die die Betroffenen früher regelmäßig durchgeführt haben (☞ LB 6.3). ✓

E Das Störungsbild einer Anpassungsstörung ist deutlich von einer Depression zu unterscheiden. Zur Definition von Anpassungsstörungen gehört die auslösende Ursache. Es sollte kein kausaler Zusammenhang zu später eventuell auftretenden Depressionen hergestellt werden. Anpassungsstörungen dauern meist nicht länger als sechs Monate an und klingen auch ohne Behandlung ab. ⊖

Mehrfachauswahl

4.14 Wählen Sie *zwei* Antworten. Welche der folgenden Aussagen zur Anpassungsstörung treffen zu?

A Es besteht immer eine psychosoziale Belastung von katastrophalem Ausmaß.
B Die Symptome halten meist nicht länger als sechs Monate an.
C Es treten häufig zwanghafte Symptome auf.
D Bei Jugendlichen kann aggressives und dissoziales Verhalten auftreten.
E Insbesondere bei älteren Patienten kann eine Wahnsymptomatik auftreten.

4.14 Richtige Antworten: B und D

Die ICD-10 unterscheidet unter F43 „Reaktionen auf schwere Belastungen und Anpassungsstörungen“ drei Kategorien (☞ LB 6.3):

1. akute Belastungsreaktion,
2. posttraumatische Belastungsreaktion,
3. Anpassungsstörung.

Die angebotenen Aussagen beziehen sich auf die dritte Kategorie

A Die Symptomatik einer Anpassungsstörung ist in der Regel als belastend, jedoch nicht als katastrophal anzusehen. Die Betroffenen leiden unter depressiven Stimmungen, Ängsten und machen sich Sorgen (☞ LB 6.3). Auch bei dieser Frage hat sich bestätigt: Aussagen, die das Wort „immer“ oder „nie“ enthalten, sind häufig nicht richtig. ⊖

B Die Symptomatik entwickelt sich meist innerhalb der ersten vier Wochen nach einer besonderen Belastung und hält in der Regel nicht länger als sechs Monate an (☞ LB 6.3). ✓

C Zwangssymptome gehören nicht zum Bild einer Anpassungsstörung. ⊖

D Jugendliche können als Zeichen einer Anpassungsstörung aggressives und dissoziales Verhalten entwickeln. Bei Kindern treten häufig Zeichen einer Regression auf (Zurückfallen in eine frühere, unreife Entwicklungsphase) wie Daumenlutschen oder Bettnässen. ✓

E Wahn gehört zu den psychotischen Symptomen (☞ LB 3.7). Im Rahmen von Anpassungsstörungen treten keine psychotischen Symptome auf. ⊖

Dissoziative Störungen

Steckbrief dissoziative Störungen

Charakteristik: Teilweise oder vollständige Entkopplung von seelischen und körperlichen Funktionen

Ursachen

Tiefenpsychologische Theorie: neurotische Konflikte, verdrängte Triebregungen, symbolischer Ausdruck innerer Konflikte auf körperlicher Ebene

Lerntheorie:
- Verstärkung primitiver Bewegungsmuster
- erlerntes Schutzverhalten durch traumatisierende Lebensereignisse

Formen und Symptome

Dissoziative Amnesie: plötzlicher Erinnerungsverlust bestimmte Zeitabschnitte oder Inhalte betreffend

Dissoziative Fugue (frz.: Flucht): plötzliches Weggehen von zu Hause oder der Arbeit, oft verbunden mit Amnesie und Annahme neuer Identität

Dissoziativer Stupor: starke Verringerung oder gänzliches Fehlen von willkürlichen Bewegungen, fehlende Reaktion auf äußere Reize

Trance- und Besessenheitszustände: verändertes Bewusstsein, zeitweiliger Verlust der Identität

Dissoziative Bewegungsstörungen: motorische Symptome wie bei einer neurologischen Erkrankung

Dissoziative Krampfanfälle: epilepsie-ähnliche Krampfanfälle

Dissoziative Sensibilitäts- und Empfindungsstörungen: Taubheitsgefühle, Sehstörungen, Taubheit, Verlust des Geruchsvermögens

Ganser-Syndrom: Vorbeireden, scheinbares Nicht-Wissen

Multiple Persönlichkeitsstörungen: zwei oder mehr Persönlichkeiten innerhalb einer Person

Therapie

Kognitive Verhaltenstherapie
Aufbau von Sicherheit, Biofeedback

Tiefenpsychologische Theorie
Aufdeckung unbewusster seelischer Konflikte, Aufdeckung verdrängter Erinnerungen

Hypnose

EMDR

Aussagenkombination

4.15 Welche der folgenden Aussagen zur Gefühlswelt beim Derealisations- und/oder Depersonalisationssyndrom (nach ICD-10) sind richtig?

1. Der eigene Körper wird als unwirklich erlebt.
2. Die Patienten klagen u. a. über den Verlust von Emotionen, über das Abgetrenntsein von ihren Gedanken, von der realen Welt.
3. Überzeugung, an einer schweren Krebserkrankung zu leiden.
4. Es besteht keine Krankheitseinsicht.
5. Die Patienten sind sich der Unwirklichkeit der Veränderungen bewusst.

A Nur die Aussagen 1 und 4 sind richtig.
B Nur die Aussagen 2 und 4 sind richtig.
C Nur die Aussagen 1, 3 und 4 sind richtig.
D Nur die Aussagen 1, 2, und 5 sind richtig.
E Nur die Aussagen 1, 2, 3 und 5 sind richtig.

4.15 Richtige Antwort: D

Derealisations- und Depersonalisationssymptome zählen psychopathologisch zu den Ich-Störungen (☞ LB 3.9). Sie treten vor allem im Zusammenhang mit Schizophrenien, Angststörungen, Substanzmittelmissbrauch oder Depressionen auf. Auch als Folge von Schlafentzug oder in lebensbedrohlichen Situationen können Depersonalisations- oder Derealisationserlebnisse auftreten. In seltenen Fällen treten Depersonalisation und/oder Derealisation als alleinige Symptome auf. Um die Diagnose eines Depersonalisations-/Derealisationssyndroms stellen zu können, müssen Schizophrenie, Angststörung, Substanzmittelmissbrauch, Depression und organische Ursachen diagnostisch ausgeschlossen werden. Die ICD-10 führt das Störungsbild im Kapitel „Neurotische, Belastungs- und somatoforme Störungen" unter „Andere neurotische Störungen" (F48). Im amerikanischen Klassifikationssystem DSM-IV wird das Syndrom als Depersonalisationsstörung den dissoziativen Störungen zugeordnet (☞ LB 2.2).

1. Das Erleben des eigenen Körpers als unwirklich und entfremdet wird als Depersonalisation bezeichnet (☞ LB 3.9). ✓
2. Das Gefühl der Abgetrenntheit von den eigenen Gedanken oder Gefühlen zählt zu den Depersonalisationssymptomen. Das Gefühl des Abgetrenntseins von der realen Welt ist ein Zeichen von Derealisation (☞ LB 3.9). ✓
3. Die Überzeugung, an einer Krebserkrankung zu leiden, obwohl es hierfür keine objektiven Anzeichen gibt, zählt zu den Symptomen einer hypochondrischen Störung (☞ LB 6.5). ⊖
4. Beim Depersonalisations-/Derealisationssyndrom besteht in der Regel Krankheitseinsicht. ⊖
5. Die Patienten sind sich meist darüber im Klaren, dass ihre Symptome subjektive Veränderungen ihrer Wahrnehmung darstellen und keine reale Ursache haben (anders als beispielsweise bei Patienten mit Wahnsymptomen). ✓

Aussagenkombination

4.16 Welche der folgenden Aussagen trifft (treffen) zu? Was kommt nach ICD-10 als Form (Formen) einer dissoziativen Störung in Betracht?

1. Amnesie
2. Fugue (zielgerichtete Ortsveränderung von zu Hause oder vom Arbeitsplatz fort)
3. Stupor
4. Besessenheitszustände
5. Sensibilitäts- und Empfindungsstörungen

A Nur die Aussage 1 ist richtig.
B Nur die Aussage 4 ist richtig.
C Nur die Aussagen 1, 3 und 5 sind richtig.
D Nur die Aussagen 2, 3 und 5 sind richtig.
E Alle Aussagen sind richtig.

4.16 Richtige Antwort: E

Dissoziative Störungen zeigen sich in Form von teilweiser oder vollständiger Entkoppelung von seelischen und körperlichen Funktionen. ICD-10 unterteilt dissoziative Störungen in mehrere Untergruppen, nach auf die sich die gestellte Frage bezieht.

1. Dissoziative Amnesie ist eine Untergruppe der dissoziativen Störungen. Es kommt zu einem Erinnerungsverlust, der sich meist auf traumatische Ereignisse wie z. B. Unfälle bezieht (☞ LB 6.4). Die Diagnose einer dissoziativen Amnesie ist abzugrenzen von einer Amnesie, die auf eine organische Schädigung des Gehirns zurückzuführen ist. ☑
2. Als dissoziative Fugue bezeichnet man das plötzliche, unbegründete Weggehen von zu Hause oder vom Arbeitsplatz (☞ LB 6.4). Das Wort Fugue kommt aus dem Französischen und bedeutet Flucht. Meist hält der Zustand einige Tage an, aber auch erheblich längere Zeiträume kommen vor. Die Fugue geht in der Regel mit einer Amnesie einher. Die Betroffenen verhalten sich während der Episode unauffällig und normal. ☑
3. Stupor ist ein Zustand völliger Bewegungslosigkeit oder zumindest stark reduzierter Willkürmotorik, der auch bei anderen psychischen Störungen auftreten kann. Im Fall eines dissoziativen Stupors (☞ LB 6.4) sind andere Ursachen wie Schizophrenie, schwere Depressionen und organische Ursachen diagnostisch auszuschließen. In der Anamnese lassen sich psychisch belastende Situationen finden, die als Auslöser infrage kommen. ☑
4. Eine weitere Untergruppe der dissoziativen Störungen bilden Trance- und Besessenheitszustände. Die Betroffenen verlieren im akuten Stadium ihre persönliche Identität und weisen eine deutlich eingeschränkte Empfänglichkeit für Umgebungsreize auf (☞ LB 6.4). Um derartige Auffälligkeiten als dissoziative Störungen zu diagnostizieren, dürfen sie nicht im Zusammenhang mit religiösen Handlungen stehen. ☑
5. Dissoziative Sensibilitäts- und Empfindungsstörungen (☞ LB 6.4) zeigen sich als Taubheitsgefühle oder andere Hautsensationen, die an eine neurologische Störung denken lassen. Im Gegensatz zu einem neurologischen Krankheitsbild stimmt jedoch die Symptomatik nicht mit den Versorgungsgebieten der peripheren Nerven überein. Dissoziative Sensibilitäts- und Empfindungsstörungen können sich auch in Form von vorübergehender Blindheit, Taubheit oder als Verlust des Geruchsinns manifestieren. ☑

Aussagenkombination

4.17 Welche der folgenden Aussagen zum psychogenen Dämmerzustand (dissoziative Amnesie) treffen zu?

1. Während eines Dämmerzustands treten Orientierungsstörungen auf.
2. Ein Dämmerzustand kann im Rahmen einer psychogenen Reaktion auftreten.
3. Während eines Dämmerzustands können die Kranken einfachen Aufgaben nachkommen und gewohnte Tätigkeiten verrichten.
4. Bei einem Dämmerzustand ist das Bewusstsein getrübt oder eingeengt.
5. Nach Abklingen des Dämmerzustands können sich die Betroffenen genau daran erinnern, was sie während des Dämmerzustands getan haben.

A Nur die Aussagen 2 und 3 sind richtig.
B Nur die Aussagen 1, 3 und 4 sind richtig.
C Nur die Aussagen 1, 4 und 5 sind richtig.
D Nur die Aussagen 1, 2, 3 und 4 sind richtig.
E Alle Aussagen sind richtig.

4.17 Richtige Antwort: D

Die Frage ist schwer zu beantworten: Sie bezieht sich auf Störungsbilder, die im Kontext der Frage gleichgesetzt werden, in dem für Deutschland maßgeblichen Kodierungssystem ICD-10 jedoch unterschieden werden. Die dissoziative Amnesie wird in der ICD-10 im Kapitel F44.0 beschrieben. Der psychogene Dämmerzustand wird unter F44.88 („sonstige dissoziative Störungen") lediglich namentlich erwähnt, jedoch nicht näher ausgeführt. Allgemein versteht man unter einem Dämmerzustand eine vorübergehende Beeinträchtigung des Bewusstseins mit verminderter Ansprechbarkeit auf Außenreize. Ein Dämmerzustand ist meist auf organische Prozesse zurückzuführen.

1. Während eines Dämmerzustands kommt es zu Einschränkungen der Orientierung, die meist die Orientierung bezüglich Ort und Situation betreffen. ✓
2. Wie die Bezeichnung „psychogener Dämmerzustand" nahelegt, kann ein Dämmerzustand neben organischen auch auf psychische Ursachen zurückzuführen sein. ✓
3. Während eines Dämmerzustands ist die Handlungsfähigkeit der Patienten teilweise erhalten. Routinetätigkeiten wie z. B. Ankleiden oder Essen können in der Regel durchgeführt werden. ✓
4. Wie bereits oben erwähnt (siehe Kommentar zu Aussage 1), geht ein Dämmerzustand meist mit einer Beeinträchtigung des Bewusstseins einher. ✓
5. Für den Zeitraum des Dämmerzustands besteht in der Regel eine Amnesie, wie die die Formulierung der Fragestellung bereits nahe legt. ⊖

Somatoforme Störungen

Steckbrief somatoforme Störungen

Einteilung

Somatisierungsstörung: vielfältige körperliche Symptome ohne ausreichende medizinische Ursache

Hypochondrische Störung: Angst vor sozialen Situationen, vor Bewertung durch andere, vor Bloßstellung

Somatoforme autonome Funktionsstörung: körperliche Symptome ohne ausreichende medizinische Ursache in einem Organsystem

Somatoforme Schmerzstörung: chronische Schmerzen ohne ausreichende organische Ursache

Ursachen

Lerntheorie

Modelllernen

Tiefenpsychologische Theorie

Neurotische Konflikte, unbewusste Identifizierungen

Chronische Überforderung

Psychosozialer Stress

Alexithymie (verringerter Zugang zu eigenen Emotionen)

Symptome

Vielfältige körperliche Symptome

Befürchtungen an schwerer körperlicher Krankheit zu leiden (hypochondrische Störung)

Starke Schmerzen (somatoforme Schmerzstörung)

Lange Vorgeschichte mit ergebnislosen medizinischen Untersuchungen und Therapien

Therapie

Kognitive Verhaltenstherapie:

- Training in Eigenkontrolle über körperliches Wohlbefinden
- Verringerung der Frequenz von medizinischen Maßnahmen
- Bewusstmachung ungünstiger Krankheitsüberzeugungen (kognitive Therapie)
- Übungen zur Schmerzbewältigung (somatoforme Schmerzstörung)

Tiefenpsychologische Theorie:

- Aufdeckung unbewusster seelischer Konflikte
- Übersetzen der Körpersprache in eine innerseelische Sprache
- Auffinden auslösender Ereignisse

Entspannungsverfahren

Aussagenkombination

4.18 Welche der folgenden Aussagen über die Somatisierungsstörung trifft (treffen) zu?

1. Die Symptome sind nur auf einen Körperteil bezogen.
2. Ängste und Depressionen sind häufige Begleiterscheinungen.
3. Die psychophysische Konstitution spielt bei der Entstehung keine Rolle.
4. Medikamentenmissbrauch bis zur Abhängigkeit besteht häufig.
5. Eine längere Psychotherapie ist in jedem Fall die alleinige Behandlungsmethode.

A Nur die Aussage 4 ist richtig.
B Nur die Aussagen 2 und 4 sind richtig.
C Nur die Aussagen 1, 2 und 3 sind richtig.
D Nur die Aussagen 1, 2, 3 und 4 sind richtig.
E Alle Aussagen sind richtig.

Einfachauswahl

4.19 Die somatoforme autonome Funktionsstörung (nach ICD-10) ...

A betrifft praktisch ausschließlich den Verdauungstrakt.
B ist definitionsgemäß begrenzt auf Patienten mit histrionischer Persönlichkeitsstörung.
C ist im Regelfall verursacht durch eine vorbestehende körperliche Erkrankung.
D chronifiziert in der Regel nicht.
E bezieht sich insbesondere auf Organe/Systeme, die weitgehend oder vollständig vegetativ innerviert und kontrolliert sind.

4.18 Richtige Antwort: B

Somatisierungsstörungen zählen zu den somatoformen Störungen (☞ LB 6.5). Die Patienten leiden unter vielfältigen körperlichen Symptomen, für die keine ausreichende medizinische Erklärung gefunden werden kann.

1. Patienten mit einer Somatisierungsstörung leiden unter Beschwerden in verschiedenen Organsystemen, wobei meist mehrere Symptome gleichzeitig bestehen (☞ LB 6.5). ⊖
2. Die Komorbidität von Somatisierungsstörungen und Depressionen, d.h. das gleichzeitige Vorliegen beider Störungsbilder, beträgt einigen Studien zufolge mehr als 50 %. Auch Angststörungen können gemeinsam mit Somatisierungsstörungen auftreten, allerdings weniger häufig (5–15 %). ✓
3. Die Entstehungsursachen von Somatisierungsstörungen sind noch nicht endgültig geklärt. Man geht von einem Zusammenwirken biologischer, sozialer und psychischer Faktoren aus. Unter „Konstitution" versteht man die Gesamtheit aller körperlichen und seelischen Veranlagungen. Konstitutionelle Faktoren sind bei der Entstehung von Somatisierungsstörungen nicht auszuschließen. ⊖
4. Da Patienten mit Somatisierungsstörungen glauben, an einer körperlichen Erkrankung zu leiden, nehmen sie häufig Medikamente ein. Bedingt durch die Verschreibung von Schmerzmitteln und Tranquilizern, entstehen häufig sekundäre Abhängigkeitserkrankungen. ✓
5. Psychotherapie steht im Vordergrund der Behandlung von Somatisierungsstörungen, sie kann durch Entspannungsverfahren oder die Gabe von Antidepressiva begleitet werden. ⊖

4.19 Richtige Antwort: E

Die somatoforme autonome Funktionsstörung zählt zu den somatoformen Störungen (☞ LB 6.5).

A Neben dem Verdauungstrakt können auch das Herz-Kreislauf-System, der Atemtrakt oder das Urogenitalsystem betroffen sein (☞ LB 6.5). ⊖

B Nach ICD-10 besteht kein Zusammenhang zwischen somatoformen autonomen Funktionsstörungen und Persönlichkeitsstörungen. ⊖

C Für die Symptome einer somatoformen autonomen Funktionsstörung lassen sich keine ausreichenden medizinischen Ursachen feststellen. Die Symptome lassen sich demnach auch nicht durch eine vorbestehende körperliche Erkrankung erklären. ⊖

D Somatoforme, autonome Funktionsstörungen nehmen nahezu immer einen chronischen Verlauf (☞ LB 6.5). ⊖

E Das vegetative Nervensystem wird auch als autonomes Nervensystem bezeichnet. Bei einer somatoformen autonomen Funktionsstörung sind Organsysteme betroffen, die vegetativ gesteuert werden. ✓

Aussagenkombination

4.20 Welche der folgenden Aussagen zur Herzangstneurose treffen zu?

1. Aus statistischer Sicht besteht für den Herzangstneurotiker gegenüber der Durchschnittsbevölkerung ein signifikant erhöhtes Risiko, einen Herzinfarkt zu bekommen.
2. Patienten mit Herzangstneurose neigen zu häufigerem Arztwechsel.
3. Die Patienten mit Herzangst beschäftigen sich nahezu ständig - oft ernsthaft, oft etwas weniger konkret - mit Suizidgedanken.
4. Der prozentuale Anteil der Männer an der Zahl der Fälle ist bei der Herzangstneurose höher als bei den allgemeinen Phobien (z. B. Klaustrophobien, Tierphobien etc.).
5. Symptomatikauslösend sind in einem Teil der Fälle Erlebnisse von Herzerkrankung oder Herztod im Bekanntenkreis oder im öffentlichen Leben.

A Nur die Aussagen 1 und 2 sind richtig.
B Nur die Aussagen 2, 3 und 4 sind richtig.
C Nur die Aussagen 2, 4 und 5 sind richtig.
D Nur die Aussagen 3, 4 und 5 sind richtig.
E Alle Aussagen sind richtig.

4.20 Richtige Antwort: C

Die Verwendung des Begriffs „Herzneurose“ oder „Herzangstneurose“ wird zunehmend vermieden. Die Einordnungen in den Klassifizierungssystemen ICD-10 und DSM-IV sind nicht eindeutig. Manche Autoren zählen die Herzphobie zu den Angststörungen. Im Zweifelsfall sollte man sich an der ICD-10 orientieren, die dieses Störungsbild unter den somatoformen Störungen führt (F45).

1. Herzangst ist durch die Angst charakterisiert, an einem Herzanfall oder Herzinfarkt zu sterben. Die Symptome können durchaus denen eines Herzinfarkts ähneln. Definitionsgemäß darf von einer Herzangst nur dann gesprochen werden, wenn ausführliche körperliche Untersuchungen keinen krankhaften Befund ergeben haben und auch die Herzkranzgefäße keine Veränderungen aufweisen. Aus diesem Grunde ist das Risiko der Patienten mit Herzangst, einen Herzinfarkt zu erleiden, statistisch ebenso hoch wie im Durchschnitt der Bevölkerung. ⊖
2. Die Herzangstneurose wird zu den somatoformen Störungen gezählt (☞ LB 6.5). Typischerweise haben Patienten mit somatoformen Störungen eine starke Tendenz, häufig den Arzt zu wechseln. Dieses Verhalten wird auch als „Doctor hopping“ bezeichnet. ✓
3. Patienten mit Herzangst sind nicht suizidal. Sie haben vielmehr Angst davor, an einem Herzinfarkt zu versterben. ⊖
4. Von Phobien sind Frauen häufiger betroffen als Männer (Verhältnis 2:1). Bei den hypochondrischen Störungen (F45.2) und den somatoformen autonomen Funktionsstörungen (F45.3), zwei Untergruppen der somatoformen Störungen, unter denen die Herzangst in der ICD-10 verschlüsselt wird, geht man von einer Gleichverteilung der Geschlechter aus. Die genauen Zahlenangaben variieren stark. ✓
5. Das Auftreten von Herzkrankheit oder Herztod im sozialen Umfeld oder bei Personen des „öffentlichen Lebens“ scheint das Auftreten seelisch bedingter Herzsymptome zu begünstigen. ✓

Einfachauswahl

4.21 Welche Aussage trifft zu? Was versteht man unter einer Somatisierungsstörung?

A Illusionäre Verkennung
B Körperliche Beschwerden ohne organischen Befund infolge einer seelischen Störung
C Form der Neurose, bei der bestimmte Handlungen meist nach bestimmten Regeln ausgeführt werden müssen.
D Wahnwahrnehmungen
E Form der Neurose mit Neigung zur Dramatisierung und starker Ichbezogenheit, bei der das Bedürfnis nach Aufmerksamkeit und Anerkennung im Vordergrund steht.

4.21 Richtige Antwort: B

Die Frage sollte leicht zu beantworten sein. Die falschen Antwortmöglichkeiten beschreiben eindeutig gänzlich andere Begriffe bzw. Sachverhalte als den gesuchten.

A Illusionäre Verkennung gehört zu den Illusionen, die wiederum in der Psychopathologie unter den Sinnestäuschungen und Halluzinationen aufgeführt sind (☞ LB 3.8). Bei einer Illusionären Verkennung wird etwas wahrgenommen, was tatsächlich existiert. Der Gegenstand wird, meist affektiv gefärbt, als etwas anderes verkannt. Illusionäre Verkennungen sind von Halluzinationen abzugrenzen, bei denen das Wahrgenommene keine reale Grundlage hat. Ebenso ist die Wahnwahrnehmung abzugrenzen, bei der die Verkennung gedanklich und nicht auf der Ebene der Sinne erfolgt, d. h., bei der Wahnwahrnehmung wird zwar der Gegenstand von den Sinnesorganen richtig erkannt, es wird ihm jedoch eine falsche Bedeutung zugewiesen. Diese oft schwierigen nuancierten Unterscheidungen haben nichts mit dem Begriff „Somatisierungsstörung" zu tun. ⊖

B Diese Aussage beschreibt in Kurzform in richtiger Weise das Wesen einer Somatisierungsstörung. Somatisierungsstörungen gehören zu der Gruppe der somatoformen Störungen (☞ LB 6.5). ✓

C Das Ausführen von Handlungen nach feststehenden Regeln gehört zur Symptomatik der Zwangsstörungen (☞ LB 6.2). ⊖

D Der Begriff Wahnwahrnehmung gehört in die Psychopathologie und beschreibt eine Ausformung des Oberbegriffs Wahn (☞ LB 3.7). Bei Wahnwahrnehmungen werden wirklichen Sinneswahrnehmungen wahnhafte Fehlinterpretationen zugeschrieben. ⊖

E Die Formulierung der Aussage geht von einer Neurose aus. Die Beschreibung bildet eine dissoziative Störung ab, die früher als hysterische Neurose bezeichnet wurde (☞ LB 6.4). Würde in der Aussage das Wort „Neurose" fehlen, könnte auch eine histrionische Persönlichkeitsstörung gemeint sein (☞ LB 7.1). Keines der genannten Störungsbilder hat etwas mit einer Somatisierungsstörung zu tun. ⊖

Einfachauswahl

4.22 Hypochondrische Befürchtungen sind am wenigsten zu erwarten bei:

A Somatisierungsstörung
B Herzangstneurose
C Dysmorphophobie
D Manische Episode im Rahmen der bipolaren affektiven Störung
E Anhaltende somatoforme Schmerzstörung

Aussagenkombination

4.23 Welche der folgenden Aussagen trifft (treffen) zu? Somatoforme Störungen ...

1. können zu einem primären Krankheitsgewinn führen,
2. können zu einem sekundären Krankheitsgewinn führen,
3. sind Ausdruck einer körperlichen Erkrankung,
4. können sich in muskulärer Schwäche äußern,
5. haben auch bei später Diagnosestellung eine günstige Prognose.

A Nur die Aussage 3 ist richtig.
B Nur die Aussagen 1 und 4 sind richtig.
C Nur die Aussagen 1, 2 und 4 sind richtig.
D Nur die Aussagen 2, 4 und 5 sind richtig.
E Alle Aussagen sind richtig.

4.22 Richtige Antwort: D

Hypochondrie bedeutet, sich gedanklich auf belastende Art und Weise ständig mit der Sorge zu beschäftigen, krank zu sein (☞ LB 6.5).

A Patienten mit einer Somatisierungsstörung haben vielfältige körperliche Beschwerden, die durch medizinische Diagnostik nicht erklärt werden können. Davon abzugrenzen ist die hypochondrische Störung, bei der die Befürchtung im Vordergrund steht, krank zu sein. ⊖

B Auch die Herzangstneurose wird den somatoformen Störungen zugerechnet (☞ LB 6.5). Steht eine manifeste körperliche Symptomatik im Vordergrund, wird sie zu den somatoformen autonomen Funktionsstörungen gezählt. Stehen die Befürchtungen um die Gesundheit an erster Stelle, zählt man die Herzangstneurose zu den hypochondrischen Störungen. ⊖

C Der Begriff „Dysmorphophobie" beschreibt die unrealistische Befürchtung, körperlich entstellt oder missgebildet zu sein. Sie wird zu den hypochondrischen Störungen gezählt. ⊖

D Am wenigsten sind hypochondrische Befürchtungen in einer manischen Episode zu erwarten. Der Maniker fühlt sich energetisch geladen, vital und hat keine Krankheitseinsicht. ✓

E Wie der Name der Störung besagt, stehen Schmerzen im Vordergrund der Symptomatik. Auch bei diesem Störungsbild besteht eine ausgeprägte Sorge um die eigene Gesundheit (☞ LB 6.5). ⊖

4.23 Richtige Antwort: C

1. Unter primärem Krankheitsgewinn versteht man die „inneren Vorteile", die ein Kranker – häufig zunächst unbewusst – aus einer Krankheit zieht. Im Fall von somatoformen Störungen besteht der Krankheitsgewinn darin, dass sich der Betroffene nicht mit inneren, unangenehmen Konflikten auseinandersetzen muss. ✓
2. Ein sekundärer Krankheitsgewinn entsteht, wenn dem Kranken durch eine Erkrankung äußere Vorteile erwachsen. Am offensichtlichsten dann, wenn sich positive finanzielle Konsequenzen für ihn ergeben, z. B. im Fall einer „krankheitsbedingten" Berentung. Auch somatoforme Störungen können zu Berentung und somit zu sekundärem Krankheitsgewinn führen. ✓
3. Somatoforme Störungen sind durch eine Vielzahl von körperlichen Beschwerden gekennzeichnet, für die sich keine ausreichende medizinische Erklärung finden lässt (☞ LB 6.5). Die Symptome sind gerade nicht Ausdruck einer körperlichen Erkrankung. ⊖
4. Die Symptome einer somatoformen Störung können sich auf jedes Organsystem beziehen. Somit kann auch Muskelschwäche zu den Symptomen einer somatoformen Störung gehören. ✓
5. Somatoforme Störungen werden häufig erst nach jahrelangem Verlauf erkannt und diagnostiziert. Eine späte Diagnose bedeutet eine schlechte Prognose. ⊖

5 Persönlichkeitsstörungen

Steckbrief Persönlichkeitsstörungen

Charakteristik: zeitlich stabile Persönlichkeitszüge, die Leidensdruck und Schwierigkeiten mit dem sozialen Umfeld erzeugen.

Paranoide Persönlichkeitsstörung

Charakteristik: Handlungen anderer werden als erniedrigend oder bedrohlich interpretiert

Symptome:
- Misstrauisches, argwöhnisches Verhalten
- Streitsüchtiges Beharren auf eigenem Recht
- Leicht kränkbar, empfindlich gegen Ablehnung und Misserfolg
- Übertriebene Eifersucht

Schizoide Persönlichkeitsstörung

Charakteristik: Gleichgültigkeit gegenüber anderen Menschen, sowie eingeschränkte emotionale Erlebens- und Ausdruckfähigkeit

Symptome:
- Kontakthemmung
- Unfähigkeit, Freude zu empfinden
- Exzentrisches, einzelgängerisches Verhalten
- Mangel an vertrauensvollen Beziehungen

Dissoziale Persönlichkeitsstörung

Charakteristik: verantwortungsloses, antisoziales Verhalten

Symptome:
- Missachtung sozialer Regeln
- Tendenz zu kriminellen Handlungen und aggressivem Verhalten
- Unfähigkeit Beziehungen längerfristig aufrechtzuerhalten
- Unfähigkeit, auf Gefühle anderer Menschen einzugehen

Emotional instabile Persönlichkeitsstörung

Charakteristik: Ausagieren von Impulsen, instabile Beziehungen zu anderen, sowie rasch wechselnde Stimmungen

Symptome (Impulsiver Typ):
Affektausbrüche
Mangelnde Impulskontrolle
Geringe Fähigkeit im Voraus zu planen

Symptome (Borderline Typ):
Intensive, aber instabile Beziehungen
Selbstverletzende Handlungen
Verzweiflung mit Suizidgedanken
Anhaltendes Gefühl von Leere

Histrionische Persönlichkeitsstörung

Charakteristik: überdurchschnittliche Emotionalität mit übergroßem Verlangen nach Aufmerksamkeit

Symptome:
- Theatralischer Ausdruck von Gefühlen
- Leichte Beeinflussbarkeit
- Verlangen im Mittelpunkt zu stehen
- Ausgeprägte Selbstbezogenheit

Anankastische Persönlichkeitsstörung

Charakteristik: zwanghaftes, perfektionistisches Verhalten

Symptome:

- Starrheit im Denken und Handeln
- Übertriebene Gewissenhaftigkeit und Perfektionismus
- Pedanterie und Anpassung an soziale Normen
- Starke Zweifel und übertriebene Vorsicht

Ängstlich vermeidende Persönlichkeitsstörung

Charakteristik: Besorgtheit, Schüchternheit, sowie Angst vor negativer Beurteilung

Symptome:

- Vermeidung von beruflichen oder sozialen Kontakten aus Furcht vor Kritik oder Ablehnung
- Minderwertigkeitsgefühle
- Andauernde Sehnsucht nach Zuneigung und Akzeptiertwerden
- Leicht durch Kritik und Ablehnung zu verletzen

Abhängige Persönlichkeitsstörung

Charakteristik: Selbstwahrnehmung als hilflos, inkompetent

Symptome:

- Unfähigkeit zu eigenen Entscheidungen
- Abhängigkeit von anderen Personen
- Ängste vor Alleinsein und Verlassenwerden
- Gefühl körperlicher Schwäche

Narzisstische Persönlichkeitsstörung

Charakteristik: durchgehendes Muster von Großartigkeit in Fantasie und Verhalten

Symptome:

- Bedürfnis nach Bewunderung
- Ausnutzen anderer Menschen
- Übertriebenes Gefühl der Wichtigkeit bei gleichzeitig instabilem Selbstwertgefühl
- Arrogantes, überhebliches Verhalten

Schizotype Persönlichkeitsstörung

Charakteristik: soziale und zwischenmenschliche Defizite mit Unbehagen in engen Beziehungen

Symptome:

- Seltsame Überzeugungen oder magische Denkinhalte
- Ungewöhnliche Denk- und Sprechweise
- Eingeschränkte oder unangemessene Gefühlsäußerungen
- Verhalten oder Erscheinung auffällig, exzentrisch oder seltsam

Ursachen

Lerntheorie:

- Verstärkung spezieller, maladaptiver Verhaltensweisen
- Modelllernen
- Verhaltenslücken durch Nicht-Lernen
- Traumatisierende Lebensereignisse

Biologische Faktoren:

- Pränatale Einflüsse
- Genetische Faktoren

Tiefenpsychologische Theorie:

- Fehlentwicklungen in frühkindlichen Entwicklungsphasen
- Instabile Ich-Entwicklung

Therapie

Persönlichkeitsstörungen sind im eigentlichen Sinne nicht heilbar. Linderung und Kompensation können erreicht werden.

Die Patienten erleben sich häufig als nicht behandlungsbedürftig.

Bevorzugt eingesetzt werden:

- Tiefenpsychologische Therapie
- Kognitive Verhaltenstherapie
- Medikamentöse Therapie (in Einzelfällen)

Aussagenkombination

5.1 Welche der folgenden Aussagen zur dissozialen Persönlichkeitsstörung treffen zu?

1. Bei Patienten mit dissozialer Persönlichkeitsstörung kann ein Unvermögen zur Beibehaltung längerfristiger Beziehungen existieren.
2. Patienten mit einer dissozialen Persönlichkeitsstörung besitzen gewöhnlich eine hohe Frustrationstoleranz.
3. Bei einer dissozialen Persönlichkeitsstörung existiert ein hohes Schuldbewusstsein.
4. Anhaltende Reizbarkeit kann ein zusätzliches Merkmal sein.
5. Es besteht oft die Neigung, andere zu beschuldigen oder vordergründige Rationalisierungen für das eigene Verhalten anzubieten.

A Nur die Aussagen 1 und 2 sind richtig.
B Nur die Aussagen 1 und 5 sind richtig.
C Nur die Aussagen 1, 4 und 5 sind richtig.
D Nur die Aussagen 3, 4 und 5 sind richtig.
E Alle Aussagen sind richtig.

Aussagenkombination

5.2 Welche der folgenden Aussagen treffen zu? Was ist für den Borderline-Typus der emotional instabilen Persönlichkeitsstörung (nach ICD-10) charakteristisch?

1. Neigung zu intensiven, aber unbeständigen Beziehungen
2. Ausgeprägte Selbstkontrolle
3. Gefühl innerer Leere
4. Suiziddrohungen oder selbstschädigende Handlungen
5. Neigung zu emotionalen Ausbrüchen

A Nur die Aussagen 2 und, 3 sind richtig.
B Nur die Aussagen 3 und 4 sind richtig.
C Nur die Aussagen 1, 3 und 4 sind richtig.
D Nur die Aussagen 1, 3, 4 und 5 sind richtig.
E Alle Aussagen sind richtig.

5.1 Richtige Antwort: C

Die falschen Antwortmöglichkeiten drücken Persönlichkeitsmerkmale aus, die denen einer dissozialen Persönlichkeit genau entgegengesetzt sind.

1. Menschen mit einer dissozialen Persönlichkeitsstörung gehen leicht und schnell Beziehungen ein. Aufgrund ihrer Aggressivität und der Unfähigkeit, Rücksicht auf die Gefühle anderer Menschen zu nehmen, halten diese Beziehungen jedoch nicht lange an (☞ LB 7.1). ✓
2. Das Gegenteil ist richtig: Die Betroffenen haben eine sehr geringe Frustrationstoleranz und neigen schon bei geringen Anlässen zu aggressivem und gewalttätigem Verhalten (☞ LB 7.1). ⊖
3. Auch bei dieser Aussage ist das Gegenteil richtig: Die Betroffenen sind unfähig, ein Schuldbewusstsein zu entwickeln. Auch Bestrafungen führen nicht dazu, dass sie ihr Handeln überdenken und aus Erfahrungen lernen (☞ LB 7.1). ⊖
4. „Anhaltende Reizbarkeit kann ein zusätzliches Merkmal sein" ist die wörtliche Formulierung in der ICD-10 für „weitere Anzeichen des Vorliegens einer dissozialen Persönlichkeitsstörung" (F60.2). ✓
5. Menschen mit einer dissozialen Persönlichkeitsstörung suchen die Schuld nie bei sich, sondern immer bei anderen. Im Zweifelsfall ist die vermeintlich ungerechte Gesellschaftslage verantwortlich für die Handlungen des Betroffenen (☞ LB 7.1). ✓

5.2 Richtige Antwort: D

Die emotional instabile Persönlichkeitsstörung (F60.3) ist ein wichtiges und häufiges Störungsbild. Die Symptomatik sollte genau gelernt und verstanden werden. Wenn man das Störungsbild der emotional instabilen Persönlichkeitsstörung bereits gelernt hat, sollte die Beantwortung der Frage leicht fallen.

1. Die Beziehungen zu anderen Menschen gestalten sich für Patienten mit einer Borderline-Persönlichkeitsstörung in der Regel hochdramatisch (☞ LB 7.1). Der andere wird in raschem Wechsel idealisiert und abgewertet. Häufig werden Beziehungen spontan abgebrochen. ✓
2. Die Selbstkontrolle ist bei Menschen mit einer Borderline-Persönlichkeitsstörung nicht ausgeprägt, sondern herabgesetzt. Ihr Verhalten ist geprägt von großer Impulsivität. Es kommt zu intensiven Wutausbrüchen und Missbrauch psychotroper Substanzen (☞ LB 7.1). ⊖
3. Borderline-Persönlichkeitsstörungen gehen mit einem chronischen Gefühl der inneren Leere oder Langeweile einher (☞ LB 7.1). ✓
4. Zum Bild von Borderline-Persönlichkeitsstörungen gehören Suiziddrohungen und Suizidversuche. Selbstverletzendes Verhalten zeigt sich z. B. in Form von selbst zugefügten Verletzungen (häufig Schnittverletzungen am Unterarm), Drogenmissbrauch, kriminellen Handlungen oder wahlloser Promiskuität (häufig wechselnde Sexualpartner) (☞ LB 7.1). ✓
5. Die emotionale Instabilität manifestiert sich vor allem in unangemessenen, heftigen Wutausbrüchen und einer Unfähigkeit, heftige Gefühle zurückzuhalten (☞ LB 7.1). ✓

Einfachauswahl

5.3 Für die schizoide Persönlichkeitsstörung nach ICD-10 ist unter anderem das folgende der genannten Merkmale charakteristisch:

A Tendenz zum Perfektionismus bei Befolgen gesellschaftlicher Regeln
B Mangel an engen Freunden oder vertrauensvollen Beziehungen
C Anklammerungstendenz gegenüber anderen Menschen
D Andauerndes Verlangen nach Aufregung, Anerkennung durch andere und Aktivitäten, bei denen die eigene Person im Mittelpunkt der Aufmerksamkeit steht.
E Ödipale Fixierung

5.3 Richtige Antwort: B

Die ersten vier Antwortmöglichkeiten beschreiben Merkmale verschiedener Persönlichkeitsstörungen. Die richtige Antwort sollte leicht zu erkennen sein.

A Eine starke Anpassung an gesellschaftliche Normen mit Tendenz zu übertriebener Gewissenhaftigkeit und Perfektionismus ist eines der Merkmale einer anankastischen Persönlichkeitsstörung (☞ LB 7.1). ⊖

B Eine schizoide Persönlichkeit verhält sich distanziert und kühl. Die Betroffenen sind einzelgängerisch und haben kaum vertrauensvolle Beziehungen (☞ LB 7.1). ✓

C Die Tendenz, sich stark an andere Menschen anzuklammern und von anderen abhängig zu machen, gehört zum Bild einer abhängigen Persönlichkeitsstörung (☞ LB 7.1). Die Betroffenen versuchen, Entscheidungen anderen zu überlassen. Sie haben große Angst davor allein zu sein oder verlassen zu werden. ⊖

D Ein andauerndes Verlangen nach Anerkennung und Aufmerksamkeit durch andere gehört zum Bild einer histrionischen Persönlichkeitsstörung (☞ LB 7.1). Die Patienten bevorzugen Aktivitäten, bei denen die eigene Person im Mittelpunkt der Aufmerksamkeit steht und neigen zu theatralischem Verhalten. ⊖

E „Ödipale Fixierung“ ist eine Begrifflichkeit aus dem Kontext der psychoanalytischen Theorie. Der Ödipuskomplex ist ein zentrales Konzept in der Psychoanalyse (☞ LB 13.2). Der Theorie zufolge richtet das Kind in der ödipalen Phase seine Libido auf den gegengeschlechtlichen Elternteil und erlebt eine Rivalität mit dem gleichgeschlechtlichen Elternteil. Fixierungen aus dieser Phase führen der psychoanalytischen Theorie zufolge zu hysterischen Symptomen. Es besteht kein Zusammenhang zur schizoiden Persönlichkeitsstörung. ⊖

Aussagenkombination

5.4 Welche der folgenden Aussagen trifft (treffen) auf eine Borderline-Persönlichkeitsstörung zu?

1. Die Störung hat einen aktuellen Konflikthintergrund.
2. Es liegt eine überdauernde Schwierigkeit in der emotionalen Spannungsregulation vor.
3. Es bestehen Wahnvorstellungen.
4. Psychische Auffälligkeiten bestehen oft schon im Jugendalter.
5. Wahrnehmung und Denken sind nach einem Schwarz-Weiß-Muster polarisiert.

A Nur die Aussage 4 ist richtig.
B Nur die Aussagen 4 und 5 sind richtig.
C Nur die Aussagen 1, 2 und 4 sind richtig.
D Nur die Aussagen 2, 4 und 5 sind richtig.
E Alle Aussagen sind richtig.

5.4 Richtige Antwort: D

Die Borderline-Persönlichkeitsstörung wird in der ICD-10 als „emotional instabile Persönlichkeitsstörung“ klassifiziert. Diese wird wiederum in zwei Untergruppen unterteilt: in den impulsiven Typus und in den Borderline-Typus.

1. Persönlichkeitsstörungen sind zeitlich überdauernd und werden nicht durch aktuelle Konflikte ausgelöst (☞ LB 7.1). Im Erleben der Patienten bestehen fast jederzeit aktuelle zwischenmenschliche Konflikte, die sie für ihre aktuelle Befindlichkeit verantwortlich machen. Therapeutisch muss ein Bewusstsein für die eigenen, grundlegenden Verhaltensmuster geschaffen werden. Die Beschäftigung mit aktuellen Konflikten führt in der Regel nicht weiter. ⊖
2. Menschen mit einer Borderline-Persönlichkeitsstörung können nicht mit ihren Gefühlen umgehen (☞ LB 7.1). Es bestehen schnell fluktuierende Stimmungsschwankungen, und es kommt häufig zu emotionalen Krisen. Die Betroffenen leiden unter Phasen quälender Spannungszustände und unter Gefühlen von innerer Leere. Die ICD-10 bezeichnet die Borderline-Persönlichkeitsstörung als emotional instabile Persönlichkeitsstörung (F60.3). ✓
3. Bis auf kurze Phasen zugespitzter Krisen, bestehen bei einer Borderline-Persönlichkeitsstörung keine psychotischen Symptome wie Wahn oder Halluzinationen. Der Begriff Borderline (Grenzlinie) wurde ursprünglich eingeführt, um Zustände zu beschreiben, die in Bezug auf die Schwere der Symptomatik zwischen Neurose und Psychose (☞ LB 1.2.2) anzusiedeln sind. Die Borderline-Störung erreicht nicht den Schweregrad einer Psychose. ⊖
4. Alle „klassischen“ Persönlichkeitsstörungen zeigen sich in Ansätzen bereits im Kindes- und Jugendalter. Persönlichkeitsstörungen sollten jedoch nicht vor dem 16. Lebensjahr diagnostiziert werden. ✓
5. Tiefenpsychologisch wird die Psychodynamik einer Borderline-Persönlichkeitsstörung so verstanden, dass es den Betroffenen nicht möglich ist, eine Objektkonstanz aufzubauen. Die Bezugspersonen werden entweder als idealisiert positiv oder als übertrieben feindselig erlebt. Diese starke Polarisierung bei der Wahrnehmung anderer Menschen zeigt sich auch in der Psychotherapie in Form von starken, ambivalenten und schnell wechselnden Übertragungsreaktionen auf den Therapeuten (☞ LB 13.2). ✓

Aussagenkombination

5.5 Welche der folgenden Aussagen sind für die schizoide Persönlichkeitsstörung (nach ICD-10) charakteristisch?

1. Emotionale Kühle
2. Mangelhaftes Gespür für geltende soziale Normen
3. Histrionische Selbstdarstellung
4. Introvertiertheit
5. Wenig Interesse an sexuellen Erfahrungen mit einer anderen Person (unter Berücksichtigung des Alters)

A Nur die Aussagen 1, 2 und 3 sind richtig.
B Nur die Aussagen 2, 4 und 5 sind richtig.
C Nur die Aussagen 1, 2, 4 und 5 sind richtig.
D Nur die Aussagen 2, 3, 4 und 5 sind richtig.
E Alle Aussagen sind richtig.

Einfachauswahl

5.6 Die paranoide Persönlichkeitsstörung (nach ICD-10) ist in erster Linie charakterisiert durch folgendes der genannten Merkmale:

A Unangemessener Affekt im Sinne der Parathymie
B Affektive Abstumpfung in Verbindung mit anhaltendem Gefühl von Leere
C Indifferenz gegenüber Lob oder Kritik von anderen
D Misstrauen und starke Neigung, neutrale oder freundliche Handlungen anderer als feindlich oder verächtlich aufzufassen.
E Neigung, sich auf intensive, doch instabile Beziehungen einzulassen; oft mit der Folge von emotionalen Krisen, verbunden mit übertriebenen Bemühungen, das Verlassenwerden zu vermeiden.

5.5 Richtige Antwort: C

Die in der ICD-10 aufgeführten Beschreibungen der Symptomatik müssen zur Beantwortung dieser Frage z. T. sprachlich umgesetzt werden.

1. Emotionale Kühle, Distanziertheit und flache Affekte sind Zeichen einer schizoiden Persönlichkeitsstörung (☞ LB 7.1).
2. Eine schizoide Persönlichkeitsstörung zeigt sich u. a. in einer deutlich herabgesetzten Sensibilität beim Erkennen und Befolgen gesellschaftlicher Regeln (☞ LB 7.1).
3. Histrionische Selbstdarstellung ist, wie der Name bereits nahelegt, Zeichen einer histrionischen Persönlichkeitsstörung (☞ LB 7.1).
4. Introvertiertheit bedeutet, dass eine Person sich mehr mit sich als mit ihrer Umwelt und ihren Mitmenschen beschäftigt. Menschen mit einer schizoiden Persönlichkeitsstörung sind Einzelgänger. Sie haben keinen oder kaum engen Kontakt zu anderen Menschen. Ihre Aufmerksamkeit ist durch Fantasie und Introspektion in Anspruch genommen (☞ LB 7.1).
5. Auch das mangelnde Interesse an sexuellen Erfahrungen gehört zum Bild einer schizoiden Persönlichkeitsstörung. Der Zusatz „unter Berücksichtigung des Alters“ bezieht sich auf junge Menschen, die normalerweise in dieser Lebensphase sexuelle Beziehungen anstreben.

5.6 Richtige Antwort: D

Die paranoide Persönlichkeitsstörung ist in der ICD-10 als F60.6 klassifiziert und kennzeichnet Verhaltensmerkmale, die auf vermeintliche Erniedrigung und Bedrohungen reagieren.

A Parathymie ist ein Symptom aus der Gruppe der Störungen der Affektivität (☞ LB 3.10). Parathymie stellt keine eigenständige psychische Krankheit dar. Das Verhalten der Betroffenen wirkt irritierend, da Stimmung und emotionaler Ausdruck nicht übereinstimmen. Das Symptom tritt vor allem bei Schizophrenie auf.

B Affektive Abstumpfung gehört ebenfalls zur Symptomatik einer gestörten Affektivität (☞ LB 3.10). Ein chronisches Gefühl der inneren Leere kann bei Depressionen oder chronischen Schizophrenien auftreten.

C Eine anscheinende Gleichgültigkeit gegenüber Lob und Kritik ist ein Zeichen der schizoiden Persönlichkeitsstörung (☞ LB 7.1). Die Betroffenen verhalten sich insgesamt kühl, distanziert und einzelgängerisch.

D Der Begriff „Paranoia“ bedeutet wörtlich „neben dem Verstand“. Es bestehen unrealistische, übertriebene Befürchtungen in Bezug auf eine vermeintlich feindliche Umwelt. Menschen mit einer paranoiden Persönlichkeitsstörung reagieren empfindlich auf Rückschläge und Zurücksetzungen. Sie sind streitsüchtig, misstrauisch und fassen Handlungen oder Äußerungen anderer schnell als feindselig auf (☞ LB 7.1).

E Die Neigung, sich auf intensive, aber flüchtige Beziehungen einzulassen, die regelmäßig zu emotionalen Krisen führen, ist ein typisches Zeichen einer Borderline-Persönlichkeitsstörung (☞ LB 7.1).

Aussagenkombination

5.7 Welche der folgenden Aussagen zur anankastischen Persönlichkeitsstörung (nach ICD-10) trifft (treffen) zu?

1. Übermäßiger Zweifel und Vorsicht
2. Erhöhte Reizbarkeit
3. Neigung zu Perfektionismus, der die Fertigstellung von Aufgaben behindert.
4. Größenwahn
5. Neigung zu Rigidität und Eigensinn

A Nur die Aussage 3 ist richtig.
B Nur die Aussagen 1 und 2 sind richtig.
C Nur die Aussagen 1, 3 und 4 sind richtig.
D Nur die Aussagen 1, 3 und 5 sind richtig.
E Alle Aussagen sind richtig.

Mehrfachauswahl

5.8 Wählen Sie *zwei* Antworten. Welche der folgenden Aussagen zu Persönlichkeitsstörungen sind richtig?

A Die Betroffenen weichen in der Selbstwahrnehmung, in ihrer Kontaktaufnahme und in ihren Beziehungen zu anderen von der Mehrzahl der Bevölkerung ab.
B Das abnorme Verhaltensmuster verläuft oft phasenhaft und nicht andauernd und gleichförmig.
C Die Störungen beginnen im Erwachsenenalter und haben häufig einen atypischen Verlauf.
D Die Störungen sind meistens mit deutlichen Einschränkungen der beruflichen und sozialen Leistungsfähigkeit verbunden.
E Die Störungen beginnen und manifestieren sich meist im Seniorenalter.

5.7 Richtige Antwort: D

Die anankastische Persönlichkeitsstörung wird auch als zwanghafte Persönlichkeitsstörung bezeichnet. Sie ist in der ICD-10 als F60.5 kategorisiert.

1. Menschen mit einer anankastischen Persönlichkeitsstörung verhalten sich in allen Lebensbereichen vorsichtig und behutsam. Einfache Sachverhalte werden schnell angezweifelt und mehrfach überprüft (☞ LB 7.1). ✓
2. Eine ausgeprägte Reizbarkeit passt am ehesten in das Bild einer emotional instabilen Persönlichkeitsstörung (Borderline) (☞ LB 7.1). ⊖
3. Menschen mit einer anankastischen Persönlichkeitsstörung sind ausgesprochen gewissenhaft. Sie versuchen, alle Aufgaben perfekt zu lösen und jeden Fehler zu vermeiden. Ordnung und Sauberkeit stellen hohe Werte dar (☞ LB 7.1). ✓
4. Persönlichkeitsstörungen gehen nur selten mit Wahnsymptomen einher. Größenwahn ist ein typisches Symptom der Manie (☞ LB 4.2). ⊖
5. Die Betroffenen haben starre, unflexible Ansichten in Bezug auf Moral und Wertvorstellungen. Dementsprechend verhalten sich die Patienten und erwarten von anderen Menschen dasselbe Verhalten (☞ LB 7.1). ✓

5.8 Richtige Antworten: A und D

Persönlichkeitsstörungen sind allgemein gekennzeichnet durch eine spezifische, dauerhafte Ausprägung von Persönlichkeitsmerkmalen, die mit einem subjektiven Leidensdruck und sozialen Beeinträchtigungen einhergehen.

A Menschen mit einer Persönlichkeitsstörung weichen nach ICD-10 in ihrer Wahrnehmung, im Denken und Fühlen, in ihrer Gestaltung der Beziehung zu anderen Menschen und in ihrer Art der Kontaktaufnahme deutlich von ihrem sozio-kulturellen Umfeld ab (☞ LB 7.1). ✓

B Die von einer Persönlichkeitsstörung betroffenen Verhaltensmuster sind zeitlich und situativ stabil. Das Auftreten der Symptome ist nicht phasenhaft (wie etwa bei einer Depression) (☞ LB 7.1). ⊖

C Persönlichkeitsstörungen beginnen meist in der Kindheit oder Adoleszenz (Pubertät bis ins junge Erwachsenenalter). Eine Diagnose sollte jedoch nicht vor dem 16. Lebensjahr gestellt werden. Persönlichkeitsstörungen nehmen in der Regel einen typischen Verlauf (☞ LB 7.1). ⊖

D Die zeitlich stabilen Störungen der Persönlichkeit wirken sich in allen Lebensbereichen ungünstig aus. Beziehungen können selten aufrechterhalten werden, und die berufliche Leistungsfähigkeit ist meist deutlich beeinträchtigt (☞ LB 7.1). ✓

E Wie bereits im Kommentar zur Aussage C erwähnt, beginnen Persönlichkeitsstörungen in der Regel bereits im Kindes- und Jugendalter (☞ LB 7.1). ⊖

Einfachauswahl

Ein 25-jähriger Mann hat wegen Alkoholproblemen seinen letzten Arbeitsplatz verloren. Mehrere Beziehungen mit Partnerinnen sind wegen seines aggressiven Verhaltens auseinandergegangen. Die Schuld hierfür gibt er immer seinen Partnerinnen. Aus einer Partnerschaft ist ein Sohn hervorgegangen, um den er sich überhaupt nicht kümmert und für den er keinen Unterhalt bezahlt. Wegen Gewalttätigkeit wurde er bereits empfindlich bestraft (ein Jahr Gefängnisstrafe). Er hat daraus aber nichts gelernt.

5.9 Welche Persönlichkeitsstörung (nach ICD-10) liegt am ehesten bei der beschriebenen Person vor?

A Schizoide Persönlichkeitsstörung
B Histrionische Persönlichkeitsstörung
C Ängstliche (vermeidende) Persönlichkeitsstörung
D Dissoziale Persönlichkeitsstörung
E Anankastische Persönlichkeitsstörung

5.9 Richtige Antwort: D

Die Falldarstellung beschreibt sehr eindeutig eine der Persönlichkeitsstörungen in typischer Ausprägung.

A Eine schizoide Persönlichkeitsstörung (☞ LB 7.1) zeichnet sich aus durch ein stabiles Muster von ⊖

- sozialer Distanziertheit,
- Kontakthemmung,
- starker emotionaler Verletzlichkeit,
- exzentrischem Verhalten.

Die schizoide Persönlichkeitsstörung ist nicht die Persönlichkeitsstörung, die zu dem beschriebenen Fall am besten passt.

B Zeichen einer histrionischen Persönlichkeitsstörung (☞ LB 7.1) sind: ⊖

- übertriebenes Bedürfnis nach Aufmerksamkeit,
- theatralischer Ausdruck von Gefühlen,
- starke Beeinflussbarkeit durch andere.

Theatralisches Verhalten wird in der Fallbeschreibung nicht aufgeführt.

C Die ängstlich-vermeidende Persönlichkeitsstörung (☞ LB 7.1) ist gekennzeichnet durch: ⊖

- Schüchternheit,
- Minderwertigkeitsgefühle,
- Sehnsucht nach Akzeptanz und Zuneigung.

Der beschriebene Fall passt nicht zu dieser Persönlichkeitsstörung.

D Das Fallbeispiel beschreibt ✓

- wechselnde Beziehungen,
- aggressives Verhalten,
- kriminelle Handlungen,
- Arbeitsplatzwechsel,
- fehlendes Verantwortungsgefühl.

Alle aufgeführten Verhaltensweisen sind typische Zeichen einer dissozialen Persönlichkeitsstörung (☞ LB 7.1).

E Zeichen einer anankastichen (zwanghaften) Persönlichkeitsstörung (☞ LB 7.1) sind: ⊖

- Pedanterie und Anpassung an soziale Normen,
- übertriebene Gewissenhaftigkeit,
- starke Leistungsbezogenheit,
- Starrheit in Denken und Handeln.

Die genannten Verhaltensweisen passen nicht zum beschriebenen Fall.

Mehrfachauswahl

5.10 Wählen Sie *zwei* Antworten. Welche der folgenden Aussagen zur histrionischen Persönlichkeitsstörung (nach ICD-10) treffen zu?

A Übermäßiger Zweifel und Vorsicht
B Suggestibilität
C Altruistisches Verhalten
D Übermäßige Befolgung von Konventionen
E Andauerndes Verlangen nach Anerkennung

Aussagenkombination

5.11 Welche der folgenden Aussagen treffen zu? Zur dissozialen Persönlichkeitsstörung passen:

1. Fehlende Reue, die sich in Gleichgültigkeit oder Rationalisierung äußert.
2. Unvermögen zur Beibehaltung längerfristiger Beziehungen, aber keine Schwierigkeiten, Beziehungen einzugehen.
3. Unfähigkeit zum Lernen aus Erfahrung.
4. Dauerhafte Einhaltung sozialer Normen, Regeln und Verpflichtungen.
5. Unterordnung der eigenen Bedürfnisse unter die von anderen.

A Nur die Aussagen 1 und 2 sind richtig.
B Nur die Aussagen 1, 2 und 3 sind richtig.
C Nur die Aussagen 1, 4 und 5 sind richtig.
D Nur die Aussagen 2, 3 und 4 sind richtig.
E Alle Aussagen sind richtig.

5.10 Richtige Antworten: B und E

Den Begriff und das Bild einer histrionischen Persönlichkeitsstörung kann man sich gut merken, wenn man weiß, dass das lateinische Wort „histrio" Schauspieler bedeutet (☞ LB 7.1).

1. Übermäßiger Zweifel und Vorsicht sind Zeichen einer anankastischen (zwanghaften) Persönlichkeitsstörung (☞ LB 7.1). ⊖
2. Suggestibilität bedeutet Beeinflussbarkeit. In der Tat sind Menschen mit einer histrionischen Persönlichkeitsstörung durch Personen oder Situationen leicht zu beeinflussen (☞ LB 7.1). ✓
3. Altruismus bedeutet, dass man sich in selbstloser Weise für andere einsetzt. Histrionische Persönlichkeiten legen ein stark selbstbezogenes Verhalten an den Tag (☞ LB 7.1). ⊖
4. Ein übermäßiges Befolgen von Konventionen zählt zu den typischen Zügen einer anankastischen Persönlichkeitsstörung (☞ LB 7.1) und nicht einer histrionischen. ⊖
5. Als typisches Merkmal einer histrionischen Persönlichkeitsstörung beschreibt die ICD-10: „Andauerndes Verlangen nach Aufregung, Anerkennung durch andere und Aktivitäten, bei denen die betreffende Person im Mittelpunkt der Aufmerksamkeit steht" (F60.4). ✓

5.11 Richtige Antwort: B

Eine dissoziale Persönlichkeitsstörung ist gekennzeichnet durch ein überdauerndes Verhaltensmuster, das von den geltenden sozialen Normen und Regeln abweicht (☞ LB 7.1).

1. Die Betroffenen sind unfähig, Schuld zu empfinden. Sie rechtfertigen ihr Verhalten mit vordergründigen Rationalisierungen und sind gleichgültig gegenüber den Bedürfnissen und Interessen anderer Menschen (☞ LB 7.1). ✓
2. Menschen mit einer dissozialen Persönlichkeitsstörung können häufig schnell Kontakte knüpfen. Beziehungen sind wegen des ausgeprägten unsozialen Verhaltens der Betroffenen nur von kurzer Dauer (☞ LB 7.1). ✓
3. Auf negative Lebenserfahrungen oder Bestrafungen erfolgt keine Änderung des Verhaltens. Lernen aus Erfahrung ist nicht möglich (☞ LB 7.1). ✓
4. Das Gegenteil ist richtig: Soziale Normen, Regeln und Verpflichtungen werden dauerhaft nicht eingehalten (☞ LB 7.1). ⊖
5. Menschen mit einer dissozialen Persönlichkeitsstörung zeigen ein herzloses Unbeteiligtsein gegenüber den Gefühlen anderer Menschen. Sie können ihre Bedürfnisse nicht unter die anderer Menschen unterordnen (☞ LB 7.1). ⊖

Aussagenkombination

5.12 Welche der folgenden Aussagen treffen zu? Zur dissozialen Persönlichkeitsstörung passen:

1. Tiefgreifendes Muster von Missachtung und Verletzung der Rechte anderer
2. Impulsivität oder Versagen, vorausschauend zu planen
3. Reizbarkeit und Aggressivität
4. Unvermögen zur Beibehaltung längerfristiger Beziehungen
5. Dauerhafte Einhaltung sozialer Normen, Regeln und Verpflichtungen

A Nur die Aussagen 1 und 4 sind richtig.
B Nur die Aussagen 1, 2 und 3 sind richtig.
C Nur die Aussagen 2, 3 und 4 sind richtig.
D Nur die Aussagen 1, 2, 3 und 4 sind richtig.
E Alle Aussagen sind richtig.

5.12 Richtige Antwort: D

Die Beschreibungen der Symptomatik einer dissozialen Persönlichkeitsstörung sind in den Antwortmöglichkeiten dieser Frage in leicht veränderter Formulierung gegenüber der ICD-10 (F60.2) wiedergegeben.

1. Andauernde Missachtung sozialer Normen, Neigung zu gewalttätigem Verhalten und die Unfähigkeit, Schuld- und Unrechtsbewusstsein zu entwickeln, gehören zum Bild einer dissozialen Persönlichkeitsstörung (☞ LB 7.1). ✓
2. Die Betroffenen weisen eine geringe Frustrationstoleranz auf und lernen weder aus Erfahrung noch aus Bestrafung (☞ LB 7.1). ✓
3. Häufig bestehen bei der dissozialen Persönlichkeitsstörung eine anhaltende Reizbarkeit und eine erniedrigte Schwelle für aggressives Verhalten (☞ LB 7.1). ✓
4. Patienten mit einer dissozialen Persönlichkeitsstörung können zwar schnell Beziehungen eingehen, aber nicht dauerhaft aufrechterhalten (☞ LB 7.1). ✓
5. Bitte die Aussage genau lesen. Das Gegenteil ist richtig: Normen, Regeln und Verpflichtungen werden bei der dissozialen Persönlichkeitsstörung andauernd missachtet (☞ LB 7.1). ⊖

Aussagenkombination

5.13 Welche der folgenden Aussagen trifft (treffen) zu? Die Borderline-Persönlichkeitsstörung umfasst …

1. impulsive, häufig selbstschädigende Verhaltensweisen.
2. instabile und wechselhafte Stimmung.
3. Identitätsunsicherheit.
4. dissoziative und paranoide Symptome.
5. inkonstante und krisenhafte Beziehungen.

A Nur die Aussage 1 ist richtig.
B Nur die Aussagen 1 und 5 sind richtig.
C Nur die Aussagen 1, 2 und 5 sind richtig.
D Nur die Aussagen 2, 3 und 5 sind richtig.
E Alle Aussagen sind richtig.

5.13 Richtige Antwort: E

Die ICD-10 beschreibt eine „emotional instabile Persönlichkeitsstörung“, die in einen impulsiven Typus und einen Borderline-Typus unterschieden werden (F60.3). Im amerikanischen Klassifikationssystem DSM IV wird nur eine Borderline-Persönlichkeitsstörung beschrieben, die die beiden Subtypen nach ICD-10 weitgehend beinhaltet (☞ LB 2.2).

1. Zur Symptomatik einer Borderline-Persönlichkeitsstörung gehört nach ICD-10 eine Tendenz, impulsiv zu handeln, ohne die Konsequenzen zu berücksichtigen. Verbreitet ist selbstverletzendes Verhalten, das sich häufig dadurch zeigt, dass die Betroffenen sich Schnittwunden zufügen („Schnippeln“). Weitere Beispiele für selbstschädigendes Verhalten sind Substanzmittelmissbrauch, risikoreiches Autofahren und unvernünftiger Umgang mit Geld. Zu beachten ist, dass Impulsivität in Verbindung mit selbstschädigendem Verhalten zu einem erhöhten Suizidrisiko führen (☞ LB 7.1). ✓
2. Menschen mit einer Borderline-Persönlichkeitsstörung reagieren auf harmlose äußere Ereignisse mit extremen Stimmungsschwankungen. Die Stimmung kann in kurzen Zeiträumen schnell wechseln (☞ LB 7.1). ✓
3. Selbstbild und Selbstwahrnehmung der Betroffenen sind äußerst instabil. Ziele und subjektive Präferenzen sind unklar und gestört. Es bestehen Unsicherheiten bezüglich der sexuellen Identität, der Berufswahl und langfristiger Ziele (☞ LB 7.1). ✓
4. Der Begriff „Borderline“ (Grenzlinie) wurde in den 1940er Jahren für eine Symptomatik geprägt, die sich im diagnostischen Niemandsland zwischen Neurose und Psychose bewegte. Dies bedeutet, dass es in einigen Fällen zu präpsychotischen Zuständen kommen kann, die durch besondere Belastungen ausgelöst werden. Dissoziative Zustände bezeichnen hierbei ein Abspalten von Erlebnisinhalten mit Eintauchen in eine Traumwelt. Die Wahrnehmung der Realität und der eigenen Person ist verändert. Im Gegensatz zur Psychose kann der Realitätsbezug jedoch meist wieder hergestellt werden. Paranoide Symptome können einem Wahn im Zuge einer Schizophrenie ähneln. Die Patienten haben das Gefühl verfolgt oder beobachtet zu werden. ✓
5. Borderline-Patienten führen sehr intensive emotionale Beziehungen, die aufgrund der Impulsivität jedoch schnell in krisenhafte Situationen münden und abgebrochen werden. Kontakt zu anderen Menschen kann hergestellt, aber nicht lange gehalten werden (☞ LB 7.1). ✓

Einfachauswahl

5.14 Welche Aussage zu Persönlichkeitsstörungen trifft zu?

A Persönlichkeitsstörungen entstehen meist im 5.–6. Lebensjahrzehnt.
B Persönlichkeitsstörungen sind gut heilbar.
C Zur Diagnostik können neben der psychopathologischen Untersuchung auch testpsychologische Verfahren herangezogen werden.
D Borderline-Störungen treten gehäuft bei älteren Männern auf.
E Die Symptome lassen meist nach einigen Monaten wieder nach.

5.14 Richtige Antwort: C

Diese Frage lässt sich leicht im Ausschlussverfahren beantworten: Die falschen Antwortmöglichkeiten sind eindeutig falsch.

A Laut ICD-10 beginnen Persönlichkeitsstörungen immer in der Kindheit oder Jugend und manifestieren sich auf Dauer im Erwachsenenalter (F60). Es ist jedoch zu beachten, dass eine Diagnose nicht vor dem 16. Lebensjahr gestellt werden sollte, und dass sich Persönlichkeitsstörungen meist erst beim Erwachsenen in voller Ausprägung zeigen (☞ LB 7.1). ⊖

B Persönlichkeitsstörungen gelten als nicht völlig heilbar (☞ LB 7.1). Die Störungen betreffen mehrere Bereiche der Persönlichkeit. Sie sind andauernd und zeitlich stabil. Therapien können im besten Fall eine Anpassung und Milderung erreichen, die es den Betroffenen ermöglicht, vor allem unter sozialen Gesichtspunkten ein in die Gemeinschaft integriertes Leben zu führen. ⊖

C Diese Antwortmöglichkeit ist für nahezu alle psychiatrischen Störungen zutreffend. Fast immer kann eine psychopathologische Diagnostik durch störungsspezifische Testverfahren gestützt werden. Folgende Persönlichkeitstests werden zur Diagnose von Persönlichkeitsstörungen eingesetzt: ✓
- FPI (Freiburger-Persönlichkeitsinventar),
- GT (Gießen-Test),
- MMPI (Minnesota Multiphasic Personality Inventory).

D Diese Antwortmöglichkeit ist sogar in zweifacher Hinsicht falsch: Wie in den Anmerkungen zu Antwortmöglichkeit A dargelegt, sind junge Menschen betroffen. Eine Borderline-Störung – in der ICD-10 als „emotional instabile Persönlichkeitsstörung“ bezeichnet – tritt bevorzugt bei jungen Frauen auf. ⊖

E Persönlichkeitsstörungen bestehen definitionsgemäß aus auffälligen Verhaltensmustern und Einstellungen, die zeitlich stabil und nicht auf Episoden psychischer Krankheit begrenzt sind (wie etwa bei den affektiven Störungen) (☞ LB 7.1). ⊖

Aussagenkombination

5.15 Welche der folgenden Aussagen treffen zu? Die abhängige (asthenische) Persönlichkeitsstörung (nach ICD-10) ist durch folgende Eigenschaften gekennzeichnet:

1. Ermunterung an andere, die meisten wichtigen Entscheidungen für das eigene Leben zu treffen.
2. Andauernde und umfassende Gefühle von Anspannung und Besorgtheit.
3. Persönliche Kontakte nur, wenn die Sicherheit besteht, gemocht zu werden.
4. Häufiges Beschäftigtsein mit der Furcht, verlassen zu werden und auf sich selbst angewiesen zu sein.
5. Mangelnde Bereitschaft zur Äußerung selbst angemessener Ansprüche gegenüber Personen, von denen man abhängt.

A Nur die Aussagen 2 und 5 sind richtig.
B Nur die Aussagen 3 und 4 sind richtig.
C Nur die Aussagen 1, 2 und 3 sind richtig.
D Nur die Aussagen 1, 4 und 5 sind richtig.
E Alle Aussagen sind richtig.

Aussagenkombination

5.16 Welche der folgenden Aussagen treffen zu? Kennzeichen der narzisstischen Persönlichkeitsstörung sind:

1. Arrogantes, überhebliches Verhalten
2. Theatralischer Ausdruck von Gefühlen
3. Die Störung beginnt bei Frauen nach der Menopause.
4. Erwartung, durch andere bevorzugt behandelt zu werden.
5. Übertriebene Gewissenhaftigkeit und Perfektionismus

A Nur die Aussagen 1 und 3 sind richtig.
B Nur die Aussagen 1 und 4 sind richtig.
C Nur die Aussagen 3 und 5 sind richtig.
D Nur die Aussagen 1, 2 und 5 sind richtig.
E Nur die Aussagen 2, 4 und 5 sind richtig.

5.15 Richtige Antwort: D

Die Symptome der verschiedenen Persönlichkeitsstörungen müssen auswendig gelernt und inhaltlich nachvollzogen werden (☞ LB 7.1). Bisweilen sind die Kategorien schwer gegeneinander abzugrenzen.

1. Die ICD-10 formuliert unter dem Stichwort der abhängigen Persönlichkeitsstörung wie folgt (F60.7): „Bei den meisten Lebensentscheidungen wird an die Hilfe anderer appelliert oder die Entscheidung wird anderen überlassen". ✓
2. Andauernde und umfassende Gefühle von Anspannung und Besorgtheit gehören zur ängstlichen (vermeidenden) Persönlichkeitsstörung (☞ LB 7.1). ⊖
3. Die Abneigung, sich auf persönliche Kontakte einzulassen – außer man ist sich sicher, gemocht zu werden – gehört ebenfalls zur ängstlichen (vermeidenden) Persönlichkeitsstörung (☞ LB 7.1). ⊖
4. Die Formulierung in der ICD-10 zur abhängigen Persönlichkeitsstörung lautet folgendermaßen: „Häufige Angst, von einer Person verlassen zu werden, zu der eine enge Beziehung besteht, und auf sich selbst angewiesen zu sein". ✓
5. Die entsprechende ICD-10-Formulierung zur abhängigen Persönlichkeitsstörung lautet: „Mangelnde Bereitschaft zur Äußerung angemessener Ansprüche gegenüber Personen, zu denen eine Abhängigkeit besteht". ✓

5.16 Richtige Antwort: B

Menschen mit einer narzisstischen Persönlichkeitsstörung zeigen ein durchgehendes Muster von Großartigkeit und haben ein übertriebenes Gefühl, wichtig zu sein (☞ LB 7.1). Die narzisstische Persönlichkeitsstörung ist in der ICD-10 aufgeführt (F60.8), jedoch nicht näher beschrieben.

1. Die Betroffenen glauben, besonders und einzigartig zu sein. Sie begegnen anderen Menschen arrogant und überheblich (☞ LB 7.1). ✓
2. Theatralisches Verhalten ist ein Zeichen für eine histrionische Persönlichkeitsstörung. Die Betroffenen verhalten sich gekünstelt und müssen im Mittelpunkt der Aufmerksamkeit stehen (☞ LB 7.1). ⊖
3. Persönlichkeitsstörungen bestehen definitionsgemäß während des gesamten Erwachsenenlebens und beginnen bereits in jungen Jahren. Durch die Menopause (Klimakterium) können verschiedene psychische Symptome wie z. B. depressive Zustände ausgelöst werden. Diese werden jedoch nicht als Persönlichkeitsstörungen bezeichnet. ⊖
4. Menschen mit einer narzisstischen Persönlichkeitsstörung erwarten, dass andere sie auch ohne Worte verstehen und auf sie eingehen. Sie gehen selbstverständlich davon aus, bevorzugt behandelt zu werden (☞ LB 7.1). ✓
5. Übertriebene Gewissenhaftigkeit und Perfektionismus zählen zu den typischen Merkmalen einer anankastischen Persönlichkeitsstörung (☞ LB 7.1). ⊖

Einfachauswahl

5.17 Eine „anankastische (zwanghafte) Persönlichkeit" (nach ICD-10) ist unter anderem durch folgende Begriffe definiert:

A Deutliche und andauernde Verantwortungslosigkeit und Missachtung sozialer Normen, Regeln und Verpflichtungen.
B Übermäßige Inanspruchnahme durch Fantasie und Introspektion
C Ausgeprägte Sorge, in sozialen Situationen kritisiert oder abgelehnt zu werden.
D Rigidität und Eigensinn
E Dramatisierung bezüglich der eigenen Person, theatralisches Verhalten, übertriebener Ausdruck von Gefühlen.

Aussagenkombination

5.18 Welche der folgenden Aussagen trifft (treffen) zu? Eine paranoide Persönlichkeitsstörung (nach ICD-10) äußert sich ...

1. in geringer Empfindlichkeit gegenüber Ablehnung,
2. in Selbstbezogenheit,
3. in ausgeprägtem Misstrauen,
4. in streitsüchtigem Verhalten,
5. in stetigem Drang zum Perfektionismus.

A Nur die Aussage 3 ist richtig.
B Nur die Aussagen 1, 2 und 4 sind richtig.
C Nur die Aussagen 1, 4 und 5 sind richtig.
D Nur die Aussagen 2, 3 und 4 sind richtig.
E Alle Aussagen sind richtig.

5.17 Richtige Lösung: D

Die Frage bezieht sich – dies wird durch den Bezug auf die ICD-10 deutlich – auf Persönlichkeitsstörungen. Den Begriffen „Persönlichkeit“ und „Persönlichkeitsstörung“ liegt, streng genommen, nicht das gleiche Konzept zugrunde. „Persönlichkeit“ bezeichnet eine Summe von Eigenschaften, die aus einem Menschen ein unverwechselbares Individuum machen. Der Terminus „Persönlichkeitsstörung“ beschreibt hingegen definierte, pathologische Verhaltensweisen (☞ LB 7.1).
Die folgenden Kommentare zu den Aussagen beziehen sich auf die in der ICD-10 definierten Gruppen von Persönlichkeitsstörungen (F60–F69).

A Andauernde Verantwortungslosigkeit und Missachtung sozialer Normen und Regeln sind Zeichen für eine dissoziale Persönlichkeitsstörung (☞ LB 7.1). ⊖

B Übermäßige Inanspruchnahme durch Fantasie und Introspektion (Selbstbeobachtung und Selbstreflexion) sind Züge einer schizoiden Persönlichkeitsstörung (☞ LB 7.1). Die Betroffenen sind Außenseiter und verhalten sich bisweilen absonderlich. ⊖

C Die große Sorge, von anderen kritisiert oder abgelehnt zu werden, ist Zeichen einer ängstlichen (vermeidenden) Persönlichkeitsstörung (☞ LB 7.1). ⊖

D Die zwanghafte Persönlichkeitsstörung zeigt sich durch eine ständige Beschäftigung mit Details und Regeln, durch Perfektionismus und übermäßige Gewissenhaftigkeit. Auch Rigidität (Starrheit der Einstellungen) und Eigensinn gehören zum Bild einer anankastischen Persönlichkeitsstörung (☞ LB 7.1). ✓

E Dramatisches, theatralisches und gefühlsmäßig übertriebenes Verhalten sind Züge der histrionischen Persönlichkeitsstörung (☞ LB 7.1). ⊖

5.18 Richtige Antwort: D

Beim Lernen der Bilder der verschiedenen Persönlichkeitsstörungen ist es empfehlenswert, sich nach den Beschreibungen in der ICD-10 richten (F60–F69).

1. Das Gegenteil der Aussage ist richtig: Bei einer paranoiden Persönlichkeitsstörung besteht eine übersteigerte Empfindlichkeit gegen vermeintliche oder tatsächliche Ablehnungen (☞ LB 7.1). ⊖
2. Bei Patienten mit einer paranoiden Persönlichkeitsstörung führt ein stark überhöhtes Selbstwertgefühl häufig zu einer ausgeprägten Selbstbezogenheit (☞ LB 7.1). ✓
3. Die Betroffenen sind außerordentlich misstrauisch. Neutrale oder sogar freundliche Handlungen anderer Menschen werden als feindlich fehlgedeutet (☞ LB 7.1). ✓
4. Streitsüchtiges Verhalten gehört zum Bild einer paranoiden Persönlichkeitsstörung. Häufig bestehen die Patienten beharrlich und situationsunangemessen auf ihren Rechten (☞ LB 7.1). ✓
5. Ein Drang zu Perfektionismus ist nicht für die paranoide, sondern für die anankastische Persönlichkeitsstörung typisch (☞ LB 7.1). ⊖

Einfachauswahl

5.19 Welche Aussage trifft für die emotional instabile Persönlichkeitsstörung vom Borderline-Typ zu?

A Die Borderline-Persönlichkeitsstörung ist mittels Psychotherapie leicht heilbar.
B Der Krankheitsverlauf kann in den meisten Fällen als günstig beurteilt werden.
C Patienten mit Borderline-Persönlichkeitsstörung leiden häufig auch an Angststörungen und affektiven Störungen.
D Frauen sind weniger betroffen.
E Suizidalität ist bei Patienten mit Borderline-Persönlichkeitsstörung eher selten.

Aussagenkombination

5.20 Welche Merkmale sind charakteristisch für das Vorliegen einer emotional instabilen Persönlichkeitsstörung vom Borderline-Typ?

1. Intensive, aber instabile Beziehungen
2. Selbstverletzendes Verhalten
3. Suiziddrohungen
4. Unklarheit über die eigenen Ziele (beruflich, privat)
5. Chronisches Gefühl von innerer Leere

A Nur die Aussagen 1 und 3 sind richtig.
B Nur die Aussagen 1 und 5 sind richtig.
C Nur die Aussagen 2, 3 und 4 sind richtig.
D Nur die Aussagen 1, 2, 3 und 5 sind richtig.
E Alle Aussagen sind richtig.

5.19 Richtige Antwort: C

Die Frage sollte leicht zu beantworten sein: Die emotional instabile Persönlichkeitsstörung vom Borderline-Typ ist eine der häufigsten Persönlichkeitsstörungen.

A Persönlichkeitsstörungen gelten als nicht heilbar. Im günstigsten Fall kann eine Psychotherapie eine Stabilisierung der zwischenmenschlichen Beziehungen und einen besseren Umgang der Betroffenen mit den eigenen Gefühlen bewirken. Psychotherapien bei Borderline-Persönlichkeitsstörungen sind langwierig und von vielen Krisen begleitet (☞ LB 7.1). ⊖

B Persönlichkeitsstörungen verlaufen definitionsgemäß chronisch. In vielen Fällen halten die Beeinträchtigungen ein Leben lang an. Die Auswirkungen im sozialen Bereich sind gravierend und führen zu großem Leiden. ⊖

C Borderline-Persönlichkeitsstörungen sind häufig von anderen psychischen Störungsbildern begleitet (Komorbidität). Neben starken Ängsten und Symptomen affektiver Störungen treten oft Substanzmittelmissbrauch und Essstörungen auf. ✓

D Frauen sind häufiger von einer emotional instabilen Persönlichkeitsstörung des Borderline-Typs betroffen. Das Geschlechterverhältnis beträgt etwa 2:1 zugunsten von Frauen. ⊖

E Borderline-Persönlichkeitsstörungen gehen mit einer deutlich erhöhten Suizidalität einher (☞ LB 7.1). Suizide können aufgrund der großen emotionalen Instabilität im Zusammenwirken mit einer hohen Impulsivität unvermittelt auftreten. ⊖

5.20 Richtige Antwort: E

1. Menschen mit einer emotional instabilen Persönlichkeitsstörung haben intensive Kontakte zu anderen Menschen (☞ LB 7.1). Sie sehnen sich nach Kontakt, werten jedoch sogar kleinste Hinweise auf einen Entzug der Zuwendung als Kränkung und Zurückweisung. Fühlen sie sich enttäuscht, kann es zu massiven Wutausbrüchen kommen. Es kommt zu häufigen Beziehungsabbrüchen, die von beiden Seiten ausgehen. ✓
2. Eine Borderline-Persönlichkeitsstörung geht mit selbstschädigendem Verhalten einher. Die Patienten fügen sich selbst Verletzungen zu, am häufigsten zu beobachten sind Schnittwunden im Bereich des Unterarms. ✓
3. Im Rahmen von emotional instabilen Persönlichkeitsstörungen kommt es zu Suiziddrohungen und -handlungen (☞ LB 7.1). Suiziddrohungen können den verzweifelten Versuch darstellen, das große innere Leid zum Ausdruck zu bringen. In manchen Fällen dienen sie aber auch dazu, nahe stehende Menschen zu bestrafen. ✓
4. Zum Bild einer Borderline-Persönlichkeitsstörung gehört es, dass sich die Betroffenen nur schwer auf Lebensziele festlegen können. Es kommt zu Brüchen im Lebenslauf. ✓
5. Betroffene schildern, immer wieder unter quälenden Gefühlen der inneren Leere zu leiden (☞ LB 7.1). Für manche Patienten stellen schmerzhafte Selbstverletzungen einen Weg dar, sich wieder fühlen zu können. ✓

6 Essstörungen

Steckbrief Essstörungen

Anorexia nervosa

Charakteristik: Magersucht. Selbstverursachtes, deutliches Untergewicht

Ursachen

- Soziokulturelle Faktoren (z. B. vorherrschendes Schönheitsideal)
- Gestörte Beziehungen zu nahen Familienmitgliedern
- Schwierigkeiten mit der (weiblichen) Geschlechtsrolle
- Traumatisierungen
- Genetische Faktoren
- Leistungsorientiertheit in der Ursprungsfamilie

Symptome

- Deutliches Untergewicht (BMI < 17,5)
- Störung des Körperschemas (Patienten mit 45 kg findet sich „dick")
- Drastische Maßnahmen zur Gewichtsabnahme
- Ausbleiben der Regelblutung (Amenorrhö)

Therapie

- Multimodale Therapieansätze
- Stationäre intensivmedizinische Behandlung zwingend bei kritischem Untergewicht!
- Ernährungsprotokoll
- Regelmäßige Gewichtskontrolle
- Kognitive Verhaltenstherapie:
  - Training sozialer Kompetenz
  - Kognitive Therapie (Korrektur von Gedankenmustern bezüglich Gewicht und Figur)
  - Spezielle stationäre Programme
- Familientherapie

Bulimia nervosa

Charakteristik: Ess-Brech-Sucht. Essattacken, die von Maßnahmen der Gewichtskontrolle (z. B. Erbrechen, Abführen) gefolgt werden.

Ursachen

- Soziokulturelle Faktoren (z. B. vorherrschendes Schönheitsideal)
- Traumatisierungen
- Genetische Faktoren
- Persönlichkeitsfaktoren wie emotionale Instabilität oder mangelnde Impulskontrolle

Symptome

- „Fressanfälle" mit Aufnahme unnatürlich großer Nahrungsmengen
- Störung des Körperschemas
- Willentliches Erbrechen
- Medikamentenmissbrauch (z. B. Abführmittel)
- Sozialer Rückzug
- Meist Normalgewicht

Therapie

- Multimodale Therapieansätze:
- Kombination aus Gruppen- und Einzeltherapie, häufig ambulant möglich
- Kognitive Verhaltenstherapie:
  - Training sozialer Kompetenz
  - Kognitive Therapie (Korrektur von Gedankenmustern bezüglich Gewicht und Figur)
  - Problemlösetraining
- Familientherapie

Binge Eating Disorder

- Charakteristik: Essanfälle mit Aufnahme großer Mengen von Nahrungsmitteln

Ursachen

- Noch weitgehend unbekannt
- Hohe Komorbidität mit Depression

Symptome

- Mindestens zweimal wöchentlich Essanfälle
- Gefühl des Kontrollverlusts bezüglich Nahrungsaufnahme
- Nach Essattacke Gefühle von Ekel und Schuld
- Keine Maßnahmen zur Gewichtskontrolle nach den Essattacken

Therapie

- Selbsthilfegruppen
- Training gesunder Ernährungsweisen
- Kognitive Verhaltenstherapie: Analyse und Veränderung von Essgewohnheiten, Problemlösetraining
- Hypnotherapie nach Erickson

Einfachauswahl

6.1 Welche Aussage zur Bulimia nervosa trifft zu?

A Es treten zeitweilig Hungerperioden auf.
B Bulimische Patientinnen erleben häufig manische Symptome.
C Diabetikerinnen mit Bulimie achten sehr auf eine ordnungsgemäße Insulinbehandlung.
D Die Patientinnen mit Bulimie setzen sich keine scharf definierte Gewichtsgrenze.
E Bulimia nervosa und Alkoholabhängigkeit schließen sich aus.

6.1 Richtige Antwort: A

Die richtige Antwort sollte unmittelbar zu erkennen sein, da sie ein für die Bulimia nervosa sehr typisches Symptom beschreibt. Einige falsche Antwortmöglichkeiten können hingegen Unsicherheit hervorrufen. da sie in der Literatur selten erwähnte Aspekte ansprechen.

A Zur Gewichtskontrolle ergreifen Patientinnen mit einer Bulimia nervosa alle möglichen Maßnahmen wie Diäten, Abführmittel und exzessiven Sport. Oder sie erlegen sich Perioden des Essensverzichts auf, die naturgemäß mit Hunger einhergehen (☞ LB 8.1.2). ✓

B Zwischen den Störungsbildern Bulimie und Manie gibt es keinen Zusammenhang. Manische Symptome gehören nicht zum Bild einer Bulimie. ⊖

C Diabetikerinnen mit Bulimie befinden sich in einem Teufelskreis. Die Behandlung des Diabetes erfordert eine regelmäßige und gleichmäßige Nahrungsaufnahme, wozu die Patientin wegen der Bulimie nicht in der Lage ist. Die Essanfälle führen zu großen Schwankungen des Blutzuckerspiegels, die eigentlich vermieden werden sollten. Aufgrund der Folgesymptome des Diabetes verschlechtert sich wiederum die Stimmungslage, was die bulimischen Symptome verstärkt. ⊖

D Patientinnen mit Bulimie machen sich in übertriebener Weise Sorgen um ihr Gewicht und um ihre Figur. Sie setzen sich rigide Gewichtsziele, häufig sollen 10 Kilo und mehr abgenommen werden. Wegen der häufigen Essattacken werden die Ziele jedoch meist nicht erreicht. Im Gegensatz zu Patientinnen mit Anorexia nervosa, sind Bulimikerinnen meist normalgewichtig (☞ LB 8.1.2). ⊖

E Bulimia nervosa und Alkoholabhängigkeit schließen sich nicht aus. Es besteht sogar eine häufige Komorbidität. Neben Alkoholmissbrauch kommt es häufig zu starkem Nikotinkonsum. Auch Drogen- und Medikamentenabhängigkeit treten bei Bulimikerinnen gehäuft auf. ⊖

Aussagenkombination

6.2 Welche Behandlungselemente setzt man in der Therapie der Anorexia nervosa ein?

1. Verhaltenstherapeutische Maßnahmen
2. Selbsthilfegruppe
3. Analytische Psychotherapie
4. Personenzentrierte Gesprächstherapie
5. Familientherapie

A Nur die Aussagen 1, 2 und 4 sind richtig.
B Nur die Aussagen 1, 3 und 5 sind richtig.
C Nur die Aussagen 2, 3 und 5 sind richtig.
D Nur die Aussagen 2, 3, 4 und 5 sind richtig.
E Alle Aussagen sind richtig.

6.2 Richtige Antwort: E

Die meisten störungsspezifischen therapeutischen Ansätze integrieren Elemente verschiedener psychotherapeutischer Schulen. Am ehesten gelangen Sie zur Lösung, wenn Sie sich fragen, ob das jeweilige Behandlungselement im Widerspruch steht zu den allgemeinen Therapieleitlinien zur Behandlung einer Anorexia nervosa.

1. Bei der Behandlung der Anorexia nervosa stehen Elemente der kognitiven Verhaltenstherapie im Vordergrund. Eingesetzt werden u.a. Ernährungsprotokolle, Gewichtsverträge, Bearbeitung dysfunktionaler Kognitionen in Bezug auf die Nahrungsaufnahme sowie Bearbeitung der „Gewichtsphobie" (☞ LB 8.1.1). ✓
2. Selbsthilfegruppen können die Genesung unterstützen und Rückfällen vorbeugen. Das Prinzip der Selbsthilfegruppen ist bei Suchtkranken etabliert und kann im Fall einer Anorexie eine ähnliche stützende Funktion haben wie z.B. für Alkoholkranke. Die alleinige Teilnahme an Selbsthilfegruppen ist für Anorexie-Patienten in der Regel nicht ausreichend. ✓
3. Psychoanalyse wird selten als alleinige Behandlungsmethode einer Anorexia nervosa eingesetzt. Die Psychoanalyse beschreibt verschiedene Ansatzpunkte zur Behandlung einer Anorexie. Sie sieht die Symptome als ein Aufgeben der genital-sexuellen Entwicklungsstufe und als Abwehr der weiblichen Identität. Meist bestehen Fixierungen auf der oralen Ebene und narzisstische Problematiken (☞ LB 13.2). ✓
4. Gesprächspsychotherapie (☞ LB 13.4) ist bei nahezu allen psychischen Störungen einsetzbar. Sie wirkt jedoch nicht spezifisch und sollte bei der Behandlung einer Anorexia nervosa lediglich ein Therapiebaustein unter mehreren sein. ✓
5. Systemische Familientherapie wird häufig zur Behandlung von Anorexie herangezogen. Die Familientherapie sieht die Patientin als Symptomträger einer Familiendynamik. Im Rahmen einer systemischen Familientherapie muss die ganze Familie behandelt werden, um eine Heilung zu ermöglichen. ✓

Aussagenkombination

6.3 Welche der folgenden Aussagen zur Bulimia nervosa trifft (treffen) zu?

1. Die Patienten weisen oft eine unterdurchschnittliche Intelligenz (an der Grenze zur Debilität) auf.
2. Bei einer Fressattacke können solche Patienten auf einmal über 3000 kcal verzehren.
3. Den Betroffenen fehlt immer die Krankheitseinsicht.
4. Die Kranken zeigen ihre Symptomatik sehr gern auch in aller Öffentlichkeit.
5. Eine typische Komplikation der Bulimia nervosa ist eine Schilddrüsenentzündung.

A Nur die Aussage 2 ist richtig.
B Nur die Aussage 3 ist richtig.
C Nur die Aussagen 2 und 3 sind richtig.
D Nur die Aussagen 3, 4 und 5 sind richtig.
E Alle Aussagen sind richtig.

6.3 Richtige Antwort: A

Die Bulimia nervosa, wird auch als Ess-Brech-Sucht bezeichnet. Sie ist als eigenes Störungsbild erst 1979 definiert worden.

1. Debilität ist eine veraltete Bezeichnung für eine leichte Intelligenzminderung (IQ im Bereich von 50–69) (☞ LB 11.1). Die Begriffe „Debilität“, „Imbezillität“ und „Idiotie“ sollten wegen ihrer diskriminierenden Konnotation nicht mehr verwendet werden. Patientinnen mit einer Bulimia nervosa weisen eine normale Intelligenz auf. Patientinnen mit einer Anorexie sind häufig überdurchschnittlich intelligent. ⊖
2. Während der für die Bulimie typischen Heißhungerattacken können große Mengen kalorienreicher Nahrung zugeführt werden. Die Menge von 3000 kcal kann durchaus überschritten werden (☞ LB 8.1.2). ✓
3. Absolute Aussagen („immer“, „nie“) sind selten richtig. Der Anteil der Bulimikerinnen mit Krankheitseinsicht ist höher als bei Patientinnen mit Anorexie. ⊖
4. Das Gegenteil ist richtig: Die Patientinnen schämen sich für ihre Essanfälle und verheimlichen diese (☞ LB 8.1.2). ⊖
5. Typische körperliche Folgeerscheinungen einer Bulimia nervosa sind (☞ LB 8.1.2): ⊖
   - Zahnschäden,
   - Entzündungen von Rachen, Speiseröhre und Magen,
   - Störungen im Elektrolythaushalt,
   - Vergrößerung der Ohrspeicheldrüsen,
   - Menstruationsstörungen.

   Schilddrüsenentzündungen gehören nicht zu den körperlichen Folgeschäden einer Bulimie.

Aussagenkombination

6.4 Welche der folgenden Aussagen ist (sind) typisch bei Patienten mit Anorexia nervosa?

1. Ihr Body-Mass-Index (BMI) liegt im Normbereich.
2. Die Betroffenen haben eine Körperschema-Störung.
3. Die Betroffenen haben schon häufig Diäten durchgeführt.
4. Hormonstörungen treten auf.
5. Die Betroffenen haben eine Himbeerzunge.

A Nur die Aussage 1 ist richtig.
B Nur die Aussagen 1, 2 und 4 sind richtig.
C Nur die Aussagen 2, 3 und 4 sind richtig.
D Nur die Aussagen 2, 3, 4 und 5 sind richtig.
E Alle Aussagen sind richtig.

Aussagenkombination

6.5 Welche der folgenden Aussagen zur Bulimia nervosa treffen zu?

1. Bei der eigenständigen Form sind meist untergewichtige Frauen betroffen.
2. In der Regel kann man bulimischen Frauen nicht ansehen, dass sie an dieser Krankheit leiden.
3. Eine Bulimia nervosa schließt eine Anorexia nervosa aus.
4. Es handelt sich um eine Ess- und Brechsucht, bei der das Erbrechen selbst ausgelöst wird.
5. Sie ist eine Störung, die durch anfallsweise auftretendes Verschlingen großer Mengen von Nahrungsmitteln und anschließendes Erbrechen gekennzeichnet ist.

A Nur die Aussagen 1, 2 und 3 sind richtig.
B Nur die Aussagen 2, 3 und 4 sind richtig.
C Nur die Aussagen 2, 4 und 5 sind richtig.
D Nur die Aussagen 2, 3, 4 und 5 sind richtig.
E Alle Aussagen sind richtig.

6.4 Richtige Antwort: C

Diese Frage ist schwer zu beantworten, da eine der falschen Antwortmöglichkeiten detaillierte medizinische Kenntnisse außerhalb des Fachgebiets der Psychiatrie voraussetzt.

1. Der Body-Mass-Index ist eine Maßzahl für die Bewertung des Körpergewichts eines Menschen. Das Gewicht liegt bei Patienten mit Anorexie deutlich unter der Norm. Normalgewicht liegt im BMI-Bereich von 18,5–25 vor. Von Anorexie spricht man definitionsgemäß bei Werten von 17,5 und darunter (☞ LB 8.1.1). ⊖
2. Eine verzerrte Wahrnehmung der eigenen Figur und des Körpergewichts bezeichnet man als Körperschema-Störung (☞ LB 8.1.1). Der Körper oder bestimmte Bereiche davon werden als zu dick empfunden, obwohl objektiv bedrohliches Untergewicht bestehen kann. Das Vorliegen einer Körperschema-Störung ist typisch für Anorexia nervosa. ✓
3. Das Durchführen von zum Teil extremen Diäten ist eine häufige Maßnahme, mit der die Betroffenen versuchen, ihr Körpergewicht zu kontrollieren und weiter zu reduzieren. Diäten können Auslöser der Erkrankung sein (☞ LB 8.1.1). ✓
4. Anorexia nervosa verursacht eine ganze Reihe von körperlichen Folgeschäden. Auch das Hormonsystem ist häufig betroffen. Zeichen für hormonelle Störungen können Amenorrhö (Ausbleiben der Monatsblutung), Veränderung der Körperbehaarung oder Osteoporose sein (☞ LB 8.1.1). ✓
5. Diese Aussage kann eigentlich nur mit einer medizinischen Ausbildung richtig bewertet werden. Eine Himbeerzunge weist auf eine Entzündung des Zungengewebes hin. Das Symptom ist typisch für Scharlach und hat nichts mit einer Anorexia nervosa zu tun. ⊖

6.5 Richtige Antwort: C

In der Prüfung spart man Zeit, wenn man auf den ersten Blick erkennt, dass Aussage 2 richtig sein muss, da alle 5 Antwortmöglichkeiten Aussage 2 als richtig ansehen.

1. Richtig ist an der Aussage, dass überwiegend Frauen und Mädchen betroffen sind. Sie sind in der Regel jedoch normalgewichtig. Einige Patientinnen weisen Über- andere Untergewicht auf (☞ LB 8.1.2). ⊖
2. Im Gegensatz zu Patientinnen mit Anorexia nervosa, die sichtbar untergewichtig sind, sind an Bulimia nervosa Erkrankte im Durchschnitt normalgewichtig und deshalb nicht als offensichtlich krank zu erkennen (☞ LB 8.1.2). ✓
3. Auch wenn Bulimia nervosa und Anorexia nervosa in ihrer Reinform klar voneinander zu trennen sind, beschreibt die Literatur auch Mischformen, die mit dem Begriff „Bulimarexie" bezeichnet werden. ⊖
4. Ess- und Brechsucht mit selbst herbeigeführtem Erbrechen gehören zur Definition des Störungsbildes Bulimia nervosa (☞ LB 8.1.2). ✓
5. Wie in der Aussage richtig beschrieben, gehören zum Bild einer Bulimie das anfallsartige Auftreten, die Aufnahme großer Nahrungsmengen und anschließendes Erbrechen (☞ LB 8.1.2). ✓

Aussagenkombination

6.6 Welche der folgenden Aussagen zur Anorexia nervosa treffen zu?

1. Alle Anorexia-nervosa-Kranken sind Frauen.
2. Anorexia-nervosa-Kranke sind in Schule oder Beruf ehrgeizig und leistungsfähig.
3. Ein Body-Mass-Index (BMI) von 25 ist typisch.
4. Bei starker Abmagerung anorektischer Patienten/Patientinnen können Zwangsmaßnahmen (z. B. Zwangseinweisung in ein psychiatrisches Krankenhaus) notwendig werden.
5. Anoresia-nervosa-Kranke haben ein stabiles Selbstbewusstsein.

A Nur die Aussagen 2 und 4 sind richtig.
B Nur die Aussagen 1, 2 und 3 sind richtig.
C Nur die Aussagen 1, 3 und 4 sind richtig.
D Nur die Aussagen 2, 3 und 4 sind richtig.
E Alle Aussagen sind richtig.

Aussagenkombination

6.7 Welche Komplikationen bzw. Symptome können bei einer Anorexia nervosa auftreten?

1. Abführmittelmissbrauch
2. Suizidalität
3. Natrium- und Kaliummangel
4. Selbst induziertes Erbrechen
5. Deutliche Verminderung der Libido bei Männern

A Nur die Aussagen 1 und 3 sind richtig.
B Nur die Aussagen 2, 4 und 5 sind richtig.
C Nur die Aussagen 1, 2, 3 und 4 sind richtig.
D Nur die Aussagen 2, 3, 4 und 5 sind richtig.
E Alle Aussagen sind richtig.

6.6 Richtige Antwort: A

Besonders im Zusammenhang mit Essstörungen sollten die Formel und die Einteilungen des Body-Mass-Indexes bekannt sein.

1. Generalisierende Aussagen, die Wörter wie „immer“, „nie“ oder „alle“ enthalten, sind selten richtig. Von der Anorexia nervosa sind zwar in über 90 % der Fälle Mädchen und Frauen betroffen, es können jedoch auch männliche Patienten erkranken (☞ LB 8.1.1). ⊖
2. Anorektikerinnen sind meist sehr leistungsorientiert und haben in der Schule gute Noten. ✓
3. Der Body-Mass-Index (BMI) ist eine Maßzahl für die Bewertung des Körpergewichts eines Menschen. Der BMI errechnet sich nach einer einfachen Formel: Das Körpergewicht wird durch das Quadrat der Körpergröße (gemessen in Metern) dividiert. Ab Werten von 17,5 und darunter spricht man von einer Anorexie (☞ LB 8.1.1). ⊖
4. Bei extremem Untergewicht kann eine Zwangsernährung notwendig werden. Bei einem Gewicht unter 35 kg besteht akute Lebensgefahr. ✓
5. Patientinnen mit Anorexia nervosa können zwar durchaus selbstbewusst auftreten. Ein stabiles Selbstbewusstsein haben sie jedoch nicht. In vielen Fällen findet man schwierige Beziehungen in der Ursprungsfamilie und Traumatisierungen. Oft besteht gleichzeitig eine Persönlichkeitsstörung. ⊖

6.7 Richtige Antwort: E

In der ICD-10 wird Anorexia unter F50.0 aufgeführt. Unterschieden werden die Anorexie ohne aktive Maßnahmen zur Gewichtsabnahme (F50.00) und die Form mit aktiven Maßnahmen zur Gewichtsabnahme (F50.01).

1. Patientinnen mit einer Anorexia nervosa versuchen auf extreme Weise, ihr Gewicht zu reduzieren. Zu den durchgeführten Maßnahmen gehört auch die Einnahme von Abführmitteln (Laxanzien) (☞ LB 8.1.1). ✓
2. Anorexia nervosa gehört zur Gruppe psychiatrischer Störungen, bei denen eine erhöhte Suizidalität vorliegt. Besonders in Krisenzeiten kommt es häufiger zu Suizidversuchen. Auch die Symptomatik selbst („Sich-zu-Tode-Hungern“) kann als suizidale Tendenz interpretiert werden. ✓
3. Einige Maßnahmen der Patientinnen zur Gewichtsreduktion wie Abführen oder Erbrechen haben Elektrolytverluste zur Folge. Besonders ungünstig ist ein Kaliummangel, der zu gefährlichen Herzsymptomen führen kann. Natriummangel kann zu Müdigkeit, Verwirrtheit und Wesensveränderung führen. ✓
4. Willentliches Herbeiführen von Erbrechen gehört zu den Maßnahmen, die Anorexie-Patientinnen zur Gewichtreduzierung einsetzen (☞ LB 8.1.2). ✓
5. In über 90 % der Fälle sind Frauen und Mädchen betroffen. Der Anteil der männlichen Patienten scheint jedoch zuzunehmen. Während bei weiblichen Patienten Amenorrhö (Ausbleiben der Regelblutung) zur Symptomatik gehört, sind Männer von einem Zurückgehen der sexuellen Appetenz (Libido) betroffen. ✓

Aussagenkombination

6.8 Welche der folgenden Aussagen zur Bulimie treffen zu?

1. Als Folge der Erkrankung treten Zahnschmelzschäden auf.
2. Normal- oder Übergewicht schließt eine Bulimie aus.
3. Bulimie-Kranke essen gern mit anderen zusammen.
4. Eine mögliche Komplikation der Bulimie ist der plötzliche Herztod.
5. Missbrauch von Abführmitteln kann auftreten.

A Nur die Aussagen 1 und 3 sind richtig.
B Nur die Aussagen 1, 4 und 5 sind richtig.
C Nur die Aussagen 2, 4 und 5 sind richtig.
D Nur die Aussagen 1, 2, 4 und 5 sind richtig.
E Alle Aussagen sind richtig.

Aussagenkombination

6.9 Zur Anorexia nervosa gehören folgende Symptome

1. Verstärkte Monatsblutung bei Frauen
2. Übertriebene körperliche Aktivitäten
3. Nahrungsverweigerung im Säuglingsalter
4. Selbst induziertes Erbrechen
5. Eingeschränkte Nahrungsmittelauswahl

A Nur die Aussagen 1 und 3 sind richtig.
B Nur die Aussagen 2 und 4 sind richtig.
C Nur die Aussagen 2 und 5 sind richtig.
D Nur die Aussagen 2, 4 und 5 sind richtig.
E Alle Aussagen sind richtig.

6.8 Richtige Antwort: B

Bei der Bulimie handelt es sich um Essattacken, die mindestens zweimal wöchentlich auftreten, gefolgt von Maßnahmen, die eine Gewichtszunahme verhindern (☞ LB 8.1.2).

1. Patientinnen mit einer Bulimie führen meist willkürlich Erbrechen herbei (☞ LB 8.1.2), wodurch Magensäure in die Mundhöhle gelangt. Im Mund bewirkt die Magensäure eine Erosion der Zahnoberfläche. ✓
2. Im Gegensatz zu Patientinnen mit einer Anorexie, sind Bulimikerinnen meist normalgewichtig oder können sogar übergewichtig sein (☞ LB 8.1.2). ⊖
3. Bei den bulimischen „Fressanfällen“ werden große Mengen Nahrung aufgenommen (☞ LB 8.1.2). Die Patientinnen versuchen, ihr Verhalten zu verheimlichen, da sie sich dafür schämen. Aus diesem Grund essen Bulimie-Patientinnen ungern in Gegenwart anderer. ⊖
4. Zu den körperlichen Folgen einer Bulimie gehören Verschiebungen im Elektrolythaushalt. Im Extremfall kann es durch Kaliummangel zu einem plötzlichen Herztod kommen. ✓
5. Neben exzessivem Sporttreiben und selbst induziertem Erbrechen versuchen Patientinnen mit einer Bulimia nervosa, mithilfe von Abführmitteln eine Gewichtszunahme zu verhindern bzw. ihr Gewicht zu reduzieren (☞ LB 8.1.2). ✓

6.9 Richtige Antwort: D

1. Als körperliche Folge des extremen Untergewichts kommt es bei Anorexia nervosa zu hormonellen Störungen. Bei Frauen steht eine Amenorrhö (Ausbleiben der Regelblutung) im Vordergrund (☞ LB 8.1.1). ⊖
2. Patientinnen mit einer Anorexia nervosa führen drastische Maßnahmen zur Gewichtsreduktion durch, wozu auch übertriebene körperliche Aktivitäten zum Kalorienabbau gehören. ✓
3. Der Begriff „Anorexie“ bedeutet Appetitlosigkeit. Appetitlosigkeit kann bereits bei Säuglingen auftreten. In diesem Fall spricht man jedoch von einer „Fütterstörung im Kleinkind- und Kindesalter“. Eine Anorexia nervosa ist durch einen absichtlich selbst herbeigeführten Gewichtsverlust gekennzeichnet, wozu ein Säugling noch nicht in der Lage ist. ⊖
4. Eine der Maßnahmen, die Anorexie-Patientinnen häufig zur Gewichtsreduktion einsetzen, ist das willkürlich selbst herbeigeführte Erbrechen (☞ LB 8.1.1). ✓
5. Patientinnen mit einer Anorexia nervosa versuchen, bestimmte Nahrungsmittel zu vermeiden, von denen sie wissen oder zu wissen glauben, dass sie viele Kalorien enthalten (z. B. Fleisch) (☞ LB 8.1.1). ✓

7 Störungen durch psychotrope Substanzen

Steckbrief Störungen durch psychotrope Substanzen

Formen

Alkoholabhängigkeit
Drogen- und Medikamentenabhängigkeit

Ursachen für Abhängigkeitserkrankungen

Lerntheorie: Verstärkung durch entspannenden oder angenehmen Effekt der betreffenden Substanz, Modelllernen
Genetische Faktoren
Ungünstige Bedingungen in der Ursprungsfamilie (Konflikte, Scheidung)
Soziale Faktoren: Gruppendruck, Abbau sozialer Hemmungen, berufliches Umfeld (z. B. Arbeiten in Gastronomie)
Tiefenpsychologische Theorie:

- Regression und Fixierung auf der oralen Ebene
- instabile Ich-Entwicklung
- Affektintoleranz

Symptome von Alkoholabhängigkeit

Akute Alkoholintoxikation

Einfacher Rausch: Gangunsicherheit, Enthemmung, Denkstörungen
Komplizierter Rausch: Amnesie, Erregung, Angst, Bewusstseinstrübung
Pathologischer Rausch: Dämmerzustand, Erregung, Gewalttätigkeit

Symptome bei Entzug

Einfacher Entzug: Schwitzen, Herzklopfen, Erbrechen, Durchfall, Zittern der Hände, Unruhe, Angst
Delirium tremens (Alkoholdelir): lebensbedrohlicher Zustand, zusätzlich zu Symptomen des einfachen Entzugs folgende psychischen Symptome:

- Desorientiertheit und Bewusstseinsstörungen
- Große Unruhe
- Optische Halluzinationen
- Krampfanfälle

Körperliche Folgen langjährigen Alkoholmissbrauchs

Erkrankungen der Leber
Erkrankungen der Bauchspeicheldrüse
Schädigung des Magens
Polyneuropathie (Schädigung der peripheren Nerven)
Herzschädigung (Kardiomyopathie)
Krankhafte Gehirnveränderungen:

- Wernicke-Enzephalopathie (durch Vit.-B_1-Mangel) mit Augenmuskellähmungen, Pupillenstörungen, Dämmerzustand, Erregungszuständen, sowie Auffassungs- und Gedächtnisstörungen
- Korsakow-Syndrom mit Desorientiertheit, Konfabulieren, schweren Gedächtnisstörungen (besonders Kurzzeitgedächtnis)

Weitere Symptome langjährigen Alkoholmissbrauchs

Alkoholhalluzinose: selten, akustische Halluzinationen, Angst

Eifersuchtswahn

Symptome bei Opiatabhängigkeit

(z. B. Opium, Morphium, Heroin)

Wirkung bei Einnahme: schmerzstillend, schlaffördernd, euphorisierend, reaktionsverlangsamend, kleine Pupillen, verlangsamter Herzschlag

Auswirkungen längeren Missbrauchs:

- Wesensveränderungen mit sittlichem Verfall
- Beschaffungskriminalität und Prostitution
- Gefahr von Infektionen durch Injektionsnadeln (HIV, Hepatitis)
- Gewichtsverlust, Impotenz

Entzugssymptome: Unruhe, Bauchkrämpfe, Muskelschmerzen, Schlaflosigkeit, Schnupfen

Symptome bei Cannabinoidabhängigkeit

(z. B. Haschisch, Marihuana)

Wirkung bei Einnahme: Euphorie, Gefühl der Großartigkeit, entspanntes Grundgefühl, gerötete Augen

Auswirkungen längeren Missbrauchs:

- Passivität, Teilnahmslosigkeit
- Beeinträchtigte Leistungsfähigkeit und Motivation
- Merkfähigkeitsstörungen
- Auslösen von Psychosen (selten)

Entzugssymptome: keine

Symptome bei Abhängigkeit von Sedativa oder Hypnotika

Wirkung bei Einnahme: Beruhigend, schlaffördernd, Reduzierung von Erregungszuständen

Auswirkungen längeren Missbrauchs:

- Gangunsicherheit, undeutliche Sprache
- Allgemeine Verlangsamung, Apathie, Gleichgültigkeit
- Euphorie, aggressives Verhalten
- Stimmungsschwankungen, Gedächtnislücken

Entzugssymptome:

Es können lebensbedrohliche Zustände auftreten:

- Unruhe, Zittern, Schwitzen
- Schlaflosigkeit, Angst, Schwäche
- Muskelkrämpfe, Gliederschmerzen, Krampfanfälle
- Entzugsdelir mit Halluzinationen

Symptome bei Kokainabhängigkeit

Wirkung bei Einnahme: extrem euphorisierend, Gefühl von Leistungsfähigkeit, kann bereits bei der ersten Einnahme abhängig machen. Bei abklingender Wirkung: Aggressivität, Suizidalität

Auswirkungen längeren Missbrauchs:

- Starke psychische Abhängigkeit
- Aufwendung großer Geldmengen zur Beschaffung der Droge
- Vernachlässigung sozialer und beruflicher Verpflichtungen
- Angst, Depression
- Kokainpsychosen mit Delir, Wahn und Halluzinationen

Entzugssymptome:

(nur bei einem Teil der Konsumenten): Schlafstörungen, gesteigerter Appetit, körperliche Unruhe

Symptome bei Abhängigkeit von Halluzinogenen

Wirkung bei Einnahme: Halluzinationen, Depersonalisation, Pupillenerweiterung, Horrortrip mit Angst den Verstand zu verlieren

Auswirkungen längeren Missbrauchs:

- Psychische Abhängigkeit
- Beeinträchtigung des Gedächtnisses

- Flashbacks
- In einigen Fällen Auslösung von Psychosen

Entzugssymptome: keine

Therapie von Abhängigkeitserkrankungen

Einteilung: in vier Phasen, Motivationsphase, körperliche Entgiftung, stationäre Entwöhnung, ambulante Nachbetreuung

Motivationsphase

Patient muss Verständnis entwickeln, dass er Hilfe braucht

Information über Hilfsangebote

Körperliche Entgiftung

Meist stationär über 1–2 Wochen

Bei Alkoholdelir medikamentöse Stützung (z. B. Distraneurin)

Medizinische Maßnahmen in Abhängigkeit von Substanzgruppe

Stationäre Entwöhnungstherapie

Gruppengespräche

Training sozialer Kompetenz

Erlernen von Selbstkontrolle

Tiefenpsychologische Therapie

Evtl. kurzzeitig Anti-Craving-Medikation

Heranführen an Selbsthilfegruppen

Ambulante Nachbetreuung

Ambulante Psychotherapie

Selbsthilfegruppen

Aussagenkombination

7.1 Typische Entzugssymptome bei Heroinabhängigkeit sind:

1. Miosis (enge Pupillen)
2. Bauchkrämpfe/Durchfall
3. Innere Unruhe/Angst
4. Schlaflosigkeit
5. Atemdepression

A Nur die Aussagen 1, 2 und 3 sind richtig.
B Nur die Aussagen 1, 4 und 5 sind richtig.
C Nur die Aussagen 2, 3 und 4 sind richtig.
D Nur die Aussagen 3, 4 und 5 sind richtig.
E Alle Aussagen sind richtig.

7.1 Richtige Antwort: C

Ein Heroinentzug geht mit starken körperlichen Entzugssymptomen einher. Aus diesem Grund sollte ein Entzug stets stationär durchgeführt werden (☞ LB 9.3).

1. Während des Drogenkonsums haben Heroinabhängigen enge Pupillen. Im Stadium des Entzugs sind die Pupillen weit. ⊖
2. Durchfall, Erbrechen und Bauchkrämpfe zählen zu den typischen Symptomen bei Heroinentzug. Die Entzugssymptome klingen nach etwa zehn Tagen wieder ab. ✓
3. Die körperlichen Entzugserscheinungen setzen sechs bis zwölf Stunden nach dem letzten Heroinkonsum ein und werden von Angst und Unruhe begleitet (☞ LB 9.3). ✓
4. Neben Fließschnupfen, Muskelschmerzen sowie Temperatur- und Blutdruckanstieg, zählt auch Schlaflosigkeit zu den Symptomen eines Heroinentzugs (☞ LB 9.3). ✓
5. Atemdepression ist ein Symptom, das während der Opiateinnahme zu beobachten ist. Es kommt zu Störungen der zentralen Atemsteuerung. Im Fall einer Überdosierung kann es zum Atemstillstand kommen. Während des Heroinentzugs kommt es zu keiner Atemdepression. ⊖

Aussagenkombination

7.2 Kennzeichen für eine Alkoholkrankheit können sein:

1. Persönlichkeitsveränderungen und sozialer Abstieg
2. Libidoverlust und Eifersuchtswahn
3. Palmarerythem (gerötete Handinnenflächen) und Spider naevi (Gefäßsternchen der Haut)
4. Ataxie (Gangunsicherheit) aufgrund einer Polyneuropathie

A Nur die Aussagen 1 und 2 sind richtig.
B Nur die Aussagen 1 und 4 sind richtig.
C Nur die Aussagen 3 und 4 sind richtig.
D Nur die Aussagen 1, 2 und 4 sind richtig.
E Alle Aussagen sind richtig.

7.2 Richtige Antwort: E

Diese Frage setzt differenziertere medizinische Kenntnisse voraus. Bei dem sehr häufigen und wichtigen Krankheitsbild der Alkoholkrankheit müssen unbedingt auch die körperlichen Folgeschäden bekannt sein.

1. Chronischer Alkoholmissbrauch führt zu Veränderungen der Persönlichkeit (☞ LB 9.2). Konsum und Beschaffung von Alkohol tritt im Tagesablauf immer mehr in den Vordergrund. Die Fähigkeit, den täglichen Verpflichtungen nachzukommen, ist reduziert, es kann aggressives Verhalten auftreten. Unkonzentriertheit, Realitätsverlust und Unkontrolliertheit können weitere Zeichen der Persönlichkeitsveränderung sein. Im Krankheitsverlauf entwickelt sich die Neigung, mit Personen zu verkehren und zu trinken, zu denen früher wegen unterschiedlicher sozialer Herkunft kaum Kontakt bestand. ☑
2. Alkoholabhängigkeit führt bei langjährigem Verlauf zum Verlust des sexuellen Interesses und zu Störungen der Potenz. Alkoholiker neigen dazu, die Schuld an unangenehmen Ereignissen bei anderen Personen zu suchen. Aus Frustration über die reduzierte Sexualität werden dem Partner Vorwürfe gemacht, die sich bis zu einem ausgeprägten Eifersuchtswahn steigern können (☞ LB 9.2). ☑
3. Chronischer Alkoholkonsum führt zu einer Reihe von körperlichen Schäden (☞ LB 9.2). Am bekanntesten sind die Folgen der Belastung der Leber. Ein Palmarerythem oder Spider naevi können äußerlich sichtbare Zeichen einer Leberschädigung sein. Eine Leberschädigung kann jedoch auch andere Ursachen haben wie z.B. Hepatitis (infektiöse Leberentzündung) oder Leberzirrhose (narbige Schrumpfung der Leber im Spätstadium einer Leberschädigung). ☑
4. Auch das Nervensystem wird durch chronischen Alkoholkonsum geschädigt. Typisch ist die Entwicklung einer Polyneuropathie, die sich durch Ausfallserscheinungen im Bereich des peripheren Nervensystems zeigt. Typisches Symptom einer fortgeschrittenen Polyneuropathie (☞ LB 9.2) ist eine Gangunsicherheit, die besonders stark zu beobachten ist, wenn man den Patienten auffordert, mit geschlossenen Augen geradeaus zu gehen. ☑

Mehrfachauswahl

7.3 Wählen Sie *drei* Antworten. Was ist für das persistierende Korsakow-Syndrom charakteristisch?

A Störungen der Orientierung zur Zeit
B Schnelle Auffassungsfähigkeit
C Olfaktorische (den Geruchssinn betreffende) Halluzinationen
D Konfabulationen
E Störungen der Orientierung zum Ort

Aussagenkombination

7.4 Welche der folgenden Aussagen zum Entzugssyndrom bei Abhängigkeit trifft (treffen) zu?

1. Die Entzugssymptome verschlechtern sich typischerweise durch die erneute Zufuhr der Substanz.
2. Bei abruptem Alkoholentzug tritt nahezu immer ein Delirium tremens auf.
3. Kennzeichen des Delirs ist die fehlende Beeinträchtigung des Bewusstseins.
4. Die körperlichen Entzugssymptome können je nach verwendeter Substanz unterschiedlich sein.
5. Durch Gesprächstherapie lassen sich die psychischen Symptome des Delirs meist verhindern.

A Nur die Aussage 3 ist richtig.
B Nur die Aussage 4 ist richtig.
C Nur die Aussagen 4 und 5 sind richtig.
D Nur die Aussagen 1, 2 und 4 sind richtig.
E Alle Aussagen sind richtig.

7.3 Richtige Antworten: A, D und E

Eine persistierende Erkrankung ist hartnäckig und hält lange an. Das Korsakow-Syndrom ist Folge einer Hirnschädigung durch chronischen Alkoholismus (☞ LB 9.2).

A und E Die Patienten sind bezüglich Zeit und Ort nicht orientiert. Sie können sich in einer anderen Zeit und an einem anderen Ort wähnen (☞ LB 9.2). Die Orientierung zur Person kann erhalten sein. ✓

B Es besteht keine schnelle Auffassungsfähigkeit, sondern im Gegenteil eine ausgeprägte Unfähigkeit, sich neue Inhalte auch nur für kurze Zeit zu merken. Ursache dieser Gedächtnisstörung ist eine schwerwiegende Schädigung des Gehirns (☞ LB 9.2). ⊖

C Halluzinationen gehören nicht zum Bild des Korsakow-Syndroms. Optische Halluzinationen treten bei einem Delirium tremens auf (☞ LB 9.2). Die beiden Störungsbilder sollten nicht verwechselt werden. Beide sind Folge einer langjährigen Alkoholkrankheit. ⊖

D Konfabulationen sind ein typisches Symptom des Korsakow-Syndroms. Erinnerungslücken werden mit Fantasien und Assoziationen gefüllt. Die Betroffenen reden für Außenstehende offensichtlich Unsinn (☞ LB 9.2). ✓

7.4 Richtige Antwort: B

Zusätzlich zu den Symptomen des einfachen Entzugs kann sich bei Substanzmittelentzug ein psychotischer Zustand entwickeln, der einige Tage andauert. Beim Delirium tremens handelt sich um einen lebensgefährlichen Zustand!

1. Da die Symptome durch den Entzug der Substanz ausgelöst werden, verbessert sich die Symptomatik eher, wenn die Substanz wieder zugeführt wird. ⊖
2. Ob ein Alkoholentzugsdelir auftritt oder nicht, hängt von vielen Faktoren ab. Voraussetzung ist ein vorangegangener jahrelanger Alkoholkonsum. Die Wahrscheinlichkeit des Auftretens hängt auch mit der konsumierten Menge zusammen. ⊖
3. Ein Delir geht häufig mit Bewusstseinsstörungen und Desorientiertheit einher (☞ LB 9.2). ⊖
4. Verschiedene psychotrope Substanzen rufen unterschiedliche Entzugssymptome hervor. Man denke an die unterschiedlichen Bilder eines Alkohol- und eines Heroinentzugs. ✓
5. Gespräche haben keinerlei Auswirkungen auf die Symptomatik eines Entzugs. Sie können bestenfalls aufklären und den Betroffenen motivieren durchzuhalten. Die Symptome selbst werden durch körperliche Vorgänge hervorgerufen, die durch eine Gesprächstherapie nicht beeinflussbar sind. ⊖

Aussagenkombination

7.5 Welche der folgenden Aussagen ist (sind) für das Korsakow-Syndrom kennzeichnend?

1. Amnestische Störungen
2. Der Zustand ist vollkommen irreversibel.
3. Die örtliche Orientierung ist typischerweise ungestört.
4. Ein langjähriger Alkoholkonsum muss vorausgehen.
5. Konfabulationen können ausgeprägt sein.

A Nur die Aussage 1 ist richtig.
B Nur die Aussagen 1 und 2 sind richtig.
C Nur die Aussagen 1 und 5 sind richtig.
D Nur die Aussagen 1, 4 und 5 sind richtig.
E Alle Aussagen sind richtig.

Aussagenkombination

7.6 Welche der folgenden Symptome sind verdächtig auf ein Entzugsdelir bei einer Alkoholkrankheit?

1. Optische Halluzinationen (Trugwahrnehmungen)
2. Klarheit des Bewusstseins ist nicht beeinträchtigt
3. Grobschlägiger Tremor
4. Schwitzen
5. Erhöhte Suggestibilität

A Nur die Aussagen 1 und 4 sind richtig.
B Nur die Aussagen 1 und 5 sind richtig.
C Nur die Aussagen 3, 4 und 5 sind richtig.
D Nur die Aussagen 1, 3, 4 und 5 sind richtig.
E Alle Aussagen sind richtig.

7.5 Richtige Antwort: C

Das Korsakow-Syndrom tritt zumeist nach langjährigem Alkoholmissbrauch auf und ist Zeichen einer schweren Schädigung des Gehirns.

1. Amnestische Störungen bedeuten eine Schädigung des Gedächtnisses (Amnesie = Verlust der Erinnerung). Gedächtnisstörungen stehen beim Korsakow-Syndrom im Vordergrund, weshalb es auch als „amnestisches Syndrom" bezeichnet wird (☞ LB 9.2). ✓
2. Ein Korsakow-Syndrom bleibt zwar in vielen Fällen bestehen, kann sich jedoch auch nach einigen Tagen wieder zurückbilden. ⊖
3. Ein Korsakow-Syndrom geht mit zeitlichen und örtlichen Orientierungsstörungen einher (☞ LB 9.2). Die Orientierung zur eigenen Person ist meist erhalten. ⊖
4. Der russische Neurologe Korsakow hat das amnestische Syndrom ursprünglich im Zusammenhang mit chronischem Alkoholmissbrauch beschrieben. Das Syndrom kann jedoch auch durch andere Ursachen wie Hirnverletzungen oder -entzündungen entstehen. ⊖
5. Konfabulationen sind ein typisches Symptom des Korsakow-Syndroms. Die regelmäßig auftretenden Erinnerungslücken werden durch Fantasien aufgefüllt, wobei die Betroffenen von der Richtigkeit des Gesagten überzeugt sind (☞ LB 9.2). ✓

7.6 Richtige Antwort: D

Zusätzlich zu den Symptomen des einfachen Entzuges entsteht beim Delirium tremens ein psychotischer Zustand, der von körperlichen Symptomen begleitet wird.

1. Bei einem Alkoholdelir treten häufig optische Halluzinationen auf. Die Betroffenen meinen vor allem, kleine Tiere (z. B. weiße Mäuse, Würmer oder Spinnen) oder Objekte zu sehen (☞ LB 9.2). ✓
2. Ein Delirium tremens geht mit Trübungen des Bewusstseins und Orientierungsstörungen einher. Bewusstseinstrübungen zählen zu den quantitativen Bewusstseinsstörungen und deuten auf eine Hirnschädigung oder Intoxikation hin (☞ LB 3.2). ⊖
3. Tremor (Zittern) kann beim Entzugsdelir vor allem an den Händen beobachtet werden (☞ LB 9.2). Der Tremor kann sowohl klein- als auch grobschlägig sein. ✓
4. Ein Entzugsdelir geht mit vegetativen Symptomen einher. Neben Schwitzen kommt es zu Zittern der Hände und Herzklopfen (beschleunigter Herzschlag – Tachykardie) (☞ LB 9.2). ✓
5. Erhöhte Suggestibilität (Beeinflussbarkeit) zählt zu den Symptomen eines Entzugdelirs. Die Betroffenen lesen beispielsweise einen Text von einem leeren Blatt Papier, wenn man ihnen dies suggeriert. ✓

Aussagenkombination

7.7 Welche der folgenden Veränderungen kann (können) auch durch eine Alkoholkrankheit bedingt sein?

1. Vorgealtertes Erscheinungsbild
2. Übergewicht
3. Zittern der Hände
4. Undeutliche Aussprache
5. Schlechter allgemeiner Körperpflegezustand

A Nur die Aussage 3 ist richtig.
B Nur die Aussagen 3 und 4 sind richtig.
C Nur die Aussagen 3 und 5 sind richtig.
D Nur die Aussagen 1, 2, 3 und 4 sind richtig.
E Alle Aussagen sind richtig.

Aussagenkombination

7.8 Welche der folgenden Aussagen zum Alkoholdelir trifft (treffen) zu?

1. Es tritt Personenverkennung auf.
2. Es besteht vermehrte Suggestibilität.
3. Es besteht in der Regel eine Denksperrung.
4. Es besteht Schreckhaftigkeit.
5. Es besteht oftmals Tachykardie.

A Nur die Aussage 1 ist richtig.
B Nur die Aussagen 1 und 2 sind richtig.
C Nur die Aussagen 2, 3 und 5 sind richtig.
D Nur die Aussagen 1, 2, 4 und 5 sind richtig.
E Alle Aussagen sind richtig.

7.7 Richtige Antwort: E

Langfristiger Alkoholmissbrauch geht mit Veränderungen der äußeren Erscheinung einher, aber auch mit einer Schädigung innerer Organe.

1. Chronischer Alkoholmissbrauch stellt eine große Belastung für den Körper dar. Zusätzlich zum Alkoholkonsum besteht meist allgemein eine ungesunde Lebensführung mit Fehl- und Mangelernährung, Bewegungsmangel und mangelnder Gesundheitsvorsorge. Die Betroffenen wirken daher oft älter, als es ihrem tatsächlichen Alter entspricht. ✓
2. Alkohol enthält viele Kalorien und kann je nach Konstitution zu hohem Übergewicht führen. Man denke z. B. an den umgangssprachlichen „Bierbauch". ✓
3. Dauerhafter Alkoholkonsum schädigt das Nervensystem. Eine Folge kann die Entwicklung einer Polyneuropathie sein, die sich in verschiedenen Ausfallserscheinungen der peripheren Nerven zeigt (☞ LB 9.2). Zittern der Hände ist also nicht nur ein Symptom des Alkoholentzugs, sondern auch des fortgesetzten Alkoholkonsums. ✓
4. Eine veränderte Sprache durch Einwirkung von Alkohol ist jedem aus dem Alltagserleben bekannt. Bei Artikulationsstörungen sind andere Ursachen wie Schlaganfall oder primäre Artikulationsstörungen diagnostisch auszuschließen. ✓
5. Chronischer Alkoholmissbrauch geht häufig mit einer Gleichgültigkeit gegenüber sozialen Konventionen und mit mangelnder Körperpflege einher. Alkoholiker wirken daher häufig ungepflegt und sind nachlässig gekleidet. ✓

7.8 Richtige Antwort: D

Für die Beantwortung dieser Frage muss die Symptomatik eines Alkoholdelirs sehr genau gelernt werden. Es werden nicht nur die Leitsymptome erfragt, sondern auch weniger offensichtliche Begleitsymptome sowie körperliche Parameter.

1. Personenverkennung bedeutet, dass unbekannte Personen für Bekannte und bekannte Personen für Fremde gehalten werden. Personenverkennung tritt bei einer Reihe von schweren psychischen Störungen auf und kann auch Symptom eines Alkoholdelirs sein. ✓
2. Die mit einem Alkoholdelir einhergehenden Symptome Bewusstseinstrübung, Verwirrtheit und Halluzinationen führen auch zu einer verstärkten Suggestibilität (Beeinflussbarkeit) der Betroffenen. ✓
3. Eine Denksperrung zählt zu den formalen Denkstörungen (☞ LB 3.5). Ein vorher flüssiger Gedankenablauf reißt plötzlich ab. Denksperrung ist ein häufiges Symptom der Schizophrenie und gehört nicht zu den typischen Symptomen eines Alkoholdelirs. ⊖
4. Ein Alkoholdelir führt zu einer Übererregung des vegetativen Nervensystems. Eine Folge davon kann auch eine verstärkte Schreckhaftigkeit sein. ✓
5. Tachykardie bedeutet eine beschleunigte Herzfrequenz von über 100 Schlägen in der Minute (Ruhepuls 60–80). Tachykardie ist ein häufiges Symptom des Alkoholdelirs. ✓

Einfachauswahl

7.9 Der Begriff Polytoxikomanie bezeichnet:

A Die Entstehung von Abhängigkeit
B Entzugssymptomatik
C Die Mehrfachabhängigkeit, bei der verschiedene Substanzen aus unterschiedlichen Gruppen eingenommen werden.
D Bedürfnis, die Substanz einzunehmen.
E Kontrollverlust hinsichtlich der Konsummenge

Einfachauswahl

7.10 Welche Aussage zum Delirium tremens (Alkoholentzugsdelir) trifft zu?

A Zittern stellt ein seltenes Symptom der Erkrankung dar.
B Das Delirium tremens tritt nur bei einem Blutalkoholspiegel von mehr als 3 Promille auf.
C Unbehandelt führt ein Delirium tremens in unter 1 % zum Tode.
D Krampfanfälle können Vorboten eines nahenden Delirs sein.
E Wahnvorstellungen schließen ein Delirium tremens aus.

7.9 Richtige Antwort: C

Die Mehrzahl der Drogenabhängigen leidet unter einer Polytoxikomanie: Sie konsumieren regelmäßig verschiedene Substanzen wie Opioide, Beruhigungsmittel, Alkohol oder Aufputschmittel. Die Abhängigen haben das Bedürfnis, sich um jeden Preis in einen anderen emotionalen und körperlichen Zustand zu begeben. Die Wahl der Substanzen ist relativ beliebig und richtet sich vor allem nach der Verfügbarkeit.

7.10 Richtige Antwort: D

Ein Delirium tremens stellt einen lebensbedrohlichen medizinischen Notfall dar, dessen Symptomatik unbedingt bekannt sein muss. Zur Symptomatik gehören auch die Krankheitszeichen, die einem Vollbild eines Delirium tremens vorausgehen.

A Zittern (Tremor) gehört zu den typischen Symptomen eines Delirium tremens. Es tritt demnach nicht selten sondern regelmäßig auf (☞ LB 9.2). ⊖

B Der Name „Alkoholentzugsdelir" weist bereits darauf hin, dass es vor allem bei einer plötzlichen Reduzierung der vorher regelmäßigen Alkoholzufuhr auftritt. Demnach liegt der Blutalkoholspiegel zu Beginn eines Delirium tremens in der Regel in niedrigen Bereichen. ⊖

C Die Letalität (Sterblichkeitsrate) eines Delirium tremens liegt unbehandelt bei bis zu 20 %. Die Patienten versterben vor allem infolge von Herz-Kreislauf-Versagen. ⊖

D Etwa die Hälfte der Fälle von Alkoholdelir kündigt sich mit zerebralen Krampfanfällen an. Die Anfälle ähneln epileptischen Anfällen, weisen jedoch meist keine Aura auf (Vorboten eines Anfalls in Form von veränderten Sinneswahrnehmungen). Weitere Vorboten eines Delirs können Angst, Unruhe, Schlafstörungen, Schwitzen und Zittern sein (☞ LB 9.2). ✓

E Im Gegensatz zu Halluzinationen (☞ LB 3.8), die sehr häufig auftreten, gehören Wahnvorstellungen (☞ LB 3.7) nicht zu den typischen Symptomen eines Delirium tremens. Die Aussage ist dennoch falsch formuliert. In einigen Fällen von Alkoholkrankheit tritt ein Eifersuchtswahn auf (☞ LB 9.2). Die Betroffenen sind unkorrigierbar davon überzeugt, dass sie von ihrem Partner betrogen werden. Ein Eifersuchtswahn kann im Fall eines Delirium tremens durchaus fortbestehen. Demnach kann Wahn kein Ausschlusskriterium für ein Delirium tremens sein. ⊖

Aussagenkombination

7.11 Beim amnestischen Syndrom (Korsakow) ist das Gedächtnis meist wie folgt beeinträchtigt:

1. Erinnerungslücken
2. Fehldeutung von Wahrgenommenem
3. Störung des Kurzzeitgedächtnisses
4. Komplette Erinnerungslosigkeit
5. Konfabulationen

A Nur die Aussage 1 ist richtig.
B Nur die Aussagen 2 und 4 sind richtig.
C Nur die Aussagen 1, 2 und 5 sind richtig.
D Nur die Aussagen 1, 3 und 5 sind richtig.
E Alle Aussagen sind richtig.

Aussagenkombination

7.12 Welche der folgenden Aussagen zur Suchterkrankung treffen zu?

1. Es gibt erfolglose Versuche oder den bleibenden Wunsch, den Substanzgebrauch zu regulieren oder zu reduzieren.
2. Intoxikations- oder Entzugssymptome können auftreten.
3. Es findet sich eine deutliche Toleranzentwicklung.
4. Für die Beschaffung der Substanz, die Einnahme oder die notwendige Erholung nach Gebrauch der Substanz wird viel Zeit aufgewendet.
5. Wichtige Aktivitäten in Beruf und/oder Freizeit leiden nicht unter einem Suchtverhalten.

A Nur die Aussagen 1 und 2 sind richtig.
B Nur die Aussagen 2 und 3 sind richtig.
C Nur die Aussagen 2, 4 und 5 sind richtig.
D Nur die Aussagen 1, 2, 3 und 4 sind richtig.
E Alle Aussagen sind richtig.

7.11 Richtige Antwort: D

Die Frage ist nicht ganz leicht zu beantworten, da die Antwortmöglichkeiten nah beieinanderliegen. Ein amnestisches Syndrom (von Amnesie = ohne Erinnerung) kann zwar auch andere Ursachen als eine Alkoholerkrankung haben, tritt aber meist nach chronischem, langjährigen Alkoholmissbrauch auf (☞ LB 9.2).

1. Es bestehen Erinnerungslücken, wobei das Altgedächtnis weniger betroffen ist (☞ LB 9.2). ✓
2. Wahrnehmungsstörungen zählen nicht zu den Funktionen des Gedächtnisses. ⊖
3. Bei Vorliegen eines Korsakow-Syndroms ist vor allem das Kurzzeitgedächtnis massiv beeinträchtigt. Es können keine neuen Informationen behalten werden (☞ LB 9.2). ✓
4. Beim Korsakow-Syndrom bestehen zwar erhebliche Erinnerungsverluste, viele Informationen aus weit zurückliegender Zeit wie z. B. Schulwissen können jedoch abgerufen werden. ⊖
5. Konfabulationen sind ein typisches Symptom des Korsakow-Syndroms (☞ LB 9.2). Erinnerungslücken werden mit unsinnigen Inhalten gefüllt. ✓

7.12 Richtige Antwort: D

Sie sollten unmittelbar erkennen, dass sich die Aussagen 4 und 5 gegenseitig ausschließen.

1. Der Großteil der Menschen mit einer Abhängigkeitserkrankung unternimmt wiederholt Versuche, von Suchtmitteln freizukommen. Typischerweise besteht lange Zeit die Illusion, den Konsum sofort beenden oder reduzieren zu können, wenn man es wirklich möchte. ✓
2. Intoxikationssymptome (Vergiftungssymptome) sind auf die akute Einnahme einer Substanz zurückzuführen. Die Symptome variieren je nach Art der eingenommenen psychotropen Substanz. Eine Reihe von Suchtmitteln führt zu körperlicher Abhängigkeit (☞ LB 9.1). Wird eine regelmäßig konsumierte Substanz nicht mehr eingenommen, führt dies zu Entzugssymptomen, die einen lebensgefährlichen Verlauf nehmen können. Am bekanntesten sind die Entzugssyndrome bei Alkohol und Opioiden. ✓
3. Bei regelmäßiger Einnahme bestimmter Substanzen gewöhnt sich der menschliche Körper an den betreffenden Stoff. Um die erwünschte Wirkung zu erreichen, müssen immer höhere Dosen zugeführt werden. Die Anpassung des Organismus an das Suchtmittel wird als Toleranzentwicklung bezeichnet (☞ LB 9.1). ✓
4. Das Leben eines schwer Abhängigkeitskranken dreht sich meist nur noch darum, den Konsum des Suchtmittels aufrechtzuerhalten. Ist ein Rausch beendet, steht sofort wieder die Beschaffung der nächsten Dosis an. ✓
5. Menschen mit einer schweren Abhängigkeitserkrankung sind nur noch begrenzt arbeitsfähig. Es können keine Leistungen mehr erbracht werden, und häufig steht am Ende einer Suchtkarriere die Arbeitslosigkeit. Ebenso werden soziale Kontakte und Freizeitaktivitäten eingestellt, wenn sie nicht im Zusammenhang mit der Einnahme der Suchtmittel stehen. ⊖

Einfachauswahl

7.13 Unter dem Begriff „Craving" versteht man:

A Vernachlässigung von sozialen Kontakten
B Ein unwiderstehliches Verlangen nach einer Substanz
C Eine Toleranzentwicklung während des Substanzmissbrauchs
D Das Suchtpotenzial einer Substanz
E Beschaffungskriminalität

Einfachauswahl

7.14 Welche Aussage trifft zu? Die Behandlung von Alkoholikern läuft in verschiedenen Phasen ab.

A In der Motivationsphase werden nach erfolgter Entwöhnung die Grundlagen für eine dauerhafte Abstinenz erarbeitet.
B Die Entwöhnungsphase wird auch als Entgiftungsphase bezeichnet.
C Die Reihenfolge der Behandlungsphasen ist: Motivation – Entwöhnung – Entgiftung – Rehabilitation.
D In der Rehabilitationsphase ist die Gabe von Medikamenten entscheidend für die Langzeitstabilität.
E In der Entgiftung können lebensbedrohliche Symptome auftreten.

7.13 Richtige Antwort: B

„Craving“ (engl. heftige Begierde) ist ein wichtiger Mechanismus bei der Aufrechterhaltung eines Substanzmittelmissbrauchs. In der Therapie von Abhängigkeitserkrankungen werden Anti-Craving-Medikamente zur Unterstützung eingesetzt (z. B. Tiaprid oder Nalprexon).

A Im Zusammenhang mit Abhängigkeitserkrankungen kommt es meist zu einer Vernachlässigung sozialer Kontakte, da die Abhängigen hauptsächlich mit Konsum und Beschaffung der psychotropen Substanzen beschäftigt sind. Sozialer Rückzug hat nichts mit dem Begriff „Craving“ zu tun. ⊖

B Das englische Verb „to crave“ bedeutet „begehren“ oder „verlangen“. Craving meint im Zusammenhang mit Abhängigkeitserkrankungen ein übermächtiges, unstillbares Verlangen nach einem Suchtmittel (☞ LB 9.1). ✓

C Bei vielen psychotropen Substanzen muss die zugeführte Menge allmählich gesteigert werden, um die gewünschte Wirkung zu erreichen. Diesen Vorgang nennt man Toleranzentwicklung (☞ LB 9.1). ⊖

D Psychotrope Substanzen führen unterschiedlich schnell und unterschiedlich stark zu körperlicher und psychischer Abhängigkeit. Sie haben ein unterschiedliches Suchtpotenzial. ⊖

E Kriminelle Handlungen mit dem Zweck, sich Suchtmittel zu verschaffen, werden als Beschaffungskriminalität bezeichnet. ⊖

7.14 Richtige Antwort: E

Die Therapie des Alkoholismus folgt dem Schema:

1. Motivationsphase
2. körperliche Entgiftung
3. stationäre Entwöhnung
4. ambulante Nachbetreuung

A Die Motivationsphase ist die erste Stufe einer Therapie von Alkoholikern. Die Entwöhnung findet erst nach einer erfolgten Entgiftung statt (☞ LB 9.2). ⊖

B In der Entwöhnungsphase werden die Grundlagen für eine dauerhafte Abstinenz erarbeitet. Die Entgiftung gewährleistet die Behandlungsfähigkeit und muss deshalb vor der Entwöhnung stattfinden. Es handelt sich bei Entgiftung und Entwöhnung um zwei aufeinander folgende Phasen. ⊖

C Die korrekte Reihenfolge der Behandlungsphasen lautet: Motivation – Entgiftung – Entwöhnung – Rehabilitation (☞ LB 9.2). ⊖

D In der Entgiftungsphase ist in der Regel der Einsatz von Medikamenten zwingend erforderlich. Während der Entwöhnungsphase muss die Notwendigkeit einer Medikation im Einzelfall geprüft werden. In der Phase der Rehabilitation sollten Medikamente nicht mehr notwendig sein. ⊖

E Während der Entgiftung kann sich ein Entzugsdelir entwickeln, das unbehandelt in ca. 20 % der Fälle tödlich verläuft. Auch Krampfanfälle können auftreten. Eine Entgiftung muss immer unter ärztlicher Aufsicht und unter medikamentöser Kontrolle durchgeführt werden (☞ LB 9.2). ✓

Einfachauswahl

7.15 Welche Aussage zum Alkoholiker (Delirium tremens) trifft zu?

A Es handelt sich um eine lebensbedrohliche Störung.
B Therapie der Wahl ist die Gabe von 0,1 l Alkohol, 40 %.
C Typisch ist das Vorliegen einer Bradykardie (Pulsfrequenz < 60).
D Durch ein einfühlsames Gespräch und die Gabe pflanzlicher Beruhigungsmittel ist in der Regel nach wenigen Stunden Symptomfreiheit vorhanden.
E Wahrnehmungsstörungen treten nicht auf.

Aussagenkombination

7.16 Welche der folgenden Symptome oder Erkrankungen sind typisch für chronischen Alkoholismus?

1. Mangelernährung
2. Gerinnungsstörung
3. Erhöhte Kreativität
4. Potenzstörung
5. Wernicke-Syndrom

A Nur die Aussagen 1 und 3 sind richtig.
B Nur die Aussagen 1 und 5 sind richtig.
C Nur die Aussagen 2 und 4 sind richtig.
D Nur die Aussagen 1, 2, 4 und 5 sind richtig.
E Nur die Aussagen 2, 3, 4 und 5 sind richtig.

7.15 Richtige Antwort: A

Auch wenn bezüglich der anderen Antwortmöglichkeit Unsicherheit besteht, sollte die richtige Antwort sofort erkannt werden können.

A Ein Delirium tremens hat vor Einführung der modernen, pharmakologischen Interventionen in 20 % der Fälle zum Tod geführt. Da das Alkoholdelir ein gefährlicher Zustand ist, sollte ein Alkoholentzug immer stationär unter ärztlicher Aufsicht erfolgen (☞ LB 9.2). ✓

B Gesetzt den Fall, man befindet sich in der Wildnis und es steht keine ärztliche Hilfe zur Verfügung, wäre bei Auftreten eines Entzugsdelirs die Gabe von Alkohol möglicherweise die einzige Behandlungsmöglichkeit. Ein fortgeschrittenes Delir kann durch eine Alkoholgabe nicht mehr unterbrochen werden, ganz abgesehen von der fraglichen Dosierung. Therapie der Wahl bei Delirium tremens ist die medikamentöse Stützung des Patienten unter ärztlicher Kontrolle. Es werden Clomethiazol (Distraneurin®) oder Benzodiazepine (z. B. Diazepam) verabreicht. ⊖

C Beim Delirium tremens ist die Herzfrequenz, die mittels Pulsmessung feststellbar ist, auf über 100 Schläge pro Minute erhöht (Tachykardie). ⊖

D Kein Gespräch und kein wie auch immer geartetes pflanzliches Mittel stellen für diesen lebensbedrohlichen Zustand eine angemessene Hilfe dar. Angezeigt ist ärztlich überwachte Intensivmedizin. ⊖

E Typisch für ein Alkoholdelir sind Wahrnehmungsstörungen in Form optischer Halluzinationen. Die Betroffenen sehen z. B. weiße Mäuse, Ratten oder Insekten (☞ LB 9.2). ⊖

7.16 Richtige Antwort: D

Die Frage zielt auf die körperlichen Folgen langjährigen Alkoholkonsums ab.

1. Alkoholiker decken ihren Kalorienbedarf im Extremfall allein mit Alkohol. Durch Fehlernährung kommt es zu einer Unterversorgung mit wichtigen Nährstoffen. In der Folge entstehen Mangelerscheinungen. ✓
2. Chronischer Alkoholkonsum schädigt die Leber, die eine Fülle von Aufgaben hat, zu denen auch die Bildung von Gerinnungsfaktoren gehört. Die Gerinnungsfähigkeit des Bluts ist durch das Fehlen dieser Gerinnungsfaktoren herabgesetzt. Viele Alkoholiker verbluten. ✓
3. Erhöhte Kreativität ist kein pathologisches Symptom. Kreativität hat nichts mit chronischem Alkoholismus zu tun. ⊖
4. Chronischer Alkoholismus führt zu hormonellen Schwankungen und Schädigungen des Nervensystems. Bei einem Teil der Erkrankten sinkt der Spiegel des männlichen Sexualhormons Testosteron. Eine herabgesetzte Testosteronkonzentration beeinträchtigt die sexuelle Funktionsfähigkeit. ✓
5. Die Wernicke-Enzephalopathie, wie das Syndrom auch genannt wird, ist eine Spätfolge chronischen Alkoholkonsums (☞ LB 9.2). Infolge eines Mangels an Thiamin (Vitamin B_1) kommt es zu schweren Gehirnschäden. Die Betroffenen leiden unter Augenmuskellähmungen, Gangstörungen und können in einen Dämmerzustand verfallen. ✓

Mehrfachauswahl

7.17 Wählen Sie *zwei* Antworten. Welche der folgenden Aussagen treffen für Cannabiskonsum zu?

A Regelmäßiger Cannabiskonsum führt zu ausgeprägter körperlicher Abhängigkeit.
B Cannabiskonsum verursacht eine Pupillenverengung (Miosis).
C Durch regelmäßigen Cannabiskonsum können Psychosen ausgelöst werden.
D Länger dauernder Cannabiskonsum kann zu psychischer Abhängigkeit führen.
E Bei chronischem Cannabiskonsum kommt es häufig zu einer starken Antriebssteigerung.

Einfachauswahl

7.18 Welche Aussage zum Alkoholdelir trifft zu?

A Ein Delirium tremens kann auch während fortgesetzten Trinkens auftreten.
B Ein Vorbote des Delirium tremens ist vermehrter Schlaf.
C Ein Alkoholentzugsdelir tritt frühestens 5 Tage nach Beginn des Entzugs auf.
D Typisch ist die Symptomtrias: Bewussteinsklarheit, ungestörte Orientierung und akustische Halluzinationen.
E Bei einem Delir treten folgende vegetative Störungen auf: Hypotonie, Bradykardie, Frösteln.

7.17 Richtige Antworten: C und D

A Cannabiskonsum führt zu einer psychischen, jedoch nicht zu körperlicher Abhängigkeit (☞ LB 9.3). ⊖

B Anders als die Einnahme von Opioiden bewirkt Cannabiskonsum keine Pupillenverengung. Nach Cannabiskonsum können meist gerötete Augen wahrgenommen werden (☞ LB 9.3). ⊖

C In seltenen Fällen kann Cannabis schizophrenieforme Psychosen auslösen (☞ LB 9.3). ✓

D Wie bereits im Kommentar zu Aussage 1 bemerkt, kann lang andauernder Cannabiskonsum zu psychischer Abhängigkeit führen. ✓

E Cannabiskonsum bewirkt Passivität und Lethargie. Der Antrieb ist also nicht gesteigert, sondern herabgesetzt (☞ LB 9.3). ⊖

7.18 Richtige Antwort: A

Ein Alkoholdelir, das meist bei Entzug auftritt, wird auch als Delirium tremens bezeichnet. Das Alkoholdelir ist ein lebensbedrohlicher Zustand.

A Ein Alkoholdelir ist typischerweise eine Begleiterscheinung eines Alkoholentzugs nach längerer, hochdosierter Alkoholabhängigkeit. Jedoch kann auch fortgesetzter Alkoholkonsum ein Delirium tremens auslösen (☞ LB 9.2). ✓

B Das Gegenteil ist richtig: Vorbote ist ein unruhiger Schlaf mit beängstigenden Träumen (☞ LB 9.2). ⊖

C Bereits nach zwölf Stunden treten nach Alkoholentzug die ersten Symptome auf. Das eigentliche Alkoholentzugsdelir entwickelt sich am zweiten bis vierten Tag der Entzugsphase (☞ LB 9.2). ⊖

D Typisch für ein Alkoholdelir sind Bewusstseinstrübung, Orientierungsstörungen und optische Halluzinationen (☞ LB 9.2).
Aussage in dreifacher Hinsicht falsch. ⊖

E Vegetative Symptome eines Alkoholentzugsdelirs sind Tachykardie (beschleunigter Herzschlag, das Gegenteil von Bradykardie), starkes Schwitzen, Temperaturerhöhung und erhöhte Atemfrequenz (☞ LB 9.2). ⊖

Aussagekombination

7.19 Welche der folgenden Aussagen treffen zu? Zu den diagnostischen Leitlinien der Alkoholabhängigkeit nach ICD-10 zählen:

1. Verminderte Kontrollfähigkeit bezüglich des Beginns, der Beendigung und der Menge des Konsums
2. Dauerhafte Organschäden, beispielsweise der Leber
3. Ein körperliches Entzugssyndrom bei Beendigung oder Reduktion des Konsums
4. Nachweis einer Toleranz
5. Fortschreitende Vernachlässigung anderer Vergnügen oder Interessen zugunsten des Substanzkonsums

A Nur die Aussagen 1 und 2 sind richtig.
B Nur die Aussagen 3 und 4 sind richtig.
C Nur die Aussagen 1,2 und 3 sind richtig.
D Nur die Aussagen 1,3,4 und 5 sind richtig.
E Alle Aussagen sind richtig.

Mehrfachauswahl

7.20 Welche der folgenden Aussagen treffen zu? Wählen Sie *zwei* Antworten! An chronischen Opiatkonsum (Drogenkonsument) ist zu denken bei:

A Engen Pupillen
B Weiten Pupillen
C Schlechten Zähnen
D Deutlicher Gewichtszunahme
E Diarrhö

7.19 Richtige Antwort: D

Die Frage ist schwer zu beantworten, weil falsche und richtige Aussagen sehr nahe beieinander liegen (siehe Kommentar zu Aussage 2). Zudem wird explizit und sehr genau nach den Kriterien der ICD-10 gefragt. Die Kriterien der ICD-10 für ein Abhängigkeitssyndrom sind unter F1x.2 aufgelistet. Von den sechs Kriterien sind in den Aussagen fünf wiedergegeben. Das in der Frage nicht erwähnte Kriterium ist eine Art Zwang, Alkohol zu konsumieren.

1. Das zweite Kriterium der ICD-10 für ein Abhängigkeitssyndrom wird in Aussage 1 wörtlich zitiert. ✓
2. Organschäden und speziell „Schädigungen der Leber durch exzessives Trinken“ werden im sechsten Kriterium für ein Abhängigkeitssyndrom ausdrücklich genannt. Die Aussage ist dennoch falsch, weil die genaue Formulierung des Kriteriums wie folgt lautet: „Anhaltender Substanzkonsum trotz Nachweises eindeutiger schädlicher Folgen wie z. B. Leberschädigung durch exzessives Trinken ...“ Es geht also um den fortgesetzten Konsum und nicht um die Schädigung der Leber. ⊖
3. Das Entzugssyndrom ist das dritte Kriterium nach ICD-10. ✓
4. Um die ursprünglich mit niedrigeren Dosen hervorgerufenen Wirkungen zu erzielen, müssen zunehmend höhere Dosierungen konsumiert werden. Dieser Mechanismus wird Toleranz genannt (viertes Kriterium nach ICD-10). ✓
5. Der Konsum und die Beschaffung des Alkohols erfordern mit Fortschreiten der Erkrankung immer mehr Zeit und Aufwand. Vor der Erkrankung bestehende Interessen werden aus diesem Grund zunehmend weniger verfolgt (fünftes Kriterium der ICD-10). ✓

7.20 Richtige Antworten: A und C

Zu den Opiaten zählen z. B. Heroin und Morphin (☞ LB 9.3).

A Opiate bewirken kleine Pupillen. Drogenabhängige sprechen in ihrer Sprache von „Steckis“ – im Sinne von stecknadelkopfgroßen Pupillen (☞ LB 9.3). ✓

B Das Gegenteil ist richtig (siehe Kommentar zu Aussage A): Die Pupillen sind eng (☞ LB 9.3). (Bei einer schweren Überdosierung können die Pupillen allerdings auch weit sein.) ⊖

C Im Zuge einer lang andauernden Opiatabhängigkeit wird die Körperpflege vollständig vernachlässigt. Die Betroffenen sind nur noch mit der Beschaffung und dem Konsum der Suchtmittel beschäftigt. Aufgrund dieses Verhaltens sind auch die Zähne – wie der restliche Körper – in einem schlechten Allgemeinzustand. Gleichzeitig besteht oft Mangelernährung (☞ LB 9.3). ✓

D Wenn man das Bild eines Drogenabhängigen aus der „Szene“ vor Augen hat, weiß man, dass das Gegenteil richtig ist: Die Opiatabhängigen sind abgemagert, sie essen viel zu wenig (☞ LB 9.3). ⊖

E Diarrhö bedeutet Durchfall. Während der Opiateinnahme kommt es nicht zu Durchfall. Diarrhö tritt jedoch bei einem Opiatentzug auf. ⊖

Aussagenkombination

7.21 Welche der folgenden Aussagen zum Korsakow-Syndrom treffen zu?

1. Typisch hierfür sind Desorientiertheit und Konfabulieren.
2. Primäre Ursache ist ein Mangel an Vitamin C.
3. Störungen des Zeitgefühls und des Zeitgitters treten nicht auf.
4. Irreversible Verläufe werden beobachtet.
5. Persönlichkeitsveränderungen treten auf.

A Nur die Aussagen 3 und 5 sind richtig.
B Nur die Aussagen 1, 2 und 4 sind richtig.
C Nur die Aussagen 1, 4 und 5 sind richtig.
D Nur die Aussagen 1,2 4 und 5 sind richtig.
E alle Aussagen sind richtig.

Mehrfachauswahl

7.22 Wählen Sie *zwei* Antworten. Welche der folgenden Aussagen sind im Kontext einer Abhängigkeit von Benzodiazepinen richtig?

A Beim Absetzen von Benzodiazepinen kann es zu körperlichen und psychischen Entzugssymptomen kommen.
B Beim Absetzen von Benzodiazepinen kommt es ausschließlich zu psychischen Entzugssymptomen.
C Beim Absetzen von Benzodiazepinen kommt es ausschließlich zu körperlichen Entzugssymptomen.
D Das Entzugsdelir und epileptische Anfälle sind potenziell lebensbedrohliche Entzugssyndrome beim Benzodiazepinentzug.
E Eine ambulante Entzugsbehandlung ist bei Benzodiazepinen nicht möglich.

7.21 Richtige Antwort: C

Das Korsakow-Syndrom (auch als amnestisches Syndrom bezeichnet) stellt sich meist nach langjährigem Alkoholmissbrauch ein. Häufig entwickelt sich die Symptomatik während oder nach einer Wernicke-Enzephalopathie (☞ LB 9.2). Neben den in den Aussagen 1, 4 und 5 angesprochenen Symptomen bestehen beim Korsakow-Syndrom schwere Gedächtnisstörungen.

1. Patienten mit einem Korsakow-Syndrom sind meist örtlich und zeitlich desorientiert. Sie reden in unzusammenhängenden Sätzen, da sie Erinnerungslücken mit Einfällen und Fantasien auffüllen (Konfabulieren) (☞ LB 9.2). ✓
2. Ein Mangel an Vitamin C (Ascorbinsäure) führt zu einer Reihe von körperlichen Symptomen, z. B. depressiven Verstimmungen. Die Ursache des Korsakow-Syndroms besteht in einem Mangel an Vitamin B_1 (Thiamin). ⊖
3. Wie im Kommentar zu Aussage 1 ausgeführt, liegen häufig zeitliche Orientierungsstörungen vor. ⊖
4. Beim Korsakow-Syndrom gibt es sowohl reversible als auch irreversible Verläufe (☞ LB 9.2). Als reversibel bezeichnet man eine Symptomatik, die sich wieder zurückbilden kann. Irreversible Symptome sind nicht umkehrbar ✓
5. Ein Korsakow-Syndrom kann organische Persönlichkeitsveränderungen hervorrufen. Es kann sich z. B. eine Demenz entwickeln (☞ LB 9.2). ✓

7.22 Richtige Antworten: A und D

Benzodiazepine werden vor allem als Schlafmittel (Hypnotika), Beruhigungsmittel (Tranquilizer), zur Reduzierung von Ängsten (Anxiolytika) und zur Behandlung epileptischer Anfälle (Antikonvulsiva) eingesetzt (☞ LB 14). Sie haben ein hohes Suchtpotenzial.

A Die Symptomatik des Benzodiazepinentzugs umfasst sowohl körperliche als auch psychische Symptome. Zu den körperlichen Symptomen zählen Schwitzen, Sehstörungen, Zittern und Schmerzen. Als psychische Symptome stehen Ängste, Unruhe, Aggressionen, depressive Verstimmung und Albträume im Vordergrund. ✓

B Neben den psychischen Entzugssymptomen bestehen beim Benzodiazepinentzug auch körperliche Symptome. ⊖

C Neben den körperlichen Entzugssymptomen bestehen beim Benzodiazepinentzug auch psychische Symptome. ⊖

D Ähnlich wie beim Alkoholentzug können beim Benzodiazepinentzug schwere und lebensbedrohliche Symptome auftreten (☞ LB 9.3). Dazu zählen die Entwicklung eines Delirs mit paranoid-halluzinatorischen Symptomen sowie Krampfanfälle (epileptische Anfälle). ✓

E In den meisten Fällen ist für einen Benzodiazepinentzug eine Klinikeinweisung erforderlich. Bei ausreichender medizinischer Überwachung kann der Entzug jedoch auch ambulant von einem erfahrenen Arzt durchgeführt werden. ⊖

Aussagenkombination

7.23 Bei einer drogeninduzierten Psychose können folgende Symptome auftreten:

1. Starke Angst
2. Leibmissempfindungen
3. Verfolgungserleben
4. Ekstase
5. Dranghafte Geschäftigkeit

A Nur die Aussagen 1 und 2 sind richtig.
B Nur die Aussagen 1 und 4 sind richtig.
C Nur die Aussagen 1, 2 und 3 sind richtig.
D Nur die Aussagen 3, 4 und 5 sind richtig.
E Alle Aussagen sind richtig.

7.24 Richtige Antwort: E

Durch psychotrope Substanzen ausgelöste Psychosen können auf verschiedene Arten entstehen (☞ LB 9). Viele Stoffe führen zu einer akuten Intoxikation, wobei die psychotischen Symptome so lange bestehen, wie die Droge wirkt. Psychotische Symptome können auch während eines Entzugs entstehen. Psychotrope Substanzen können Auslöser für bleibende Psychosen darstellen.

1. Fast alle psychotropen Substanzen können Angstzustände auslösen. Besonders stark treten Angstzustände bei deliranten Entzugssymptomen auf (☞ LB 9.2). Ausgeprägte LSD- oder Cannabis-Intoxikationen gehen mit einem ausgeprägten Angsterleben einher („Horrortrip"). ☑
2. Leibmissempfindungen im Sinne von taktilen Halluzinationen treten vor allem bei chronischem Kokain-Missbrauch auf (☞ LB 9.3). ☑
3. Einige Substanzen können paranoide Symptome hervorrufen. Zu diesen Substanzen zählen vor allem Kokain und Amphetamine (☞ LB 9.3). ☑
4. Die Einnahme von psychotropen Substanzen kann eine euphorisierende Wirkung haben und ekstatische Gefühlslagen auslösen. Vor allem Opiate, Barbiturate und Kokain können diesen Effekt haben (☞ LB 9.3). ☑
5. Manche Drogen haben eine beruhigende, andere eine anregende Wirkung. Eine dranghafte Geschäftigkeit kann besonders bei Missbrauch von Kokain oder Amphetaminen auftreten (☞ LB 9.3). ☑

8 Körperlich begründbare psychische Störungen

Steckbrief körperlich begründbare psychische Störungen

Charakteristik: Chronische psychische Störungen, die infolge von organischen Schädigungen des Gehirns entstehen. Die Symptome sind abhängig von der auslösenden Erkrankung:

- Gedächtnisstörungen, Denkstörungen
- Antriebsstörung
- Affektlabilität
- Orientierungsstörungen
- Demenz
  - Anfangssymptome, uncharakteristisch
  - Konzentrationsschwäche, Vergesslichkeit, Schwindel, Abnahme von Initiative und Interesse
  - Merkfähigkeitsstörung
  - Orientierungsstörungen
  - Beeinträchtigung des Urteils- und Abstraktionsvermögens
  - Zuspitzung charakterlicher Eigenschaften
  - Antriebslosigkeit
  - Depressivität
  - Wahn, Halluzinationen

Morbus Alzheimer

Mit Abstand häufigste Ursache für Demenz

Diffuse Hirnatrophie (Rückbildung des Gehirns)

Ursachen noch unbekannt

Risikofaktoren

Genetische Faktoren, Alter, frühere Hirnerkrankungen und -verletzungen

Schleichender Verlauf mit kontinuierlichem Fortschreiten

Zunehmende Unfähigkeit zur Alltagsbewältigung und Pflegebedürftigkeit

Vaskuläre Demenz

Zweithäufigste Ursache für Demenz

Schädigung des Gehirns durch Minderdurchblutung (Arteriosklerose, Schlaganfälle)

Beginn plötzlicher und Verlauf rascher als bei M. Alzheimer

Zunehmende Unfähigkeit zur Alltagsbewältigung und Pflegebedürftigkeit

Schädel-Hirn-Trauma

Schädel- und Hirnverletzungen unterschiedlicher Schweregrade

Komplikation: Blutungen

Bewusstseinsstörungen

Amnesie (besonders für Zeit kurz vor oder nach Unfall)

Schwindel, Erbrechen

Neurologische Ausfälle

Demenz bei Aids

- Ursache Infektion mit Retrovirus HI
- Spätsymptom im Verlauf einer Aids-Erkrankung
- Nur bei einem Teil der Aids-Patienten auftretend

Multiple Sklerose

- Chronisch-entzündliche Erkrankung des ZNS
- Vielfältige neurologische Ausfallerscheinungen, z. B. spastische Lähmungen, Sprechstörungen, Intentionstremor, Sensibilitätsstörungen
- Frühsymptome: Sehstörungen, Konzentrationsstörungen
- Schubweiser Verlauf der Erkrankung
- Demenz bei einem Teil der Erkrankten im Spätstadium

Delir

- Andere Bezeichnungen: akuter exogener Reaktionstyp, akutes psychoorganisches Syndrom, akuter Verwirrtheitszustand (nicht alkoholbedingt)
- Ausgelöst durch körperliche Erkrankungen, Medikamente, Operationen
- Besonders häufig bei älteren Patienten, Patienten auf Intensivstationen
- Plötzliche starke Verwirrt- und Desorientiertheit
- Weitere Symptome: Bewusstseinsstörungen, Aufmerksamkeitsstörungen, Hyper- und Hypoaktivität, Denkstörungen, Schwitzen, Zittern, Tachykardie, ängstliche Stimmung

Aussagenkombination

8.1 Welche Aussagen zur epileptischen Aura sind zutreffend?

1. Verändertes subjektives Erleben, das unmittelbar vor dem eigentlichen epileptischen Anfall auftritt.
2. Kennzeichen sind leibliche oder sensorische Missempfindungen, die zum Teil mit normaler Erfahrung nicht vereinbar sind (Blitze, Sterne, Töne, Geräusche).
3. Am häufigsten ist die epigastrische Aura.
4. Zu einer besonderen Art von epileptischer Aura zählt der „Dreamy state" (sogenannter Traumzustand).

A Nur die Aussagen 1 und 3 sind richtig.
B Nur die Aussagen 1, 2 und 3 sind richtig.
C Nur die Aussagen 1, 3 und 4 sind richtig.
D Nur die Aussagen 2, 3 und 4 sind richtig.
E Alle Aussagen sind richtig.

Aussagenkombination

8.2 Ein Delir ist durch folgende(s) Symptom(e) gekennzeichnet:

1. Optische Halluzinationen
2. Motorische Unruhe
3. Desorientiertheit
4. Vegetative Symptomatik
5. Suizidtendenzen

A Nur die Aussage 1 ist richtig.
B Nur die Aussagen 2 und 3 sind richtig.
C Nur die Aussagen 1, 2 und 5 sind richtig.
D Nur die Aussagen 1, 2, 3 und 4 sind richtig.
E Alle Aussagen sind richtig.

8.1 Richtige Antwort: E

Als Aura (griech.: Hauch) bezeichnet man diffuse Wahrnehmungen, die einem epileptischen Anfall unmittelbar vorausgehen. Eine Aura kann sich in Form von veränderten Sinnesreizen, vegetativen Zeichen oder psychischen Wahrnehmungen zeigen (☞ LB 10.12).

1. Die vor einem epileptischen Anfall auftretenden Veränderungen der Wahrnehmung betreffen das subjektive Erleben. ✓
2. Eine Aura kann sich als verändertes Körpererleben oder in Form von ungewöhnlichen Sinneswahrnehmungen äußern wie z. B. Lichtblitze, Gerüche oder Geräusche (☞ LB 10.12). ✓
3. Der Begriff „epigastrische Aura" bezeichnet einen Zustand, in dem die Betroffenen über ein Aufsteigen von unbestimmten, unangenehmen Gefühlen aus der Magengegend berichten. Eine epigastrische Aura weist auf einen Anfall aus dem Schläfenlappen hin, die häufigste Form der Epilepsie. ✓
4. Ein „Dreamy state" ist im Zusammenhang mit einer epileptischen Aura zu beobachten. Die Patienten beschreiben den „Dreamy state" rückblickend als merkwürdiges, komisches, traumartiges Gefühl. ✓

8.2 Richtige Antwort: D

Als Delir bezeichnet man akute Psychosyndrome, die mit Bewusstseinsstörungen einhergehen. Ein Delir tritt am häufigsten im Rahmen von körperlichen Erkrankungen oder bei Alkoholentzug auf (☞ LB 10.3).

1. Neben Verwirrtheit und Erregung treten bei einem Delir optische Halluzinationen auf (☞ LB 3.8). Meist werden kleine, sich bewegende Figuren gesehen, beim Alkoholdelir weiße Mäuse oder Spinnen. ✓
2. Bei einem Delir ist die Psychomotorik auffällig verändert (☞ LB 10.3). Die Betroffenen sind entweder lethargisch oder überaktiv. Motorische Unruhe, die sich in Bewegungsdrang, vermehrtem Reden oder Schreckhaftigkeit zeigt, gehört somit zum Bild eines Delirs. ✓
3. Ein Delir geht mit Orientierungsstörungen einher. Die Patienten sind in Bezug auf Ort, Zeit oder Person desorientiert (☞ LB 10.3). ✓
4. Zu den vegetativen Symptomen, die bei einem Delir auftreten, gehören starkes Schwitzen, erhöhter Blutdruck, Herzklopfen und beschleunigtes Atmen (☞ LB 10.3). ✓
5. Ein Delir geht nicht mit einer erhöhten Suizidalität einher. Aussage falsch. ⊖

Aussagenkombination

8.3 Welche der folgenden psychischen Störungen werden üblicherweise als körperlich begründbare Psychosen bezeichnet?

1. Schizophrenie
2. Delir
3. Demenz
4. Affektive Psychosen
5. Neurosen

A Nur die Aussagen 2 und 3 sind richtig.
B Nur die Aussagen 2, 4 und 5 sind richtig.
C Nur die Aussagen 3, 4 und 5 sind richtig.
D Nur die Aussagen 1, 2, 3 und 5 sind richtig.
E Alle Aussagen sind richtig.

Einfachauswahl

8.4 Typisch für die senile Demenz vom Alzheimer-Typ ist eines der folgenden Merkmale:

A Die senile Demenz vom Alzheimer-Typ beginnt akut, meist nach einem Schlaganfall.
B Meist wird über Sehstörungen und flüchtige Paresen (= Lähmungserscheinungen) in der Vorgeschichte berichtet.
C Die senile Demenz vom Alzheimer-Typ verläuft schubweise und unregelmäßig.
D Zu Beginn kommt es bei der senilen Demenz vom Alzheimer-Typ hauptsächlich zu Merkfähigkeits- und Wortfindungsstörungen, außerdem zur Einschränkung von Alltagsaktivitäten und Interessen.
E Die Krankheit ist meistens mit einem Hypertonus verbunden.

8.3 Richtige Antwort: A

Körperlich begründbare Psychosen werden auch als organische Psychosen bezeichnet. Sie finden sich in der ICD-10 im Kapitel F0. Die Psychosen sind unmittelbare Folge einer organischen Gehirnerkrankung, einer Verletzung des Gehirns oder einer anderen körperlichen Erkrankung.

1. Schizophrenien bilden eine eigene Gruppe von Störungen (☞ LB 5.1). Obwohl die Ursachen auf Störungen des Neurotransmitter-Stoffwechsels zurückgeführt werden, zählen Schizophrenien nicht zu den organischen Störungen. ⊖
2. Die Art eines Delirs wird nach der Ursache unterschieden (☞ LB 10.3). Ist ein Delir alkoholbedingt, wird es unter den Störungen durch psychotrope Substanzen klassifiziert. Ein Delir kann jedoch auch organische Ursachen haben und tritt häufig auf Intensivstationen auf. ✓
3. Eine Demenz geht auf organische Erkrankungen des Gehirns zurück. Am häufigsten sind Demenzen vom Alzheimer-Typ und vaskuläre Demenzen. ✓
4. Affektive Störungen werden als eigene Störungsgruppe angesehen (☞ LB 4). Depressive Symptome dürfen bei der Diagnose einer Affektstörung jedoch nicht auf eine organische Grunderkrankung zurückzuführen sein. ⊖
5. Neurosen sind von Psychosen abzugrenzen (☞ LB 1.2.2). Sie haben keine organische Ursache. ⊖

8.4 Richtige Antwort: D

„Senile Demenz" bezeichnet Fälle von Demenz-Erkrankungen, die nach dem 70. Lebensjahr auftreten. Die Wahrscheinlichkeit an einer Demenz vom Alzheimer-Typ zu erkranken steigt mit zunehmendem Lebensalter. Der Großteil der Demenz-Erkrankungen sind senile Demenzen.

A Finden sich bei Demenzen in der Anamnese Schlaganfälle, spricht man von vaskulären Demenzen (☞ LB 10.2). Eine Alzheimer-Demenz beginnt nicht akut, sondern schleichend (☞ LB 10.1). ⊖

B Das Auftreten von Sehstörungen und Lähmungserscheinungen, die sich zunächst wieder zurückbilden, können Frühzeichen einer Multiplen Sklerose sein (☞ LB 10.13). ⊖

C Eine Demenz vom Alzheimer-Typ beginnt schleichend und nimmt einen langsamen, kontinuierlichen Verlauf. Die Symptome nehmen stetig zu. ⊖

D Störungen der kognitiven Fähigkeiten wie Merkfähigkeits- und Wortfindungsstörungen sowie die Reduzierung des Interesses an bisher gerne durchgeführten Aktivitäten sind typische Zeichen einer beginnenden Alzheimer-Erkrankung. Später kommt es zu einer Einschränkung motorischer Fertigkeiten (z.B. beim Ankleiden), Angehörige werden nicht mehr erkannt. Auch Wesensveränderungen können auftreten. Die Patienten sind zunehmend auf Hilfe und Betreuung angewiesen (☞ LB 10.1). ✓

E Als Hypertonus bezeichnet man einen krankhaft erhöhten Blutdruck. Hypertonie gehört nicht zur Symptomatik eines Morbus Alzheimer. Da Bluthochdruck eine weit verbreitete Störung ist, besteht natürlich bei einem Teil der Alzheimer-Erkrankten auch eine Hypertonie. ⊖

Mehrfachauswahl

8.5 Wählen Sie *drei* Antworten. Welche der folgenden Symptome lassen Sie in erster Linie an eine körperlich verursachte Erkrankung denken?

A „Anfälle" kurz dauernder Bewusstlosigkeit
B Störungen der Orientiertheit
C Gedankenentzug
D Kommentierende Stimmen
E Anhaltende Wortfindungsstörungen

Einfachauswahl

8.6 Welche Aussage zur Demenz trifft zu?

A Kennzeichen der vaskulären Demenz (arteriosklerotische Demenz) ist der schleichende Beginn bei Fehlen körperlicher Begleitbefunde.
B Charakteristisch für die Demenz bei Alzheimer-Krankheit ist der plötzliche Beginn der Erkrankung mit rascher Verschlechterung.
C Die Alzheimer-Krankheit mit frühem Beginn (vor dem 65. Lebensjahr) zeigt gewöhnlich eine rasche Progredienz der Symptome.
D Eine vorbestehende Intelligenzminderung (z. B. bei Down-Syndrom) schließt die Entwicklung einer Demenz aus.
E Die Demenz bei Creutzfeldt-Jakob-Krankheit ist durch einen besonders langsamen Verlauf gekennzeichnet.

8.5 Richtige Antworten: A, B und E

Mit körperlich verursachten Erkrankungen meint man im Fachgebiet der Psychiatrie psychische Auffälligkeiten, die vor allem durch Gehirnerkrankungen oder -verletzungen verursacht wurden und somit organischen Ursprungs sind. Von den organisch bedingten psychischen Störungen werden andere psychische Krankheiten wie z. B. Schizophrenie, affektive Störungen oder psychische Störungen durch psychotrope Substanzen unterschieden.

A Quantitative Bewusstseinsstörungen (☞ LB 3.2) wie z. B. wiederkehrende Bewusstlosigkeit sind deutliche Hinweise auf eine mögliche organische Schädigung. Weiterhin kommt Substanzmittelmissbrauch als Ursache in Frage. ✓

B Störungen der Orientierung (☞ LB 3.3) werden im psychopathologischen Befund gleich zu Beginn erfragt. Ist die Orientierung örtlich, zeitlich oder zur Person gestört, ist vor allem an ein organisches Geschehen zu denken. ✓

C Gedankenentzug ist eine Ich-Störung (☞ LB 3.9). Die Betroffenen haben das Gefühl, ihre Gedanken würden von außen, etwa von einem Raumschiff, abgezogen. Das Symptom ist typisch für schizophrene Psychosen. ⊖

D Auch kommentierende Stimmen sind typische Zeichen einer Schizophrenie. Das Hören von real nicht vorhandenen Stimmen zählt zu den akustischen Halluzinationen (☞ LB 3.8). ⊖

E Wortfindungsstörungen müssen keinen Krankheitswert haben, wenn sie nicht sehr ausgeprägt sind. Die Betroffenen wollen einen bestimmten Inhalt vermitteln, finden jedoch nicht die richtigen Worte. In ausgeprägter Form weisen Wortfindungsstörungen auf ein organisches Geschehen hin. ✓

8.6 Richtige Antwort: C

Diese Frage ist schwer zu beantworten, da es um sehr spezielle medizinisch-organische Sachverhalte geht.

A Eine vaskuläre Demenz (☞ LB 10.2) kann sowohl schleichend (langsame Verkalkung der Gefäße) als auch plötzlich beginnen (Gehirnschlag). In beiden Fällen finden sich auch andere körperliche Befunde. ⊖

B Eine Demenz vom Alzheimer-Typ (☞ LB 10.1) beginnt charakteristischerweise langsam und schleichend. Der Verlauf ist in der Regel kontinuierlich und langsam. ⊖

C Beginnt die Erkrankung vor dem 65. Lebensjahr, spricht man von einer präsenilen Demenz vom Alzheimer-Typ. Ein früher Beginn scheint häufiger genetische Ursachen zu haben als beim Durchschnitt aller Alzheimer-Erkrankungen. Das Fortschreiten (Progredienz) der Symptome präseniler Demenzen vom Alzheimer-Typ verläuft schneller als bei Krankheiten, die in einem höheren Alter beginnen. ✓

D Eine Intelligenzminderung schließt die spätere Entwicklung einer Alzheimer-Erkrankung nicht aus. Einige Autoren beschreiben für Patienten mit Down-Syndrom ein erhöhtes Risiko an M. Alzheimer zu erkranken. ⊖

E Die Symptomatik entwickelt sich bei der Creutzfeldt-Jakob-Krankheit (☞ LB 10.7) wesentlich schneller als z. B. bei einer Demenz vom Alzheimer-Typ. Viele Patienten versterben bereits nach wenigen Monaten. ⊖

Aussagenkombination

8.7 Welche der folgenden Aussagen zur organischen Persönlichkeitsstörung (nach ICD-10) trifft (treffen) zu? Symptome sind:

1. Verändertes Sexualverhalten
2. Inadäquate Witzelsucht
3. Äußerung von Bedürfnissen und Impulsen meist ohne Berücksichtigung von Konsequenzen oder sozialen Konventionen
4. Auffällige Veränderung der Sprachproduktion und des Redeflusses
5. Kognitive Störungen in Form von Misstrauen oder paranoidem Denken

A Nur die Aussage 1 ist richtig.
B Nur die Aussagen 2 und 4 sind richtig.
C Nur die Aussagen 2, 3 und 5 sind richtig.
D Nur die Aussagen 1, 2, 3 und 5 sind richtig.
E Alle Aussagen sind richtig.

Mehrfachauswahl

8.8 Wählen Sie *zwei* Antworten. Welche der nachfolgend genannten Symptome sind typisch für eine Demenz bei HIV-Krankheit?

A Dauernde Antriebssteigerung
B Antriebsarmut
C Die lebenspraktischen Funktionen sind nicht beeinträchtigt.
D Symptome treten erst nach dem 70. Lebensjahr auf.
E Fortschreitende Konzentrations- und Gedächtnisstörungen

8.7 Richtige Antwort: E

Die organische Persönlichkeitsstörung zählt zu den körperlich begründbaren psychischen Störungen und wird im Kapitel F0 der ICD-10 beschrieben. Ursache ist meist eine Hirnschädigung, häufig ist das Frontalhirn betroffen. Zum Störungsbild gehören u. a.:

1. reduzierte Fähigkeit, Befriedigungen aufzuschieben,
2. oberflächliche Fröhlichkeit mit Witzelsucht,
3. plötzliche Ausbrüche von Wut und Aggression,
4. Äußerung von Bedürfnissen und Impulsen meist ohne Berücksichtigung von Konsequenzen oder sozialen Konventionen (z. B. Stehlen, mangelnde Körperpflege oder inadäquate sexuelle Annäherungsversuche),
5. kognitive Störungen in Form von Misstrauen oder paranoidem Denken,
6. auffällige Veränderung der Sprachproduktion und des Redeflusses (z. B. Umständlichkeit, Begriffsunschärfe oder zähflüssiges Denken),
7. verändertes Sexualverhalten (herabgesetzte Sexualität oder Wechsel der Sexualpräferenz).

Alle in den Aussagen 1– 5 beschriebenen Symptome finden sich in der Beschreibung einer organischen Persönlichkeitsstörung nach ICD-10 wieder.

8.8 Richtige Antworten: B und E

In 10–20 % der Fälle entwickeln Patienten mit HIV-Krankheit eine Demenz (☞ LB 10.11).

A Eine Demenz führt typischerweise zu einer psychomotorischen Verlangsamung und nicht zu gesteigertem Antrieb (☞ LB 10). ⊖

B Patienten mit einer Demenz entwickeln meist eine Antriebsarmut. Sie bewegen sich langsam, verfolgen keine Interessen und sind gleichgültig gegenüber ihrer Umwelt (☞ LB 10). ✓

C Eine Demenz geht mit einer zunehmenden Reduzierung der lebenspraktischen Funktionen einher. Im Endstadium der Erkrankung werden die meisten Patienten zu Pflegefällen (☞ LB 10.1). ⊖

D Eine Ansteckung mit dem HIV-Virus ist in jedem Alter möglich. Während die meisten Alzheimer-Patienten bereits ein hohes Alter haben (☞ LB 10.2), sind Patienten mit einer HIV-Krankheit und der daraus resultierenden Demenz in der Regel sehr viel jünger. ⊖

E Fortschreitende Konzentrations- und Gedächtnisstörungen sind Leitsymptom jeder demenziellen Erkrankung. Zunächst ist meist das Kurzzeitgedächtnis beeinträchtigt. ✓

Aussagenkombination

8.9 Welche Erscheinungen gehören zum Symptomenkreis der Demenz?

1. Orientierungsstörung (im Hinblick auf Ort und Zeit)
2. Herzneurose
3. Merkfähigkeitsstörungen
4. Beeinträchtigung der Urteilsfähigkeit
5. Chronische Gastritis

A Nur die Aussagen 1 und 3 sind richtig.
B Nur die Aussagen 1, 2 und 3 sind richtig.
C Nur die Aussagen 1, 2 und 4 sind richtig.
D Nur die Aussagen 1, 3 und 4 sind richtig.
E Nur die Aussagen 3, 4 und 5 sind richtig.

8.9 Richtige Antwort: D

Die Demenz entwickelt sich in Folge einer Erkrankung des Gehirns (70 % der Fälle Morbus Alzheimer, 15–25 % vaskuläre Demenz, 10 % Mischformen der beiden Erkrankungen). Es kommt es zu einer zunehmenden Beeinträchtigung höherer Hirnfunktionen. Die Symptome betreffen das Gedächtnis, Denken, die Orientierung, Lernfähigkeit sowie das Sprach- und Urteilsvermögen. Hinzu kommen soziale Auffälligkeiten, eine mangelnde Kontrolle von Gefühlen und die zunehmend schlechtere Fähigkeit die Dinge des täglichen Lebens (z. B. Ankleiden, Hygiene) selbstständig zu verrichten.

1. Orientierungsstörungen in Bezug auf Zeit und Ort sind typische Symptome einer Demenz (☞ LB 10). Sie stellen in der Betreuung der Betroffenen ein großes Problem dar, da Demenzkranke häufig ihr Zuhause oder die Betreuungseinrichtung verlassen und nicht wieder zurückfinden. ✓
2. Eine Herzneurose ist eine psychische Störung, bei der die Betroffenen unter starken Herzbeschwerden leiden, ohne dass eine organische Ursache festgestellt werden kann (☞ LB 6.5). Eine Herzneurose hat nichts mit Demenz zu tun sondern wird zu den somatoformen Störungen gezählt. ⊖
3. Störungen des Gedächtnisses und der Merkfähigkeit sind typische Symptome einer Demenz (☞ LB 10). Sie führen zu starken Beeinträchtigungen im Alltagsleben. Neue Informationen können nicht gespeichert und Erinnerungen zunehmend schlechter reproduziert werden. ✓
4. Mit zunehmendem Verlust der kognitiven Fähigkeiten wird auch die Urteilsfähigkeit schwächer (☞ LB 10). Die Demenz-Kranken können Denkprozesse nicht zu Ende führen und zu abschließenden Beurteilungen von Situationen gelangen. Die Beurteilung der Realität wird immer mehr verzerrt. Die Beeinträchtigung der Urteilsfähigkeit wird in vielen Lehrbüchern nicht unter den Symptomen einer Demenz aufgeführt. ✓
5. Der Begriff „chronische Gastritis" bezeichnet eine chronische Entzündung der Magenschleimhaut. Es handelt sich hierbei um ein organisches Geschehen und nicht um eine psychische Störung. ⊖

Einfachauswahl

8.10 Die Parkinson-Krankheit ist häufig verbunden mit psychischen Störungen, die den motorischen Symptomen vorausgehen können. Hierbei handelt es sich am häufigsten um:

A Schwere kognitive Beeinträchtigungen
B Wahn
C Depressionen
D Angststörungen
E Halluzinationen

Aussagenkombination

8.11 Welche der folgenden Erkrankungen können eine organische Psychose auslösen?

1. Schizophrenie
2. Bipolare affektive Störung
3. Multiple Sklerose
4. Leberzirrhose
5. Chronische Niereninsuffizienz

A Nur die Aussagen 3 und 5 sind richtig.
B Nur die Aussagen 1, 2 und 4 sind richtig.
C Nur die Aussagen 2, 3 und 4 sind richtig.
D Nur die Aussagen 3, 4 und 5 sind richtig.
E Alle Aussagen sind richtig.

8.10 Richtige Antwort: C

Morbus Parkinson ist eine häufig vorkommende neurologische Erkrankung des höheren Lebensalters mit Degeneration der Substantia nigra im Mittelhirn (Substantia = Substanz; nigra = schwarz) und typischen Leitsymptomen.

A Als Spätfolge des Morbus Parkinson kann sich eine Demenz entwickeln (☞ LB 10.5). Kognitive Störungen treten jedoch nicht zu Beginn der Erkrankung auf. ⊖

B Wahn gehört nicht zu den typischen Symptomen der Parkinson-Krankheit. In manchen Fällen kann sich im Spätstadium ein Wahn entwickeln. ⊖

C Depressive Symptome können der neurologischen Symptomatik um Jahre vorausgehen. Dieser Umstand führt häufig zu Fehldiagnosen. Fast die Hälfte der Patienten hat zum Zeitpunkt der Diagnosestellung depressive Episoden in der Anamnese (☞ LB 10.5). ✓

D Eine Angstsymptomatik entwickelt sich bei Parkinson-Patienten nur im Spätstadium und im Zusammenhang mit Demenz und Halluzinationen. ⊖

E Halluzinationen treten nur im fortgeschrittenen Stadium einer Parkinson-Erkrankung auf und können im Zusammenhang mit der medikamentösen Behandlung stehen. Zunächst erkennen die Patienten Halluzinationen noch als solche. Später können Halluzinationen psychotische Krankheitsbilder hervorrufen. ⊖

8.11 Richtige Antwort: D

Organische Psychosen sind definitionsgemäß Psychosen, die durch eine körperliche Erkrankung hervorgerufen werden. Meist handelt es sich wie z. B. bei der Multiplen Sklerose um neurologische Erkrankungen. Aber auch eine Vielzahl von anderen, rein körperlichen Erkrankungen, die verschiedene Organe betreffen, können sekundär das Gehirn beeinträchtigen.

1. Beim Störungsbild der Schizophrenie entstehen psychotische Symptome aus der Schizophrenie selbst und nicht als Folge von organischen Krankheiten (☞ LB 5.1). ⊖
2. Bei schweren affektiven Störungen können psychotische Symptome auftreten (☞ LB 4.1). Diese werden jedoch nicht als organisch bedingt angesehen. ⊖
3. Bei der Multiplen Sklerose kommt es in Schüben zu entzündlichen Herden im ZNS. Bei Befall bestimmter Gehirnareale können – meist erst im späteren Krankheitsverlauf – psychotische Symptome auftreten (☞ LB 10.13). ✓
4. Bei der Leberzirrhose, die meist eine Folge von chronischen Lebererkrankungen oder Alkoholismus ist, verliert die Leber ihre Fähigkeit, Giftstoffe aus dem Körper auszuleiten. Dabei steigt besonders der Ammoniakspiegel in Blut und Gehirn an, was zu vielfältigen Funktionsstörungen im Gehirn führt, die sich auch als Psychose zeigen können. ✓
5. Psychotische Symptome infolge einer chronischen Niereninsuffizienz sind ebenfalls als Vergiftungsschäden des Gehirns aufgrund mangelnder Ausscheidung von Giftstoffen anzusehen. ✓

Mehrfachauswahl

8.12 Wählen Sie *zwei* Antworten. Welche der folgenden Aussagen zum Delir treffen zu?

A Es liegt eine Störung des Bewusstseins vor.
B Es liegen meist akustische Halluzinationen vor.
C Ein Delir wird immer durch eine alkoholbedingte Gehirnschädigung verursacht.
D Typisch ist eine zeitliche Desorientiertheit, in schweren Fällen auch eine Desorientierung zu Ort und Person.
E Zu finden ist eine Beeinträchtigung vor allem des Langzeitgedächtnisses bei relativ intaktem Kurzzeitgedächtnis.

8.12 Richtige Antworten: A und D

Das Delir wird in der ICD-10 an zwei Stellen beschrieben. Einmal als eigenständiges Störungsbild unter den organisch bedingten psychischen Störungen als Folge von körperlichen Erkrankungen und Operationen (F05). Diese Form des Delirs tritt meist bei älteren Menschen auf. Darüber hinaus wird das Delir beschrieben im Zusammenhang mit der Einnahme psychotroper Substanzen, wobei das Delir durch akute Intoxikation oder durch Entzug ausgelöst wird (F1). In diesem Zusammenhang ist es besonders wichtig, das Delirium tremens des Alkoholikers zu kennen.

Um die Antwortmöglichkeiten richtig beurteilen zu können, muss man die Aussagen sehr genau lesen (siehe Kommentar zu den Aussagen B und E).

A Zur Symptomatik eines Delirs gehören quantitative und qualitative Bewusstseinsstörungen (☞ LB 10.3). Es bestehen Bewusstseinstrübung, Somnolenz und Sopor bis hin zum Koma. ✓

B Ein Delir kann mit Halluzinationen einhergehen. Es handelt sich jedoch meist um optische Halluzinationen (man denke an die „weißen Mäuse" beim Alkoholentzug). ⊖

C Die Ursache eines Delirs ist zwar häufig Alkoholismus (☞ LB 9.2), es kann jedoch auch durch eine Vielzahl anderer Ursachen entstehen, vor allem als Folge körperlicher Erkrankungen bei alten Menschen. Absolute Formulierungen, die Adverbien wie „immer" oder „nie" enthalten, sind sehr selten zutreffende Antworten. ⊖

D Orientierungsstörungen gehören zum Bild eines Delirs. Es kann Desorientiertheit zu Ort, Zeit oder zur Person bestehen. ✓

E Die Aussage ist verdreht. Richtig muss es heißen: Beeinträchtigung vor allem des Kurzzeitgedächtnisses bei relativ intaktem Langzeitgedächtnis. ⊖

Mehrfachauswahl

8.13 Wählen Sie *zwei* Antworten. Welche der folgenden Aussagen zur Alzheimer-Demenz treffen zu?

A Die Alzheimer-Demenz ist ein rasch fortschreitender Krankheitsprozess.
B Die Depression im Alter ist die wichtigste Differenzialdiagnose.
C Die Alzheimer-Demenz ist medikamentös gut heilbar.
D Wichtig für die Betroffenen sind auch Bewegungstherapien und übende Verfahren zur Erhaltung sozialer Kompetenz.
E Demenzpatienten beklagen selbst früh ihre geistige Leistungsschwäche.

8.13 Richtige Antworten: B und D

Unter den körperlich begründbaren psychischen Störungen, die auch als organische psychische Störungen bezeichnet werden, ist der Morbus Alzheimer die wichtigste Störung und muss sehr genau beschrieben werden können (☞ LB 10.1). Da M. Alzheimer in seinem Verlauf zu einer fortschreitenden Demenz führt, spricht man auch von Alzheimer-Demenz oder Demenz vom Alzheimer-Typ.

A Das Gegenteil der Aussage ist richtig: Die Erkrankung entwickelt sich schleichend. Die Verschlechterung schreitet langsam, aber kontinuierlich voran (☞ LB 10.1). ⊖

B Zum Bild einer Alzheimer-Demenz können Symptome wie Interesselosigkeit, verminderter Antrieb oder Stimmungsschwankungen gehören (☞ LB 10.1). Das Krankheitsbild kann einer Depression sehr ähnlich sein und muss differenzialdiagnostisch abgeklärt werden. Patienten, die ihren eigenen geistigen Verfall bemerken, können in der Folge eine Depression mit Suizidalität entwickeln. M. Alzheimer und Depression sind also nicht nur Differenzialdiagnosen, sondern können auch in Komorbidität (mehrere gleichzeitig bestehende Störungen oder Krankheiten) vorliegen. ✓

C Die Alzheimer-Demenz ist nicht heilbar, auch nicht medikamentös. Pharmaka, deren therapeutisches Spektrum speziell auf kognitive Symptome abzielt, werden Nootropika genannt (☞ LB 14.7). Modernere Präparate dieser Gruppe sollen das Fortschreiten der Erkrankung bis zur ständigen Pflegebedürftigkeit hinauszögern. Die Forschungsergebnisse zur Therapie mit Nootropika belegen jedoch nur schwache Effekte. ⊖

D In der Pflege und Betreuung dementer Patienten sollten körperliche, soziale und geistige Fähigkeiten ständig trainiert werden, um das Fortschreiten der Erkrankung zu verlangsamen und die Fähigkeit zu selbstständigem Handeln möglichst lange zu erhalten (☞ LB 10.1). Zu diesem Zweck sind Bewegungstherapien und übende Verfahren unentbehrlich. ✓

E Diese Aussage wird vom Prüfungsamt als falsch vorgegeben. Zumindest ein Teil der Patienten bemerkt jedoch im Frühstadium der Erkrankung durchaus, dass sie in ihrer geistigen Leistungsfähigkeit nachlassen. Sie klagen über Merk- und Konzentrationsstörungen. Auf den bewusst erlebten Verlust von geistigen Fähigkeiten können die Betroffenen mit Depressionen bis hin zur Suizidalität reagieren. Bei anderen Patienten fallen die Störungen der höheren geistigen Funktionen nur den Angehörigen auf, nicht jedoch den Betroffenen selbst. ⊖

Aussagenkombination

8.14 Bei welchen der folgenden Erkrankungen kann es zur Entwicklung einer Demenz kommen?

1. Rezidivierende zerebrale Insulte
2. M. Parkinson
3. Creutzfeldt-Jakob-Krankheit
4. Multiple Sklerose
5. Epilepsie

A Nur die Aussagen 1 und 2 sind richtig.
B Nur die Aussagen 3 und 4 sind richtig.
C Nur die Aussagen 1, 2 und 3 sind richtig.
D Nur die Aussagen 1, 2, 4 und 5 sind richtig.
E Alle Aussagen sind richtig.

Mehrfachauswahl

8.15 Wählen Sie *zwei* Antworten. Welche der folgenden Symptome lassen Sie in erster Linie an eine körperlich verursachte Erkrankung denken?

A „Anfälle" kurz dauernder Bewusstlosigkeit
B Störungen der Orientiertheit
C Gedankenentzug
D Kommentierende Stimmen
E Kontrollwahn

8.14 Richtige Antwort: E

Der Begriff Demenz beschreibt einen Symptomenkomplex, der durch eine Fülle verschiedener Hirnerkrankungen ausgelöst werden kann. Demenz besteht in dem Verlust zuvor einmal erreichter kognitiver Fähigkeiten.

1. Die Beurteilung dieser Aussage hängt von der Kenntnis des Begriffs „Insult" ab. Er steht für einen Gehirnschlag (Apoplexie). Der Oberbegriff für Demenzen, die sich in der Folge von Durchblutungsstörungen des Gehirns oder von Gehirnschlägen bilden, ist „vaskuläre Demenz" (☞ LB 10.2). ✓
2. Neben den typischen Symptomen der Schüttellähmung, können sich in der Spätphase des Morbus Parkinson auch Demenzen entwickeln (☞ LB 10.5). ✓
3. Die Creutzfeldt-Jakob-Krankheit führt zu einer fortschreitenden Schädigung von Hirngewebe und im weiteren Verlauf zur Entwicklung einer Demenz (☞ LB 10.7). ✓
4. Bei der Multiplen Sklerose kommt es zu einem fortschreitenden Befall von Hirn und Rückenmark durch herdförmige Läsionen. Je nach Lokalisation der Herde im Gehirn können sich im Spätstadium psychische Symptome entwickeln, darunter auch eine Demenz (☞ LB 10.13). ✓
5. Die meisten Menschen, die von einer Epilepsie betroffenen sind, erleiden mehr oder weniger häufig epileptische Anfälle, bleiben aber psychisch unauffällig. Nur bei einem kleinen Teil der Patienten kann es bei schwerem und lang andauerndem Verlauf zur Entwicklung einer Demenz kommen (☞ LB 10.12). ✓

8.15 Richtige Antworten: A und B

Gefragt wird nach wichtigen Kriterien, um organisch verursachte Psychosen von anderen Psychosen abzugrenzen.

A Treten Bewusstseinsstörungen auf (☞ LB 3.2), ist eine körperliche Ursache oder die Einnahme von psychotropen Substanzen (Alkohol, Medikamente, Drogen) am wahrscheinlichsten. ✓

B Orientierungsstörungen in Bezug auf Zeit, Raum oder Person lassen in erster Linie an ein organisches Geschehen denken (☞ LB 3.3). Bei einer Schizophrenie ist die Orientierung in der Regel intakt. ✓

C Gedankenentzug gehört zu den Ich-Störungen (☞ LB 3.9) und ist typisch für eine Schizophrenie. ⊖

D Kommentierende Stimmen gehören zu den akustischen Halluzinationen (☞ LB 3.8). Auch sie sind häufige Symptome einer Schizophrenie. ⊖

E Patienten, die unter einem Kontrollwahn leiden, meinen, dass sie immer und überall von bestimmten Menschen oder Organisationen überwacht werden. Es handelt sich um ein Symptom bei Schizophrenie (☞ LB 5.1). ⊖

Mehrfachauswahl

8.16 Wählen Sie *zwei* Antworten. Welche der folgenden Aussagen zur Nicht-Alzheimer-Demenz treffen zu?

A Die Wahrscheinlichkeit, an einer Demenz zu erkranken, ist unabhängig vom Lebensalter.
B Bei einer Demenz müssen Störungen von Gedächtnis, Denkvermögen und Affekt im Gegensatz zum Delir länger als sechs Monate bestehen.
C Eine Demenz tritt bei Personen unter 60 Jahren nicht auf.
D Zur Objektivierung der Demenz ist eine EEG-Untersuchung (Elektroenzephalographie) ausreichend.
E Von der Demenz muss die „Pseudodemenz" bei depressiven Erkrankungen abgegrenzt werden.

Einfachauswahl

8.17 Welche Aussage trifft zu? Typisch für eine organische Halluzinose ist:

A Im Vordergrund steht eine getrübte Bewusstseinslage.
B Die Halluzinationen können vom Patienten manchmal als solche erkannt werden.
C Sie ist mit Verhaltenstherapie gut therapierbar.
D Sie tritt bevorzugt zur Beginn der Pubertät auf.
E Wahn dominiert das klinische Bild.

8.16 Richtige Antworten: B und E

Neben der Demenz vom Alzheimer-Typ sind sog. vaskuläre Demenzen, die zweitgrößte Gruppe der Demenzen. Ungefähr 20% der Altersdemenzen entstehen durch eine verminderte Hirndurchblutung oder durch Blutungen (Hämorrhagien).

A Die Wahrscheinlichkeit, an einer Demenz zu erkranken, steigt mit zunehmendem Lebensalter. Schätzungen zufolge sind 5% der über 60-Jährigen und 20% der über 80-Jährigen betroffen. ⊖

B Die ICD-10 verlangt für die Diagnose einer Demenz, dass die Symptome seit mindestens sechs Monaten bestehen. Ein Delir hingegen besteht häufig nur kurz und ist nach weniger als sechs Monaten abgeklungen. ✓

C Demenz ist zwar eine Erkrankung des Alters, kann jedoch bei entsprechender Erkrankung oder Verletzung des Gehirns auch bei jungen Menschen auftreten. ⊖

D Obligate Voraussetzung für die Diagnose „Demenz" ist die Abnahme des Gedächtnisses und des Denkvermögens (☞ LB 10). Ohne das Vorhandensein dieser Symptome kann keine Demenz diagnostiziert werden. ⊖

E Depressive Erkrankungen können einer frühen Demenz ähneln. Demenzähnliche Verläufe einer Depression werden auch als Pseudodemenz bezeichnet. Charakteristisch sind Gedächtnisstörungen und verlangsamtes Denken. Die Unterscheidung kann bisweilen schwer fallen. Bei depressiven Patienten ist die Stimmung konstant schlecht, während sie beim Demenzkranken schwankt. ✓

8.17 Richtige Antwort: B

Die Wortbestandteile des Begriffs „organische Halluzinose" beschreiben bereits, worum es sich handelt: Bei der Symptomatik stehen Halluzinationen im Vordergrund, die durch ein organisches Geschehen im Gehirn hervorgerufen werden.

A Die Patienten sind in der Regel bewusstseinsklar. Der Name der Störung weist bereits darauf hin, dass Halluzinationen im Vordergrund stehen. ⊖

B Ein Teil der Patienten erkennt die Halluzinationen als solche. Dies hängt davon ab, welche Regionen des Gehirns von der Grunderkrankung betroffen sind. ✓

C Organische Krankheiten müssen vor allem auf der körperlichen Ebene behandelt werden. Psychotherapie ist bei organisch bedingten psychischen Störungen generell nicht angezeigt. Dies gilt auch für Verhaltenstherapie. ⊖

D Alle organisch bedingten psychischen Störungen treten gehäuft in fortgeschrittenem Alter auf. ⊖

E In einigen Fällen können sich im Rahmen der Halluzinationen Wahngedanken einstellen, bei vielen Patienten bleibt die Einsichtsfähigkeit jedoch erhalten. Wahn kann also als Symptom zu einer organischen Halluzinose hinzutreten, es ist jedoch nicht angemessen, von Wahn als dominierendem Symptom zu sprechen. Dominiert bei organischem Befund Wahn die Symptomatik, ist von einer organischen wahnhaften Störung auszugehen (ICD-10, F06.2). ⊖

Aussagekombination

8.18 Welche der folgenden Aussagen treffen zu? Ursachen für eine Demenz können sein:

1. HIV-Infektion
2. Fehlernährung (Nikotinsäuremangel)
3. Schilddrüsenunterfunktion
4. Wiederholte Schlaganfälle
5. Kurzfristiger Alkoholgenuss unter 15 g Alkohol/Tag bei einem gesunden Erwachsenen

A Nur die Aussagen 1, 2 und 3 sind richtig.
B Nur die Aussagen 1, 3 und 5 sind richtig.
C Nur die Aussagen 1, 2, 3 und 4 sind richtig.
D Nur die Aussagen 1, 2, 4 und 5 sind richtig.
E Nur die Aussagen 2, 3, 4 und 5 sind richtig.

8.18 Richtige Antwort: C

Eine schwierige Frage, da die Beantwortung differenzierte medizinische Kenntnisse voraussetzt und sich die Prüfungskandidaten in der Regel auf psychische, nicht jedoch auf vorrangig medizinische Fragestellungen vorbereitet haben. Voraussetzung für die korrekte Beantwortung ist die Kenntnis der wichtigsten Ursachen für die Entstehung einer Demenz. Besonders die Antwortmöglichkeiten 2, 3 und 5 gehen jedoch tief ins Detail.
Eine Möglichkeit der Beantwortung liegt in der Eingrenzung der Antwortmöglichkeiten. Kurzfristiger Konsum von geringen Mengen Alkohol bei einem gesunden Menschen wird wohl kaum eine Demenz hervorrufen. Nachdem Antwortmöglichkeit 5 ausgeschlossen werden kann, bleiben nur noch A und C als Aussagekombinationen übrig. Sie unterscheiden sich nur dadurch, dass C zusätzlich die Aussage 4 als Antwortmöglichkeit anbietet. Dass wiederholte Schlaganfälle zu einer Demenz führen können, sollte man gelernt haben.

1. Eine HIV-Infektion löst die Krankheit AIDS aus. AIDS geht mit einer Fülle von Symptomen einher, die Folge einer Abwehrschwäche sind. Bei etwa der Hälfte der Patienten kommt es im Krankheitsverlauf zu Veränderungen des Gehirns, die eine Demenz verursachen können (☞ LB 10.11). ✓
2. Durch Fehl- und Mangelernährung (z. B. Alkoholiker oder Patienten mit Anorexie) kann es zu einer Fülle von Mangelzuständen kommen, da bestimmte Nährstoffe nicht ausreichend zugeführt werden. Aufgrund von Fehlernährung kann es auch zu einem Mangel an Nikotinsäure (Niazin, Vitamin B_3) kommen, was u. a. zu einer Schädigung des Nervengewebes führt. Aus dieser Schädigung kann sich eine Demenz entwickeln. ✓
3. Bei einer Schilddrüsenunterfunktion (Hypothyreose) bildet die Schilddrüse nicht ausreichend Hormone. Die Schilddrüsenhormone (T3, T4) aktivieren im Körper Stoffwechselprozesse, Fördern das Wachstum, beschleunigen die Herztätigkeit und beeinflussen die Reaktionsfähigkeit von Nerven und Muskeln. Ein Mangel dieser Hormone kann eine Fülle von Symptomen verursachen. Neben einer allgemeinen Herabsetzung der körperlichen Leistungsfähigkeit, Stuhlverstopfung und Gewichtszunahme kann eine Hypothyreose auch psychische Symptome hervorrufen, zu denen vor allem Depression und Demenz zählen. ✓
4. Eine Demenz in der Folge eines Schlaganfalls (Apoplex) wird als vaskuläre Demenz bezeichnet (☞ LB 10.2). Etwa 10 % der demenziellen Erkrankungen sind auf Gefäßerkrankungen als Ursache zurückzuführen. Durch die Unterversorgung mit Blut oder die Verdrängung von Hirngewebe im Fall von Blutungen entstehen bleibende Schäden in den betroffenen Hirnregionen. ✓
5. Man geht davon aus, dass bei Männern ein fortgesetzter Alkoholkonsum von mehr als 60 g am Tag körperliche Schäden hervorruft. Bei Frauen liegt die Schwelle bereits bei 20 g. Da in der Aussage der Patient zudem gesund ist und der Alkoholkonsum lediglich als kurzfristig angegeben wird, ist die Aussage als falsch zu bewerten. ⊖

Einfachauswahl

8.19 Welche der genannten Krankheiten kann Ursache eines endokrinen (hormonell bedingten) Psychosyndroms sein?

A Gehirnerschütterung
B Alkoholmissbrauch
C Hypothyreose
D Alzheimer Erkrankung
E Drogensucht

Mehrfachauswahl

8.20 Wählen Sie *zwei* Antworten. Welche der folgenden Aussagen zur Demenz treffen zu?

A Bei der Demenz vom Alzheimer-Typ fällt ein akuter Beginn eines amnestischen Syndroms auf.
B Die vaskuläre Demenz ist häufig mit einem Bluthochdruck verbunden.
C Im Rahmen einer AIDS-Erkrankung kann im späteren Verlauf eine Demenz beobachtet werden.
D Die Alzheimer-Krankheit ist mit Medikamenten heilbar.
E Bei der Diagnose von Demenzerkrankungen spielen bildgebende Verfahren (z. B. kraniale Computertomographie) keine Rolle.

8.19 Richtige Antwort: C

Ein endokrines Psychosyndrom zählt zur übergeordneten Gruppe der organischen Psychosyndrome (F06). Die Frage sollte dennoch leicht zu beantworten sein, da nur eine Aussage eine hormonelle Erkrankung bezeichnet.

A Gehirnerschütterung (Commotio cerebri) und Gehirnquetschung (Contusio cerebri) werden heute unter dem Oberbegriff Schädel-Hirn-Trauma (SHT) geführt (☞ LB 10.9). Die Symptome sind Folge einer Verletzung des Gehirns und nicht einer hormonellen Störung. ⊖

B Psychische Erkrankungen infolge von Alkoholmissbrauch werden in der ICD-10 unter „Störungen durch psychotrope Substanzen" eingeordnet. Man unterscheidet demnach psychische Erkrankung aufgrund körperlicher Krankheiten (F0) und solche, die auf einen Substanzmissbrauch zurückgehen (F10–F19). Psychische Störungen als Folge von Alkoholmissbrauch haben keinen Bezug zu hormonellen Erkrankungen. ⊖

C Der Begriff „Hypothyreose" setzt sich aus zwei griechischen Wortbestandteilen zusammen: Das Präfix „hypo-" weist stets auf ein „Zu wenig" hin, der Bestandteil „thyreose" auf „Thyreoidea", was Schilddrüse bedeutet. Die Schilddrüse ist eine hormonproduzierende Drüse, ihre Erkrankung demnach eine hormonelle Erkrankung. Erkrankungen der Schilddrüse können eine psychische Symptomatik hervorrufen. ✓

D Bei Morbus Alzheimer kommt es zu pathologischen Veränderungen des Gehirns. Diese Prozesse haben nichts mit dem Hormonsystem zu tun. ⊖

E Psychische Störungen infolge einer Drogensucht gehören zur Rubrik „Störungen durch psychotrope Substanzen" (F10–F19). Diese haben ursächlich nichts mit dem Hormonsystem zu tun. ⊖

8.20 Richtige Antworten: B und C

Eine Demenz stellt kein eigenständiges Krankheitsbild dar, sondern ist ein Folgezustand vieler Krankheitsprozesse, die das zentrale Nervensystem schädigen.

A Eine Demenz beginnt schleichend und macht sich im Verlauf von Monaten und Jahren durch Gedächtnis- und Konzentrationsstörungen bemerkbar. Ein amnestisches Syndrom (Korsakow-Syndrom) tritt häufig im Rahmen einer fortgeschrittenen, chronischen Alkoholabhängigkeit auf (☞ LB 9.2). ⊖

B Eine vaskuläre Demenz ist auf eine Arteriosklerose (Verkalkung der Blutgefäße) zurückzuführen, die durch Bluthochdruck begünstigt wird (☞ LB 10.2). ✓

C AIDS produziert eine Vielzahl von Symptomen, zu denen auch Schädigungen des zentralen Nervensystems zählen, die ihrerseits eine Demenz begünstigen können (☞ LB 10.11). ✓

D Morbus Alzheimer ist weder mit Medikamenten noch mit anderen therapeutischen Methoden heilbar. Bestenfalls können Nootropika das Fortschreiten der Symptome abbremsen (☞ LB 10.1). ⊖

E Eine Demenz kann durch eine Vielzahl hirnorganischer Krankheiten verursacht werden. Moderne bildgebende Verfahren wie Computertomographie (CT) sind unentbehrlich, um die Diagnose zu stellen, vor allem jedoch, um die Ursache einer Demenz zu finden (☞ LB 2.1). ⊖

Aussagenkombination

8.21 Welche der folgenden Aussagen zur Demenz treffen zu?

1. Das Demenzsyndrom ist durch das Fehlen einer Bewusstseinstrübung gekennzeichnet.
2. Bei dementen Patienten (z. B. mit M. Alzheimer) kommt es häufig im Vorfeld der Erkrankung zu einer Verschlechterung der emotionalen Kontrolle.
3. Bei M. Alzheimer liegen häufig Sprachstörungen vor bis hin zum Sprachzerfall.
4. Im Gegensatz zum M. Alzheimer verläuft eine vaskuläre Demenz vermehrt in Schüben.
5. Orientierungsstörungen werden bei Patienten mit M. Alzheimer selten beobachtet.

A Nur die Aussagen 1, 2 und 5 sind richtig.
B Nur die Aussagen 1, 3 und 4 sind richtig.
C Nur die Aussagen 1, 2, 3 und 4 sind richtig.
D Nur die Aussagen 2, 3, 4 und 5 sind richtig.
E Alle Aussagen sind richtig.

Mehrfachauswahl

8.22 Wählen Sie *zwei* Antworten. Welche der folgenden Aussagen für deliriante Syndrome treffen zu?

A Sie beginnen schleichend (Wochen).
B Typisch ist eine Orientierungsstörung bei klarem Bewusstsein.
C Es ist auch an eine Stoffwechselstörung zu denken.
D Beim Alkoholentzugsdelir können Halluzinationen jeglicher Wahrnehmungsqualität auftreten.
E Es handelt sich um eine irreversible Psychose.

8.21 Richtige Antwort: C

1. Bei einer Demenz stehen die Beeinträchtigungen der geistigen Leistungsfähigkeit im Vordergrund. Bewusstseinstrübungen zählen zu den qualitativen Bewusstseinsstörungen (☞ LB 3.2). Bei einer Demenz treten Trübungen des Bewusstseins in der Regel nicht auf. ✓
2. Typische Frühsymptome einer Demenz sind Störungen der Merkfähigkeit und depressive Verstimmungen (☞ LB 10). Meist werden diese Symptome im Frühstadium noch nicht als Zeichen einer Demenz erkannt. Als „Verschlechterung der emotionalen Kontrolle" könnte man auch emotionale Ausbrüche, etwa von Wut verstehen. Solche Symptome treten meist erst im mittleren Stadium einer Demenzerkrankung auf. Da die Antwortmöglichkeit als richtig angesehen wird, wird mit „Verschlechterung der emotionalen Kontrolle" die depressive Symptomatik umschrieben. ✓
3. Im Verlauf der Erkrankung können bereits im Frühstadium erste Auffälligkeiten der Sprache bestehen (☞ LB 10.1). Worte werden vergessen und durch ähnliche Worte oder Füllworte ersetzt. Später ergeben Sätze oft keinen Sinn mehr und Antworten stehen nicht im Bezug zur gestellten Frage. ✓
4. Ein Morbus Alzheimer verschlechtert sich langsam und kontinuierlich (☞ LB 10.1). Bei der vaskulären Demenz sind kleine Gefäßverschlüsse für die Funktionsausfälle des Gehirns verantwortlich. Dies erklärt den eher schubweisen Verlauf einer vaskulären Demenz (☞ LB 10.2). ✓
5. M. Alzheimer geht mit einem zunehmenden Verlust des Orientierungsvermögens einher (☞ LB 10.1). Zunächst finden sich die Patienten in fremder Umgebung nicht zurecht, später auch im eigenen häuslichen Umfeld. ⊖

8.22 Richtige Antwort: C und D

A Ein Delir ist ein akutes Geschehen, das sich innerhalb von Stunden entwickelt. Das Delir wird zu den akuten organischen Psychosyndromen gerechnet (☞ LB 10.3). ⊖

B Störungen des Bewusstseins, insbesondere in Form von Bewusstseinstrübungen, zählen zu den Leitsymptomen eines Delirs. Die Orientierung ist häufig in zeitlicher und örtlicher Hinsicht gestört (☞ LB 10.3). ⊖

C Delirante Zustände können verschiedene Ursachen haben (☞ LB 10.3): Hirnverletzungen, die Einnahme psychotroper Substanzen, Entzugssyndrome und intensivmedizinische Maßnahmen (v. a. Operationen). Auch Stoffwechselstörungen können ein Delir auslösen. ✓

D Ein Alkoholentzugsdelir geht häufig mit optischen Halluzinationen einher (☞ LB 9.2). Die Betroffenen sehen kleine Tiere oder Objekte, die sich bewegen. Aber auch alle anderen Formen von Halluzinationen (z. B. akustische oder taktile Halluzinationen, Zönästhesien) können auftreten. ✓

E Ein Delir stellt in der Regel einen reversiblen Zustand dar (☞ LB 10.3), vorausgesetzt, die zugrunde liegende Krankheit wird rechtzeitig und effektiv therapiert. Bei ungünstigem Verlauf kann ein chronisches hirnorganisches Syndrom entstehen oder es kann sich eine Demenz entwickeln. ⊖

9 Kinder- und Jugendpsychiatrie

Steckbrief Störungen des Kinder- und Jugendlichenalters

Aufmerksamkeits-Defizit-Syndrom (ADS)

Häufig gekoppelt mit Hyperaktivität

Ursachen

- Genetische Faktoren
- Dysbalancen im Neurotransmitterhaushalt

Symptome

- Konzentrationsstörungen, erhöhte Ablenkbarkeit
- Rasche Stimmungswechsel
- Schwierigkeiten in Schule und Kindergarten
- Gefahr von Abhängigkeitserkrankungen, Delinquenz

Therapie

- Medikamentös: Methylphenidat, Antidepressiva
- Verhaltenstherapeutisches Elterntraining
- Familientherapie

Intelligenzminderung (Formen)

- Leichte Intelligenzminderung (IQ 50–69): Fähigkeit zu angelernter, praktischer Tätigkeit, unabhängig in Selbstversorgung
- Mittelgradige Intelligenzminderung (IQ 35–49): einfache Tätigkeit mit Anleitung möglich, eingeschränkte Selbstversorgung
- Schwere Intelligenzminderung (IQ 20–34): starke geistige Einschränkungen, teilweise Pflegebedürftigkeit
- Schwerste Intelligenzminderung (IQ <20): ständige Hilfe und Überwachung nötig

Tic-Störungen

Definition

Unwillkürliche, nicht-kontrollierbare Bewegungen oder Lautäußerungen

Ursachen

- Genetische Faktoren
- Gehäuftes Auftreten unter Stress

Symptome

- Motorische Tics: Grimassieren, Blinzeln, Kopfwerfen
- Vokale Tics: Räuspern, Bellen, Schnüffeln
- Tourette-Syndrom: motorische und vokale Tics

Therapie

- Leichte Tic-Störungen treten bei vielen Kindern vorübergehend auf
- Medikamentös: Tiaprid, Neuroleptika
- Entspannungstherapie
- Verhaltenstherapie

Artikulationsstörung

Definition

Fehler in der Lautbildung

Ursachen

- Hörschäden
- Neurologische Erkrankungen
- Intelligenzminderung

Symptome

Aussprachefehler, Verzerren von Lauten, Lispeln

Therapie

Logopädische Therapie

Frühkindlicher Autismus

Definition

Tiefgreifende Entwicklungsstörung mit gestörter Funktionsfähigkeit in den Bereichen soziale Interaktion und Kommunikation. Ursachen weitgehend unbekannt

Symptome

- Mangelnder Kontakt zu Gleichaltrigen
- Kaum Blickkontakt
- Kaum Wunsch nach emotionaler Zuwendung
- Unfähigkeit Gefühle mitzuteilen
- Eingeschränkte Entwicklung von Sprache
- Selbstverletzendes und aggressives Verhalten

Therapie

- Ursächliche Therapie nicht möglich
- Sprach- und Lernförderung

Asperger-Syndrom

Definition

Autistische Entwicklungsstörung mit gestörter Beziehungsfähigkeit sowie eingeschränkten, spezialisierten Interessen und Aktivitäten. Jungen häufiger betroffen (8:1). Ursachen weitgehend unbekannt, genetische Komponente

Symptome

- Einzelgängertum, jedoch Interesse an Kontakt zu anderen Kindern
- Mangelndes Schwingungsvermögen
- Häufig absonderliche, spezielle Interessen (z. B. Astronomie)
- Motorische Ungeschicklichkeit

Therapie

- Training zur Alltagsbewältigung
- Intensive psychosoziale Betreuung

Enuresis

Definition

Unkontrollierte Blasenentleerungen ohne organische Ursache (Bettnässen)

Formen

- Primäre Enuresis: Kind war noch nie länger als 6 Monate „trocken"
- Sekundäre Enuresis: Einnässen nachdem das Kind bereits länger als 6 Monate „trocken" war

Ursachen

- Erkrankungen und Fehlbildungen der Harnwege
- Familiär gehäuftes Auftreten
- Zu frühe Reinlichkeitserziehung

Therapie

Verhaltenstherapie, operante Konditionierung, Klingelmatratze oder -hose

Enkopresis

Definition

Willkürliche oder unwillkürliche Stuhlentleerungen an ungeeigneten Orten (Einkoten)

Formen

- Primäre Enkopresis: Kind war noch nie sauber
- Sekundäre Enkopresis: Einkoten nachdem das Kind bereits länger als 1 Jahr sauber war
- Retentive Enkopresis: Zurückhalten des Stuhls mit Verstopfung und Erweiterung des Darms. In der Folge „Überlauf-Enkopresis" mit kleinen, dünnen Stühlen

Ursachen

- Überstrenges Toilettentraining
- Schwierige familiäre und soziale Bedingungen

Therapie

- Verhaltenstherapie, systematisches Toilettentraining
- Spieltherapie
- Erziehungstraining für Eltern

Zuordnung

9.1 Ordnen Sie die einzelnen Formen der Intelligenzminderung dem entsprechenden IQ zu:

1. Geringe Intelligenz
2. Leichte Intelligenzminderung (Debilität)
3. Mittelgradige Intelligenzminderung (Imbezillität)
4. Schwerste Intelligenzminderung (Idiotie)

A IQ 70–85 ( )
B IQ < 20 ( )
C IQ 35–49 ( )
D IQ 50–69 ( )

Einfachauswahl

9.2 Welche der folgenden Aussagen trifft für den Begriff „Autismus" zu?

A Autismus ist gekennzeichnet durch die Willensbeeinflussung von außen.
B Autisten erleben sich selbst mit einer gehobenen Stimmung.
C Autismus bezeichnet man als Isolierung des Ichs.
D Autisten haben eine multiple Persönlichkeit.
E Autismus bezeichnet einen Zustand von beharrlichem Schweigen.

9.1 Richtige Lösung: A → 1
B → 4
C → 3
D → 2

Die veralteteten Begriffe „Debilität“, „Imbezillität“ und „Idiotie“ sollten wegen ihrer diskriminierenden Konnotation nicht mehr verwendet werden, sind jedoch noch vereinzelt in der Literatur zu finden und müssen somit gelernt werden.

9.2 Richtige Antwort: C

Bei der autistischen Entwicklungsstörung unterscheidet man den frühkindlichen Autismus (☞ LB 11.9) und den Asperger-Autismus (☞ LB 11.10).

A Eine Willensbeeinflussung von außen bezeichnet man als Suggestibilität. Ein Fremdbeeinflussungserleben kann im Rahmen von Ich-Störungen auftreten (☞ LB 3.9). ⊖

B Die Affektivität ist beim Autismus deutlich reduziert. Eine stark gehobene Stimmungslage, wie sie etwa bei einer Manie auftritt, bezeichnet man als Euphorie (☞ LB 3.10). ⊖

C Die betroffenen Kinder kapseln sich radikal von ihrer Umwelt ab. Soziale Aktivitäten sind auf ein Minimum reduziert. Autisten leben weitgehend isoliert von ihrer Umwelt. ✓

D Eine multiple Persönlichkeitsstörung ist eine sehr seltene Störung, die zu den dissoziativen Störungen gezählt wird (☞ LB 6.4). Bei einer multiplen Persönlichkeitsstörung bestehen in einem Menschen mehrere, deutlich voneinander unterscheidbare Persönlichkeiten. Autisten haben keine multiple Persönlichkeit. ⊖

E Einen Zustand, in dem Patienten nicht sprechen, obwohl ihr Sprechapparat intakt ist, bezeichnet man als Mutismus. Mutismus tritt als Störung der sozialen Funktionen im Kindes- und Jugendalter auf (☞ LB 11.19). ⊖

Mehrfachauswahl

9.3 Wählen Sie *zwei* Antworten. Als umschriebene Entwicklungsstörungen klassifiziert man in der Kinder- und Jugendpsychiatrie insbesondere folgende der genannten Störungen:

A Durchgangssyndrom
B Oligophrenie
C Artikulationsstörung
D Demenz
E Lese- und Rechtschreibstörung

Aussagenkombination

9.4 Welche der folgenden Aussagen treffen zu? Hinsichtlich der Aufmerksamkeits-Defizit-Hyperaktivitätsstörung (ADHS) gilt:

1. Vorzeitiges Abbrechen von Aktivitäten ist ein Charakteristikum.
2. Die Störung manifestiert sich im Regelfall nach dem 12. Lebensjahr.
3. Überzufällig häufig kommt es hierbei zu Störungen des Sozialverhaltens.
4. Eine gestörte Impulskontrolle kann Teil des Krankheitsbildes sein.
5. Es besteht ein erhöhtes Unfallrisiko.

A Nur die Aussagen 1 und 2 sind richtig.
B Nur die Aussagen 2 und 4 sind richtig.
C Nur die Aussagen 1, 3 und 4 sind richtig.
D Nur die Aussagen 1, 3, 4 und 5 sind richtig.
E Alle Aussagen sind richtig.

9.3 Richtige Antworten: C und E

Entwicklungsstörungen des Kindesalters werden in umschriebene Entwicklungsstörungen und tiefgreifende Entwicklungsstörungen unterschieden. Der Begriff „umschriebene Entwicklungsstörungen" meint Störungen der einzelnen Fähigkeiten (z.B. Sprechen, schulische Leistungen oder motorische Fertigkeiten), während sich tiefgreifende Entwicklungsstörungen in vielen Lebensbereichen zeigen.

A Als Durchgangssyndrom bezeichnet man vorübergehende, unspezifische psychische Symptome, die auf organische Ursachen zurückzuführen sind. Auslöser sind bei älteren Patienten häufig operative Eingriffe. ⊖

B Oligophrenie bezeichnet angeborene oder früh erworbene Defizite der Intelligenz im Kindesalter (☞ LB 11.1). Man unterscheidet leichte, mittelgradige, schwere und schwerste Intelligenzminderungen. Intelligenzminderungen zählen nicht zu den Entwicklungsstörungen, sondern bilden in der ICD-10 eine eigene Kategorie (Intelligenzstörung, F70–F79). ⊖

C Artikulationsstörungen (☞ LB 11.4) zeigen sich in Fehlern bei der Lautbildung. Sie zählen zu den umschriebenen Entwicklungsstörungen. ✓

D Demenz bezeichnet einen geistigen Abbauprozess, der gewöhnlich erst im Alter einsetzt. Während im Fall einer Oligophrenie nie eine normale Intelligenz bestanden hat (☞ LB 11.1), kommt es bei einer Demenz zum Abbau einer vormals normalen Intelligenz. ⊖

E Eine Lese- und Rechtschreibstörung wird auch als Legasthenie bezeichnet und zählt zu den umschriebenen Entwicklungsstörungen (☞ LB 11.7). Jungen sind bis zu zehnmal häufiger betroffen als Mädchen. ✓

9.4 Richtige Antwort: D

Wenn Sie sofort erkennen, dass Aussage 2 falsch ist, bleiben nur noch zwei Antwortmöglichkeiten.

1. Kinder mit ADHS können ihre Aufmerksamkeit nicht lange Zeit einer Tätigkeit zuwenden (☞ LB 11.12). Sie brechen Aktivitäten ab, um sich neuen Dingen zuzuwenden. ✓
2. Ein ADHS manifestiert sich bereits in der frühen Kindheit (☞ LB 11.12). Im Kindergarten sind die Kinder schwer zu betreuen, da sie nicht stillsitzen können und es zu Konflikten mit anderen Kindern kommt. ⊖
3. Die betroffenen Kinder haben große Schwierigkeiten, sich an Regeln zu halten und sich in Gruppen einzufügen (☞ LB 11.12). Sie können nicht abwarten, bis sie an der Reihe sind und unterbrechen andere mitten im Gespräch. Im Jugendlichenalter besteht eine überdurchschnittliche Tendenz zu Straftaten und zu Drogenmissbrauch. ✓
4. Kinder mit einem ADHS haben eine deutlich verringerte Impulskontrolle (☞ LB 11.12). Sie sind motorisch unruhig und können nicht still sitzen. Sie müssen ständig etwas tun, jedoch ohne ihre Vorhaben zu Ende bringen, da sie sehr schnell wieder neuen Impulsen nachgehen. ✓
5. Bei Kindern mit einem hyperkinetischen Syndrom kommt es häufiger zu Unfällen als bei anderen Kindern. Sie können sich schlechter konzentrieren und sind nicht in der Lage, aus Erfahrungen zu lernen. ✓

Einfachauswahl

9.5 Welche Aussage zum hyperkinetischen Syndrom trifft zu?

A Die Diagnose eines hyperkinetischen Syndroms kann im Erwachsenenalter nicht gestellt werden.
B Kinder mit hyperkinetischem Syndrom neigen zu Unfällen.
C Hyperkinetische Störungen treten bei Mädchen häufiger auf als bei Jungen.
D Kinder mit hyperkinetischem Syndrom sind oft motorisch weiterentwickelt als ihre Altersgenossen.
E Sekundär tritt meist ein erhöhtes Selbstwertgefühl auf.

9.5 Richtige Antwort: B

Mit dem Begriff „hyperkinetisches Syndrom“ bezeichnet man ein Aufmerksamkeits-Defizit-Syndrom, das mit Hyperaktivität einhergeht (☞ LB 11.12).

A ADHS ist eine Störung, die bereits im frühen Kindesalter beginnt. Die Symptomatik setzt sich jedoch bis ins Erwachsenenalter fort und kann demnach auch bei Erwachsenen diagnostiziert werden. Die Diagnosestellung ist beim Erwachsenen schwieriger als bei Kindern, da die Symptomatik durch soziale Anpassungsprozesse nicht mehr so offen in Erscheinung tritt. Substanzmittelmissbrauch, kriminelle Handlungen, motorische Unruhe oder ein schlechtes Konzentrationsvermögen können Hinweise auf ein ADHS sein (☞ LB 11.12). ⊖

B Aufgrund der großen motorischen Unruhe und Impulsivität, gepaart mit der eingeschränkten Fähigkeit, sich zu konzentrieren und aus Erfahrung zu lernen, kommt es bei Kindern mit einem ADHS häufiger zu Unfällen als bei anderen Kindern. ✓

C Der Anteil an Jungen mit einem diagnostizierten Aufmerksamkeits-Defizit-Syndrom mit Hyperaktivität (ADHS) ist mehr als doppelt so hoch als der Anteil an Mädchen. Die statistischen Angaben liegen im Bereich von 2 : 1 bis 3 : 1 (☞ LB 11.12). ⊖

D Kinder mit einem Aufmerksamkeits-Defizit-Syndrom mit Hyperaktivität (ADHS) sind in ihrer feinmotorischen Entwicklung verzögert (☞ LB 11.12). Häufig sind therapeutische Interventionen mit Ergotherapie angezeigt. ⊖

E Kinder mit einem hyperkinetischen Syndrom haben viele Misserfolgserlebnisse (☞ LB 11.12). Die Eltern haben ständig Anlass zum Schimpfen. In der Schule können die Kinder nicht die Leistungen abliefern, die ihrer Intelligenz entsprechen. Unter Gleichaltrigen sind die betroffenen Kinder eher unbeliebt. In der Folge bleibt es nicht aus, dass sie nur ein schwaches Selbstwertgefühl entwickeln können. ⊖

Mehrfachauswahl

9.6 Wählen Sie *drei* Antworten. Als Ausdruck pathologischer Tics bei einem Kind mit einer vorübergehenden Tic-Störung, nach ICD-10, findet man wahrscheinlich folgende der genannten Phänomene:

A Blinzeln
B Grimassieren
C Ausschließlich nächtliches Kopfschütteln
D Koprophagie (Essen von Kot)
E „Schulterzucken“

Aussagenkombination

9.7 Welche der folgenden Symptome sprechen für eine Aufmerksamkeits-Defizit-Hyperaktivitätsstörung?

1. Überschießende Aktivität
2. Abnormes Maß an Unaufmerksamkeit
3. Erhöhte Impulsivität
4. Beginn bereits in den ersten Lebensjahren
5. Deutliche Besserung der Schwierigkeiten bei der Einschulung

A Nur die Aussagen 1 und 2 sind richtig.
B Nur die Aussagen 3, 4 und 5 sind richtig.
C Nur die Aussagen 1, 2, 3 und 4 sind richtig.
D Nur die Aussagen 1, 2, 3 und 5 sind richtig.
E Alle Aussagen sind richtig.

9.6 Richtige Antworten: A, B und E

Tic-Störungen zeigen sich in Form von unwillkürlichen, raschen und wiederholten motorischen Bewegungen oder Lauten (☞ LB 11.15). Vorübergehende Tic-Störungen dauern nicht länger als ein Jahr an.

A Blinzeln ist eine motorische Bewegung, die bei einer Tic-Störung häufig ausgeführt wird. Blinzeln zählt zu den einfachen motorischen Tics (☞ LB 11.15). ☑

B Auch Grimassieren zählt zu den einfachen motorischen Tics, die bei einer vorübergehenden Tic-Störung auftreten können (☞ LB 11.15). ☑

C Kopfschütteln zählt zu den Ausformungen einer Tic-Störung. Es tritt jedoch nicht ausschließlich nachts auf. Nächtliches Kopfschütteln und Kopfwerfen wird als Jactatio capitis nocturna bezeichnet. Wiederholtes, nicht funktionales Kopfschütteln wird zu den stereotypen Bewegungsstörungen gezählt. ⊖

D Das Essen von Kot gehört nicht zu den Symptomen einer Tic-Störung. Koprophagie kann im Rahmen einer Pica auftreten (☞ LB 11.18). ⊖

E Schulterzucken kann als Symptom einer vorübergehenden Tic-Störung auftreten. ☑

9.7 Richtige Antwort: C

Wenn man das Störungsbild von ADS bzw. der Hyperaktivitätsstörung gut gelernt hat, sollte man Aussage 5 sofort als falsch ausschließen können. Anschließend verbleiben nur noch zwei Antwortmöglichkeiten.

1. Der Name „Hyperaktivitätsstörung" weist bereits auf das gesteigerte Aktivitätsniveau der betroffenen Kinder hin. Die Kinder können nicht lange still sitzen. Sie beginnen häufig neue Aktivitäten, ohne sie zu Ende zu führen (☞ LB 11.12). ☑
2. Kinder mit ADHS sind außerstande, sich längere Zeit zu konzentrieren und die Aufmerksamkeit länger einem Gegenstand zuzuwenden. Sie sind häufig nicht in der Lage, den Anforderungen in der Schule gerecht zu werden (☞ LB 11.12). ☑
3. Auch eine erhöhte Impulsivität gehört zur Symptomatik eines ADHS. Handlungsimpulse werden ohne weitere Reflexion umgesetzt (☞ LB 11.12). Es besteht eine Neigung zu Unfällen und Regelverletzungen. ☑
4. Die ersten Symptome eines ADHS sind spätestens im Kindergartenalter zu beobachten. Den Kindern fällt es schwer, sich in eine geregelte Ordnung einzufügen (☞ LB 11.12). Unter Umständen ist bereits im Kleinkindalter eine Neigung zu übermäßigem Rennen und Klettern zu beobachten. ☑
5. Die Probleme für Kinder mit einem ADHS nehmen mit der Einschulung nicht ab, sondern zu. Verhaltensauffälligkeiten und Lernstörungen werden noch auffälliger. Häufig sind die betroffenen Kinder auch bei Gleichaltrigen unbeliebt (☞ LB 11.12). Ein ADHS hält bis ins Erwachsenenalter an. ⊖

Aussagenkombination

9.8 Welche der folgenden Aussagen hinsichtlich der nicht organischen Enkopresis (Einkoten) bei geistig nicht behinderten Kindern treffen zu?

1. Kennzeichnend ist das wiederholte Absetzen von Fäzes an Stellen, die im soziokulturellen Milieu des betroffenen Kindes dafür nicht vorgesehen sind.
2. Die Enkopresis kann Teil einer Störung des Sozialverhaltens sein.
3. Eine Erscheinungsform ist: Stuhlretention mit Überlauf.
4. Eine Persistenz bis ins Erwachsenenalter ist die Regel.
5. Das Störungsbild ist insgesamt seltener als die primäre nicht organische Enuresis (Einnässen).

A Nur die Aussagen 1 und 2 sind richtig.
B Nur die Aussagen 1, 3 und 5 sind richtig.
C Nur die Aussagen 1, 2, 3 und 5 sind richtig.
D Nur die Aussagen 2, 3, 4 und 5 sind richtig.
E Alle Aussagen sind richtig.

Mehrfachauswahl

9.9 Wählen Sie *drei* Antworten. Für die hyperkinetische Störung des Kindesalters ist welches Merkmal charakteristisch?

A Beeinträchtigte Aufmerksamkeit
B Zwangshandlungen
C Störung der Verhaltenssteuerung
D Durchgängig sozial überangepasstes Verhalten
E Stimmungsschwankungen

9.8 Richtige Antwort: C

Bei der Enkopresis wird eine primäre von einer sekundären Form unterschieden (☞ LB 11.17). Primäre Enkopresis bedeutet, dass das Kind vorher noch nie sauber war. Von einer sekundären Enkopresis spricht man, wenn ein Kind bereits für mindestens ein Jahr sauber war.

1. Diese Aussage zitiert genau die Formulierung, die in der ICD-10 zur Beschreibung von Enkopresis verwendet wird (F98.1). Die betroffenen Kinder benutzen häufig nicht die Toilette zur Stuhlentleerung. In manchen Fällen wird Kot auf dem Körper oder auf Gegenständen verschmiert (☞ LB 11.17). ✓
2. Eine Enkopresis kann gemeinsam mit anderen psychischen Störungen auftreten (Komorbidität). Die häufigsten mit Enkopresis vergesellschafteten psychischen Störungen sind Störungen des Sozialverhaltens. ✓
3. Man unterscheidet eine retentive und eine nicht retentive Form der Enkopresis (☞ LB 11.17). Die retentive Enkopresis ist gekennzeichnet durch Zurückhalten des Stuhls mit anschließendem Überlauf. Das Zurückhalten des Stuhls führt zu einer deutlichen Erweiterung des Dickdarms. ✓
4. Eine Enkopresis klingt mit zunehmendem Alter meist von allein ab (☞ LB 11.17). Dies gilt nicht für Patienten mit geistiger Behinderung oder Störungen des Sozialverhaltens. ⊖
5. Enkopresis ist deutlich seltener als eine Enuresis. 10 % der Siebenjährigen nässen nachts gelegentlich ein, während Enkopresis in diesem Alter bei etwa 1 % der Kinder auftritt (☞ LB 11.17). ✓

9.9 Richtige Antworten: A, C und E

Die meist als ADS oder ADHS (bei Auftreten von Hyperaktivität) bezeichnete Störung, wird in der ICD-10 als hyperkinetische Störung aufgeführt.

A Hyperaktivität tritt im Zusammenhang mit einem ADS auf (☞ LB 11.12). Charakteristisch für die Symptomatik ist eine reduzierte Fähigkeit der betroffenen Kinder, ihre Aufmerksamkeit längere Zeit auf einen Gegenstand zu lenken. ✓

B Zwangshandlungen gehören nicht zu den Erscheinungen einer hyperkinetischen Störung. Überaktives Verhalten zeigt sich im Gegenteil von Zwängen: Die Kinder können sich schwer in wiederkehrende Rituale einfügen und brechen durch ihre Impulsivität immer wieder aus der Routine aus. ⊖

C Die Verhaltenssteuerung ist im Sinne einer verminderten Impulskontrolle deutlich gestört. Die Kinder gehen jeder neuen Idee nach und vergessen Anordnungen bereits nach kurzer Zeit. ✓

D Wegen der herabgesetzten Impulskontrolle kommen die betroffenen Kinder immer wieder in Konflikt mit Personen, die für ihre Erziehung verantwortlich sind (☞ LB 11.12). Sie können sich kaum an die Regeln einer Gemeinschaft anpassen und laufen Gefahr, in der Pubertät häufig polizeilich auffällig zu werden, wenn sie nicht ausreichend behandelt werden. ⊖

E ADS mit Hyperaktivität geht mit raschen Stimmungsschwankungen einher (☞ LB 11.12). Sollen die betroffenen Kinder schwierige Aufgaben bewältigen, werden sie schnell missmutig und geben auf. ✓

Einfachauswahl

9.10 Leitsymptom der hyperkinetischen Störung (Aufmerksamkeits-Defizit-Hyperaktivitätsstörung, ADHS) ist

A Überaktivität in mehr als einer Situation (z. B. Schule und zu Hause)
B Gesteigerte Aufmerksamkeit
C Beschleunigte motorische und sprachliche Entwicklung
D Hochbegabung
E Gesteigerte eigene Verhaltenskontrolle

Einfachauswahl

9.11 Welche Aussage trifft zu? In der Entwicklungspsychologie wird der Entwicklung des kindlichen Spiels eine große Bedeutung beigemessen. Ordnen Sie in der chronologisch richtigen Reihenfolge die verschiedenen Arten kindlichen Spiels bei normgerechter Entwicklung.

A Rollenspiel – sensomotorisches Spiel – Regelspiele
B Rollenspiel – Regelspiele – sensomotorisches Spiel
C Sensomotorisches Spiel – Rollenspiel – Regelspiele
D Sensomotorisches Spiel – Regelspiele – Rollenspiel
E Regelspiele – Rollenspiel – sensomotorisches Spiel

9.10 Richtige Antwort: A

Die Frage sollte leicht zu beantworten sein, da nach einem namengebenden Symptom – und somit nach einem Leitsymptom – gefragt wird.

A Hyperaktivität bedeutet Überaktivität. Zur Diagnosestellung eines ADHS muss die Hyperaktivität in mehreren Lebensbereichen auftreten (☞ LB 11.12). ✓

B Der Begriff „Aufmerksamkeitsdefizit“ weist darauf hin, dass die betroffenen Kinder keine gesteigerte, sondern eine herabgesetzte Aufmerksamkeit aufweisen (☞ LB 11.12). ⊖

C Bei Kindern mit einem ADHS sind nach ICD-10 die motorische und sprachliche Entwicklung überdurchschnittlich häufig verzögert (F90). ⊖

D Es gibt auch hochbegabte Kinder mit ADHS. Überdurchschnittlich häufig bestehen jedoch kognitive Beeinträchtigungen. ⊖

E Das Verhalten von Kindern mit einem ADHS ist geprägt durch eine mangelnde Impulskontrolle (☞ LB 11.12). Die Verhaltenskontrolle ist somit herabgesetzt und nicht gesteigert. ⊖

9.11 Richtige Antwort: C

Die Reihenfolge, in der sich das kindliche Spiel entwickelt, ist an die Reifungsstufen des Kindes in motorischer und geistiger Hinsicht gekoppelt.

Einfachauswahl

9.12 Welcher der folgenden Befunde ist am ehesten mit einer leichten Intelligenzminderung (Debilität) vereinbar?

A Der Intelligenzquotient (IQ) liegt im Bereich um 30.
B Eine sprachliche Verständigung ist nicht möglich.
C Einfache praktische Arbeitstätigkeiten können ausgeübt werden.
D Erste Manifestation der Symptome im jungen Erwachsenenalter.
E Durch Einnahme von Ritalin® (Methylphenidat) werden normale schulische Leistungen erreicht.

Einfachauswahl

9.13 Eines der diagnostischen Kriterien für das Tourette-Syndrom nach ICD-10 ist:

A Multiple motorische Tics und einer oder mehrere vokale Tics.
B Ausschließliches Auftreten bei Kindern mit geistiger Behinderung.
C Die Erkrankung persistiert nie bis ins Erwachsenenalter.
D Soziale und berufliche Beeinträchtigung treten in der Regel nicht auf.
E Die Symptome bessern sich in der Adoleszenz.

9.12 Richtige Antwort: C

Die ICD-10 widmet den Intelligenzminderungen ein eigenes Kapitel. Unter F7 werden verschiedene Schweregrade der Störung differenziert.

A Bei einem Intelligenzquotienten im Bereich um 30 spricht man von schwerer Intelligenzminderung. Die Betroffenen sind nicht in der Lage, Lesen oder Schreiben zu lernen (☞ LB 11.1). ⊖

B Menschen mit einer leichten Intelligenzminderung können sich in der Regel sprachlich normal verständigen. Es besteht eine verringerte und verlangsamte geistige Entwicklung. Eine Beschulung ist meist in einer Sonderschule möglich (☞ LB 11.1). ⊖

C In Werkstätten für Behinderte haben Menschen mit leichter Intelligenzminderung die Möglichkeit, einer an ihre Fähigkeiten angepassten, einfachen Arbeitstätigkeit nachzugehen. Die Arbeitsangebote werden durch sozial- und sonderpädagogische Fachkräfte begleitet. ✓

D Intelligenzminderungen zeigen sich bereits in der Kindheit in einer verzögerten Entwicklung der Motorik, des Spracherwerbs und der Lernfähigkeit. Die Symptomatik setzt sich bis in das Erwachsenenalter fort, wobei durch gezielte Förderung große Fortschritte erzielt werden können. ⊖

E Ritalin® (Wirkstoff Methylphenidat) wird zur Therapie von Aufmerksamkeits-Defizit-Syndromen (ADS) eingesetzt (☞ LB 11.12). ADS hat nichts mit Intelligenzminderung zu tun. Im Einzelfall können Kinder mit ADS einen sehr hohen Intelligenzquotienten aufweisen. ⊖

9.13 Richtige Antwort: A

Das Tourette-Syndrom oder Gilles-de-la-Tourette-Syndrom zählt zu den Tic-Störungen. Ungefähr 10 % aller Kinder und Jugendlichen sind betroffen.

A Das Tourette-Syndrom (auch Gilles-de-la-Tourette-Syndrom) zählt zu den Tic-Störungen (☞ LB 11.15). Bei einer Tic-Störung treten unwillkürliche, nicht kontrollierbare Bewegungen von Körperteilen (motorische Tics) auf oder unfreiwillig erzeugte Geräuschen (vokale Tics). Beim Tourette-Syndrom liegen ausgeprägte motorische und vokale Tics vor. ✓

B Tics treten häufig bei Patienten mit geistiger Behinderung auf. Sie sind jedoch auf keinen Fall als Zeichen einer geistigen Behinderung anzusehen, da sie häufig auch bei sonst gesunden Menschen auftreten. ⊖

C „Persistieren" bedeutet „anhalten", „andauern". Das Tourette-Syndrom verläuft fast ausschließlich chronisch, d.h., die Symptomatik besteht beim Erwachsenen fort. ⊖

D Menschen mit einem Tourette-Syndrom wirken auf ihre Umgebung seltsam und manchmal furchteinflößend. Bereits in der Schule kann es zu großen Integrationsschwierigkeiten kommen. Im Berufsleben und speziell in Berufen mit Kundenkontakt kann es zu deutlichen Einschränkungen der sozialen Akzeptanz kommen. ⊖

E Viele Tic-Störungen bilden sich während der Pubertät wieder zurück. Dies gilt jedoch nicht für das Tourette-Syndrom, das auch im Erwachsenenalter fortbesteht. ⊖

Einfachauswahl

9.14 Für die Aufmerksamkeits-Defizit-Hyperaktivitätsstörung (ADHS) trifft zu?

A Gehäuftes familiäres Auftreten deutet auf eine genetische Komponente hin.
B Die Symptome beginnen nicht vor dem 10. Lebensjahr.
C Die Prävalenzrate für Alkohol- und Drogenmissbrauch ist bei ADHS-Patienten gegenüber gesunden Kontrollpersonen nicht erhöht.
D Eine emotionale Labilität und Störung der Impulskontrolle ist nicht vorhanden.
E ADHS-Patienten zeigen bei der Arbeit, in Partnerschaft und Familie ein normales Funktionsniveau.

Aussagenkombination

9.15 Welche der nachfolgenden Beobachtungen bei einem Ihrer Patienten lässt (lassen) Sie an ein hyperkinetisches Syndrom denken?

1. Der Betroffene ist häufig „auf Achse“ oder handelt oftmals, als wäre er „getrieben“.
2. Typische Intelligenzminderung
3. Impulsives Handeln
4. Ernährt sich mit viel zu viel Süßigkeiten (falsche Ernährung mit zu viel Zucker).
5. Störung der Aufmerksamkeit

A Nur die Aussage 1 ist richtig.
B Nur die Aussagen 2 und 3 sind richtig.
C Nur die Aussagen 1, 3 und 5 sind richtig.
D Nur die Aussagen 1, 2, 3 und 4 sind richtig.
E Alle Aussagen sind richtig.

9.14 Richtige Antwort: A

ADHS ist ein Störungsbild bei Kindern und Jugendlichen, welches häufig diagnostiziert wird. Sie müssen nicht nur die Symptomatik sehr genau kennen, sondern auch Auftretenshäufigkeiten, Ursachen, Verläufe und Komplikationen beschreiben können.

A Zwillingsstudien und Familienuntersuchungen belegen einen starken genetischen Faktor bei der Entstehung von ADHS (☞ LB 11.12). ✓

B Die Symptome von ADHS treten bereits vor dem sechsten Lebensjahr auf (☞ LB 11.12). ⊖

C Kinder mit ADHS weisen ein deutlich erhöhtes Risiko auf, als Jugendliche und Erwachsene zu Suchtmitteln zu greifen (☞ LB 11.12). ⊖

D Stimmungsschwankungen und impulsives Verhalten sind typisch für Kinder mit ADHS (☞ LB 11.12). ⊖

E ADHS bringt eine Vielzahl von sozialen Problemen mit sich (☞ LB 11.12). Die Betroffenen werden von ihrer Umwelt als anstrengend erlebt. Im Berufsleben bleiben sie meist deutlich unter ihren Möglichkeiten. Arbeitsplätze und Beziehungspartner wechseln häufig. ⊖

9.15 Richtige Antwort: C

Mit dem Begriff „hyperkinetisches Syndrom“ wird eine Störung bezeichnet, die umgangssprachlich häufig als „Hyperaktivität bei Kindern“ bezeichnet wird. In der Fachdiskussion wird meist von ADS (Aufmerksamkeits-Defizit-Syndrom) gesprochen, das mit oder ohne Hyperaktivität auftreten kann. Es ist davon auszugehen, dass es sich bei ADS und ADHS (Aufmerksamkeits-Defizit-Syndrom mit Hyperaktivität) um ein Störungsbild mit unterschiedlichen Verlaufsformen handelt.

1. Die betroffenen Kinder sind motorisch unruhig, können nur kurze Zeit still sitzen und wirken wie getrieben (☞ LB 11.12). ✓
2. Hyperaktive Kinder sind meist normal intelligent. Zwischen ADHS und geistiger Behinderung besteht kein Zusammenhang. ⊖
3. Impulsivität ist ein Zeichen für Hyperaktivität. Handlungsimpulse werden ohne weiteres Nachdenken umgesetzt. Dies führt zu großen Problemen in der schulischen Ausbildung und im sozialen Kontakt (☞ LB 11.12). ✓
4. Die Ursachen für die Entstehung eines ADHS sind noch nicht endgültig geklärt. In wenigen Fällen sollen Nahrungsmittelunverträglichkeiten eine Rolle spielen (☞ LB 11.12). Der vermehrte Konsum von Süßigkeiten gehört nicht zur typischen Symptomatik eines ADS. ⊖
5. Kinder mit ADHS sind leicht abzulenken und können sich schlecht konzentrieren. Sie können sich nicht längere Zeit mit einer Aufgabe beschäftigen und bringen kaum etwas zu Ende (☞ LB 11.12). ✓

Aussagenkombination

9.16 Welche der folgenden Aussagen zu Tic-Störungen treffen zu?

1. Räuspern, Hüsteln, Grunzen und Bellen gehören zu den möglichen Phänomenen der einfachen vokalen Tics.
2. Es besteht niemals eine genetische Disposition.
3. Die Tics können willentlich dauerhaft von den betroffenen Kindern unterdrückt werden.
4. Eine neuroleptische Behandlung kann bei schweren Tic-Störungen indiziert sein.
5. Im Extremfall können Tic-Störungen auch zu einem selbstverletzenden Verhalten führen.

A Keine der vorstehenden Aussagen ist richtig.
B Nur die Aussagen 2 und 3 sind richtig.
C Nur die Aussagen 1, 4 und 5 sind richtig.
D Nur die Aussagen 1, 2, 4 und 5 sind richtig.
E Alle Aussagen sind richtig.

Aussagenkombination

9.17 Welche der folgenden Aussagen treffen zu? Ursache einer Intelligenzminderung in der Kindheit können sein:

1. Stoffwechselkrankheiten
2. Chromosomenanomalien oder Erbkrankheiten
3. Infektionskrankheiten
4. Verletzungen, Unfälle
5. Vergiftungsfolgen

A Nur die Aussagen 1 und 2 sind richtig.
B Nur die Aussagen 2 und 4 sind richtig.
C Nur die Aussagen 1, 3 und 5 sind richtig.
D Nur die Aussagen 3, 4 und 5 sind richtig.
E Alle Aussagen sind richtig.

9.16 Richtige Antwort: C

Für die Beantwortung dieser Frage bietet sich das Ausschlussverfahren an: Die zweite Aussage sollte sofort als falsch erkannt werden. Aussagen mit einem Adverb wie „nie" oder „immer" sind selten richtig. Mit dem Ausschluss von Aussage 2 bleiben nur noch zwei Aussagekombinationen übrig, und man findet schnell die Lösung (Aussagen 1, 4 und 5), selbst wenn man sich in Bezug auf die Richtigkeit der Aussagen 4 und 5 nicht ganz sicher ist.

1. Vokale Tics gehen mit der Bildung von Lauten sowie mit Mundbewegungen einher (☞ LB 11.15). Einfache vokale Tics zeigen sich z. B. als Räuspern, Bellen, Schnüffeln, Hüsteln oder Grunzen. Komplexe vokale Tics bestehen aus Wörtern oder ganzen Sätzen. ✓
2. Das gehäufte Auftreten von Tics in Familien legt einen genetischen Faktor nahe. ⊖
3. Tics können willentlich kurze Zeit unterdrückt werden, jedoch nicht über einen längeren Zeitraum (☞ LB 11.15). ⊖
4. In schweren Fällen werden Tic-Störungen mit Medikamenten aus der Gruppe der Neuroleptika behandelt (☞ LB 14.3). Neuroleptika werden üblicherweise zur Behandlung von Psychosen eingesetzt. ✓
5. Bei schweren Tic-Störungen kann es zu Selbstverletzungen (Mutilationen) und in der Folge zu schweren Körperschäden wie Taubheit oder Erblindung kommen (☞ LB 11.15). ✓

9.17 Richtige Antwort: E

Jede Schädigung des Gehirns kann zu einer Intelligenzminderung führen (☞ LB 11.1). Eine Hirnschädigung kann die Folge einer zugrunde liegenden Erkrankung (Aussagen 1 und 3) oder einer Vergiftung und Verletzung (Aussagen 4 und 5) sein. Zudem können krankhafte Veränderungen des Erbguts dazu führen, dass das Gehirn in seiner Funktion von Geburt an fehlerhaft angelegt ist.

1. Da nach der kindlichen Intelligenzminderung gefragt wird, sind bevorzugt die selten auftretenden angeborenen Stoffwechselkrankheiten gemeint wie z. B. Morbus Wilson (☞ LB 10.8). ✓
2. Die häufigste und bekannteste Chromosomenanomalie, die zu verminderter Intelligenz führt, ist das Down-Syndrom (ca. 20 %). Da beim Down-Syndrom das Chromosom 21 drei Mal vorkommt, wird es auch als Trisomie 21 bezeichnet. ✓
3. Infektionskrankheiten der werdenden Mutter während der Schwangerschaft können zu Schädigungen des Gehirns beim Kind führen. Zu diesen Infektionskrankheiten zählen z. B. Zytomegalie, Toxoplasmose, Lues, HIV und Röteln. ✓
4. Unmittelbare Einwirkungen auf das Gehirn durch Verletzungen des Hirngewebes können mit bleibenden Funktionsausfällen einhergehen. ✓
5. Pro Jahr werden mehr als 2000 Kinder mit Schädigungen des Gehirns geboren, die auf Alkoholkonsum der Mutter während der Schwangerschaft zurückzuführen sind. Auch die Einnahme von Drogen und Medikamenten während der Schwangerschaft kann zu Gehirnschäden beim Kind führen. ✓

Mehrfachauswahl

9.18 Wählen Sie *zwei* Antworten. Welche der folgenden Aussagen zur Aufmerksamkeits-Defizit-Hyperaktivitätsstörung (ADHS) treffen zu?

A Mädchen sind deutlich häufiger betroffen als Jungen.
B Die betroffenen Kinder haben häufig in der Schule große Schwierigkeiten.
C Gute Wirksamkeit von Benzodiazepinen (z. B. Valium®).
D Die Symptome treten nach dem 8. Lebensjahr auf.
E ADHS-Patienten haben ein erhöhtes Suchtpotenzial.

Einfachauswahl

Ein achtjähriger Junge berichtet, dass er ganz oft beten müsse, damit seinen Eltern oder ihm nichts Schlimmes passiere. Beim Beten müsse er auch immer darauf achten, ja nichts falsch zu machen (z. B. die Hände nicht richtig zu halten, mit den Augen zu blinzeln, in Gedanken nicht richtig bei dem Gebet zu sein). Wenn er sich nicht sicher sei, dass er alles richtig gemacht habe, müsse er das Beten wiederholen. Wenn er das nicht tue, würde die Angst, dass etwas Schlimmes passiere, unerträglich. Wegen des vielen Betens könne er sich auch gar nicht mehr richtig in der Schule oder bei den Hausaufgaben konzentrieren.

9.19 Welche Aussage trifft zu? Es handelt sich am ehesten um

A Eine schlechte Gewohnheit
B Eine Zwangsstörung
C Eine übertriebene religiöse Erziehung durch die Eltern
D Eine beginnende kindliche Schizophrenie
E Ein altersgemäßes Verhalten eines ängstlichen Kindes

9.18 Richtige Antworten: B und E

ADHS ist ein Störungsbild bei Kindern und Jugendlichen, welches häufig diagnostiziert wird. Sie müssen nicht nur die Symptomatik sehr genau kennen, sondern auch Auftretenshäufigkeiten, Geschlechterverteilungen und Verläufe.

A Vom ADHS sind Jungen im Vergleich zu Mädchen in einem Verhältnis von etwa 3 : 1 betroffen, wobei die genauen Zahlenangaben schwanken. ⊖

B Zur Symptomatik des ADHS gehören Konzentrationsstörungen, Impulsivität, motorische Unruhe sowie eine große Ablenkbarkeit (☞ LB 11.12). Diese Faktoren erschweren den Kindern in der Schule eine normale Teilnahme am Unterricht, weshalb die Leistungen zum Teil weit unter den Möglichkeiten der betroffenen Kinder bleiben. ✓

C Immer wieder ist aus uninformierten Kreisen die Unterstellung zu hören, dass ADHS mit Beruhigungsmitteln wie z. B. Benzodiazepinen (☞ LB 14.4) behandelt würde. Diese sind jedoch nicht wirksam und können sogar paradoxe Reaktionen hervorrufen. Das am häufigsten verschriebene Medikament ist Methylphenidat (z. B. Ritalin®), das zur Gruppe der Psychostimulanzien zählt (☞ LB 11.12). ⊖

D Die ADHS-Symptome treten bereits vor dem sechsten Lebensjahr auf. ⊖

E Leider ist es tatsächlich so, dass Kinder die von ADHS betroffen sind, später als Jugendliche und Erwachsene ein deutlich erhöhtes Risiko haben, eine Abhängigkeitserkrankung zu entwickeln (☞ LB 11.12). ✓

9.19 Richtige Antwort B

Die Behandlung und Diagnostik von Kindern und Jugendlichen setzt gute Kenntnisse der Entwicklungspsychologie voraus. Nicht umsonst gibt es den Beruf des Kinder- und Jugendlichenpsychotherapeuten. Bei Kindern ist stets zu prüfen, ob eine behandlungsbedürftige psychische Störung vorliegt oder sich Symptome von Entwicklungskrisen noch im Normbereich bewegen.

A, C und E Die Aussagen unterstellen, dass keine pathologische Störung vorliegt, sondern nur eine leichte Abweichung von der Normalität, und dass das Verhalten in der Persönlichkeit des Kindes oder in Haltungen seines familiären Umfelds begründet ist. Die Aussagen sind falsch, da der Junge unter schweren, beeinträchtigenden Symptomen leidet, die unbedingt behandelt werden müssen. ⊖

B Zwangserkrankungen zeigen sich in folgenden Symptomen: wiederkehrende Zwangsgedanken („es könnte etwas Schlimmes passieren") und Zwangshandlungen (in diesem Fall Beten) (☞ LB 6.2). Die Betroffenen führen ständig sich wiederholende Stereotypien und Rituale durch („beim Beten müsse er auch immer darauf achten, ja nichts falsch zu machen"). Zwangshandlungen behindern die Bewältigung von Alltagsaufgaben (hier: Schule oder Hausaufgaben). ✓

D Eine Schizophrenie tritt sehr selten bereits im Alter von acht Jahren auf. Die charakteristischen Symptome einer Schizophrenie sind sozialer Rückzug, Ängstlichkeit und Depressivität. Auch Wahn und Aggressivität können das Bild prägen (☞ LB 5.1). ⊖

Einfachauswahl

9.20 Der frühkindliche Autismus ist eine Erkrankung mit meist chronischem Verlauf. Welche Aussage zum frühkindlichen Autismus trifft zu?

A Autismus kommt bei Mädchen wesentlich häufiger vor als bei Knaben (etwa 3–4 Mal häufiger).
B Ein autistisches Kind bedarf keiner Therapie, da die Symptome in der Pubertät (spätestens in der Adoleszenz) eine Spontanheilung erfahren.
C Autistische Kinder kapseln sich zwar von ihrer Umgebung ab, entwickeln aber ein hohes Maß an Empathie, Mitleid und Wunsch nach emotionaler Zuwendung.
D Die Kommunikation ist von klein auf gestört, die aktive Sprache bleibt wenig produktiv, sie ist unmoduliert, affektarm und wird kaum von Mimik und Gestik begleitet.
E Hirnorganische Störungen, insbesondere eine Epilepsie oder Intelligenzminderungen, werden bei autistischen Kindern in der Regel nicht beobachtet.

Aussagenkombination

9.21 Welche der folgenden Aussagen über das Aufmerksamkeits-Defizit-Syndrom (ADS) trifft (treffen) zu?

1. Bei der Behandlung von ADS sollten nicht gleichzeitig Medikamente und psychotherapeutische Techniken eingesetzt werden.
2. Bei der Aufmerksamkeits-Defizitstörung des Kindesalters (ADS) kann eine motorisch hyperaktive Symptomatik völlig fehlen.
3. Störungen der Fein- oder Grobmotorik sind ein Ausschlusskriterium für die Diagnose ADS.
4. Mit Flooding-Techniken erreicht man bei ADS-Patienten oft ein rascheres Verschwinden der Symptomatik als bei anderen Indikationen.
5. Symptome wie z. B. Distanzlosigkeit oder Impulsivität stützen die Diagnose.

A Nur die Aussage 1 ist richtig.
B Nur die Aussagen 1 und 2 sind richtig.
C Nur die Aussagen 2 und 5 sind richtig.
D Nur die Aussagen 1, 2 , 3 und 5 sind richtig.
E Alle Aussagen sind richtig.

9.20 Richtige Antwort: D

Der frühkindliche Autismus bezeichnet eine tiefgreifende Entwicklungsstörung, die sich vor dem 3. Lebensjahr zeigt. Es besteht eine gestörte Funktionsfähigkeit in den Bereichen der sozialen Interaktion und Kommunikation.

A Jungen sind häufiger betroffen als Mädchen (Verhältnis ca. 4 : 1; ☞ LB 11.9). ⊖

B Die autistische Störung schreitet bis zum Erwachsenenalter fort. Eine frühzeitig einsetzende, pädagogisch-therapeutische Begleitung kann die Problematik erheblich verbessern (☞ LB 11.9). ⊖

C Kinder mit einem frühkindlichen Autismus sind unfähig, Freundschaften zu schließen. Sie nehmen kaum Blickkontakt auf und zeigen keinen Wunsch nach emotionaler Zuwendung. ⊖

D Mimik und Gestik sind bei Kindern mit frühkindlichem Autismus stark reduziert. Soziale Signale werden kaum beantwortet. Etwa die Hälfte der betroffenen Kinder spricht gar nicht oder nur sehr unverständlich (☞ LB 11.9). ✓

E Bei etwa einem Drittel der betroffenen Kinder treten zur autistischen Symptomatik Intelligenzminderung und epileptische Anfälle hinzu, was auf hirnorganische Störungen als Ursache schließen lässt. ⊖

9.21 Richtige Antwort: C

ADS ist definiert als charakteristisches, zeitlich stabiles Verhaltensmuster, das in der frühen Kindheit beginnt und mit Störungen der Aufmerksamkeit einhergeht. In den meisten Fällen treten Impulsivität und Hyperaktivität hinzu.

1. Studien belegen, dass die effektivste Therapie bei ADS die Kombination von Psychopharmaka und Psychotherapie ist. Medikamentös wird vor allem Methylphenidat (z. B. Ritalin®) verordnet, bei der Psychotherapie stehen verhaltenstherapeutische Strategien im Vordergrund (☞ LB 11.12). ⊖
2. Die Aufmerksamkeitsstörung ADS wird häufig auch als AD(H)S bezeichnet. Das „H" in der Abkürzung ADHS steht für „Hyperaktivität". Ein Aufmerksamkeits-Defizit-Syndrom kann demnach mit und ohne Hyperaktivität auftreten. ✓
3. Laut ICD-10 treten bei ADS häufig motorische Störungen in Form von Ungeschicklichkeit auf. Diese motorischen Defizite gehören nicht zum eigentlichen Störungsbild des ADS. Sie schließen die Diagnose „ADS" jedoch auch nicht aus, sondern müssen gegebenenfalls gesondert und zusätzlich unter „Entwicklungsstörungen" (F8) diagnostisch erfasst werden. ⊖
4. Der Begriff „Flooding" bezeichnet in der Verhaltenstherapie Reizkonfrontationsverfahren (☞ LB 13.3). Sie werden effektiv bei Angststörungen eingesetzt. Die Patienten werden real (in vivo) mit maximal Angst-auslösenden Situationen und Objekten konfrontiert. Flooding spielt bei der Therapie von ADS keine bedeutende Rolle. ⊖
5. Hyperaktivität geht meist mit Impulsivität einher. Die Kinder setzen Bewegungs- oder Redeimpulse ohne Reflexion um. Sie verletzen Regeln und können z. B. in der Schule nicht warten, bis sie an der Reihe sind. Im sozialen Verhalten zeigen die betroffenen Kinder negative Interaktionsmuster, die sich auch als Distanzlosigkeit bemerkbar machen können. ✓

Aussagenkombination

9.22 Welche der folgenden Aussagen zum Einnässen oder Einkoten bei Kindern trifft (treffen) zu?

1. Die Anwendung von Verstärkerplänen ist eine Therapieoption.
2. Für das Toilettentraining beim Einkoten werden feste Uhrzeiten für den Toilettengang vereinbart.
3. Einkoten ist bei Kleinkindern (unter zwei Jahren) in der Regel psychisch bedingt.
4. Eine genaue Dokumentation der Häufigkeit von Einnässen oder Einkoten ist unerlässlich.
5. Ein Blasentraining wird oft mit gesteigerter Flüssigkeitszufuhr gekoppelt.

A Nur die Aussage 4 ist richtig.
B Nur die Aussagen 1 und 4 sind richtig.
C Nur die Aussagen 2, 3 und 5 sind richtig.
D Nur die Aussagen 1, 2, 4 und 5 sind richtig.
E Alle Aussagen sind richtig.

Aussagenkombination

9.23 Welche der folgenden Aussagen treffen zu? In bestimmten Phasen des Kindes- und Jugendalters finden sich jeweils für die Phase typische entwicklungsabhängige emotionale Phänomene bzw. Störungen. Hierzu zählen:

1. Dunkelangst in der Adoleszenz
2. Trennungsangst im Kindesalter
3. Agoraphobie im Kleinkindalter
4. Passagere zwangsähnliche Rituale bei jungen Kindern
5. Artikulationsstörungen im Säuglingsalter

A Nur die Aussagen 1 und 4 sind richtig.
B Nur die Aussagen 2 und 3 sind richtig.
C Nur die Aussagen 2 und 4 sind richtig.
D Nur die Aussagen 1, 2 und 3 sind richtig.
E Nur die Aussagen 2, 3 und 5 sind richtig.

9.22 Richtige Lösung: D

Die Frage ist nicht leicht zu beantworten, da sie spezifische Kenntnisse der (verhaltenstherapeutischen) Behandlung von Kindern voraussetzt. Ein psychotherapeutischer Heilpraktiker sollte an einen spezialisierten Fachtherapeuten überweisen, wenn er die für die Behandlung von Kindern notwendigen Fachkenntnisse nicht besitzt.

1. Die Belohnung (Verstärkung) von erwünschtem Verhalten, in diesem Fall das Trocken- bzw. Sauberbleiben, ist immer eine Therapieoption. ✓
2. Die Verhaltenstherapie bietet ein systematisches Toilettentraining an, das vorsieht, dass sich die Kinder nach den Mahlzeiten regelmäßig zur Toilette begeben, auch wenn kein Stuhldrang besteht (☞ LB 11.17). ✓
3. Enkopresis (Einkoten) wird erst ab dem vierten Lebensjahr diagnostiziert. Das Erlernen der Stuhlkontrolle ist normalerweise erst nach dem zweiten bis dritten Lebensjahr abgeschlossen (☞ LB 11.17). ⊖
4. Für die Diagnostik und zur Kontrolle des Therapieverlaufs ist es notwendig, das Auftreten des Einnässens und Einkotens zu protokollieren. ✓
5. Beim Blasentraining sollen die Patienten lernen, die bewusste Kontrolle über die Blasenfunktion zu verbessern. Es gibt verschiedene Behandlungskonzepte, zum Teil wird Blasentraining mit apparativen Methoden (z. B. Klingelbett, Klingelhose) kombiniert (☞ LB 11.17). Manche therapeutischen Strategien arbeiten mit einer gesteigerten Flüssigkeitszufuhr, um die Sensibilität der Patienten für den Füllungszustand der Blase zu erhöhen. ✓

9.23 Richtige Antwort: C

Die Frage bezieht sich auf typische Entwicklungsphasen bei Kindern, die in ihrer Ausprägung psychischen Störungen ähneln können. Sie sind als normal anzusehen, wenn sie nicht extrem ausgeprägt sind.

1. Eine Phase von Dunkelangst durchleben Kinder im Alter von ungefähr zwei Jahren. Der Begriff „Adoleszenz" bezeichnet den Zeitabschnitt zwischen Kindheit und Erwachsenenalter, d. h. die Altersstufe zwischen 12 und 20 Jahren. ⊖
2. Trennungsangst besteht vor allem in den ersten beiden Lebensjahren. In der Zeit um den achten Lebensmonat kommt es zu einer Phase ausgeprägten Fremdelns. ✓
3. Es gibt keine natürliche Entwicklungsphase mit Zeichen von Agoraphobie bei Kleinkindern. Zeigen Kinder agoraphobisches Verhalten, ist zu überprüfen, ob eine Therapie indiziert ist. ⊖
4. Das vorübergehende (passagere) Auftreten von zwangsähnlichen Ritualen ist bei Kindern eine normale und notwendige Erscheinung. Kinder brauchen einen sicheren, verlässlichen Rahmen und wünschen sich in bestimmten Lebensbereichen wiederkehrende Abläufe, z. B. Einschlafrituale oder Essensgewohnheiten. ✓
5. Artikulationsstörungen (☞ LB 11.4) können erst vorliegen, wenn das Kind seine Fähigkeit zu sprechen entwickelt hat. Dies ist bei Säuglingen noch nicht der Fall. ⊖

Mehrfachauswahl

9.24 Wählen Sie *zwei* Antworten. Welche der folgenden Begriffe sind typisch für die Aufmerksamkeits-Defizit-Hyperaktivitätsstörung (ADHS) bei Kindern?

A Gute Schulnoten
B Beginn ab dem 9. Lebensjahr
C Regelverletzungen
D Großer Freundeskreis
E Niedrige Frustrationstoleranz

Mehrfachauswahl

9.25 Wählen Sie *zwei* Antworten. Welche der folgenden Aussagen zur primären Enuresis treffen zu?

A Nach bereits erworbener Blasenkontrolle über sechs Monate tritt wieder Einnässen auf.
B Familiäre Häufung wird nur selten beobachtet.
C Primäre Enuresis ist definiert als unwillkürliches Einnässen ohne somatischen Befund über das 5. Lebensjahr hinaus.
D Der Verlauf zeigt eine hohe Spontanheilungsrate.
E Am häufigsten tritt sie tagsüber auf (Enuresis diurna).

9.24 Richtige Antworten: C und E

ADHS ist definiert als charakteristisches, zeitlich stabiles Verhaltensmuster, das in der frühen Kindheit beginnt und mit Störungen der Aufmerksamkeit einhergeht. Hinzu treten Impulsivität und Hyperaktivität.

A Kinder mit ADHS liegen mit ihren schulischen Leistungen häufig weit unter dem Niveau, das sie aufgrund ihrer Intelligenz eigentlich erreichen könnten (☞ LB 11.12). ⊖

B Die ADHS-Symptomatik entwickelt sich meist bereits vor dem sechsten Lebensjahr (☞ LB 11.12). ⊖

C Wegen der stark ausgeprägten Impulsivität und Ungeduld übertreten Kinder mit ADHS häufig soziale Normen und Regeln. ✓

D Nicht nur Erwachsene haben im Umgang mit ADHS-Kindern Schwierigkeiten. Auch von Gleichaltrigen werden die betroffenen Kinder als anstrengend und störend erlebt. Sie sind häufig unbeliebt und werden zu Außenseitern. ⊖

E Zu den typischen Symptomen eines ADHS gehören Ungeduld, die Unfähigkeit, sich längere Zeit mit einer Sache zu beschäftigen, und eine niedrige Frustrationstoleranz (☞ LB 11.12). ✓

9.25 Richtige Antworten: C und D

Enuresis bedeutet unwillkürliches Einnässen (☞ LB 11.16). Die zusätzliche Bezeichnung „primär" besagt, dass das Kind noch nie länger als sechs Monaten „trocken" war. Bei sekundärer Enuresis nässt das Kind nach einer Phase von mindestens sechs Monaten, in denen es trocken war, wieder ein. Organische Ursachen müssen stets ausgeschlossen werden.

A Enuresis wird in der Regel vor dem fünften Lebensjahr nicht als pathologisch eingestuft (☞ LB 11.16). Die Dauer der erworbenen Kontrolle über die Blasenfunktion wird lediglich als Kriterium für die Unterteilung zwischen der primären und der sekundären Form der Enuresis herangezogen. ⊖

B Es konnte bisher noch kein genetischer Faktor objektiviert werden. Klinische Beobachtungen beschreiben jedoch eine familiäre Häufung, die eine Vererbungskomponente nahelegt. ⊖

C Die ICD-10 empfiehlt, die Diagnose „Enuresis" nicht vor dem fünften Lebensjahr zu stellen. ✓

D In der Mehrzahl der Fälle bildet sich die Symptomatik nach kurzer Zeit wieder zurück. Ungünstige Verläufe sind häufig auf belastende familiäre Konstellationen oder einen starken Vererbungsfaktor zurückzuführen. ✓

E Enuresis tritt häufiger während der Nacht auf (Enuresis nocturna). ⊖

Aussagenkombination

9.26 Welche der im Folgenden genannten Begriffe kommen als Differenzialdiagnose zu Tic-Störungen in Frage?

1. Spätdyskinesien nach Neuroleptika-Behandlung
2. Aufmerksamkeits-Defizit-Hyperaktivitätsstörung (ADHS)
3. Zwangsstörungen
4. Hyperkinesen durch Medikamente
5. Folgen bestimmter Infektionskrankheiten

A Nur die Aussagen 1 und 4 sind richtig.
B Nur die Aussagen 2 und 3 sind richtig.
C Nur die Aussagen 1, 3 und 5 sind richtig.
D Nur die Aussagen 3, 4 und 5 sind richtig.
E Alle Aussagen sind richtig.

9.26 Richtige Lösung: E

Charakteristisch für eine Tic-Störung sind unwillkürliche und nicht kontrollierbare Bewegungen eines Körperteils (motorische Tics) oder unfreiwillig erzeugte Geräusche (vokale Tics) (☞ LB 11.15). Motorische Tics können sich z. B. als Grimassieren, Blinzeln oder Kopfwerfen zeigen. Als Differenzialdiagnose bezeichnet man die Abgrenzung einer Störungen von anderen Störungen und Krankheiten, die ähnliche Symptome hervorbringen.

1. Spätdyskinesien gehören zu häufig auftretenden Nebenwirkungen nach jahrelanger Behandlung mit hochpotenten Neuroleptika (☞ LB 14.3). Die bei Spätdyskinesien auftretenden Tics betreffen die Mund- und Gesichtsmuskulatur (z. B. Schmatzbewegungen). ✓
2. Bis zu einem Drittel der betroffenen Kinder entwickelt zusätzlich zum Aufmerksamkeitsdefizit und zur Unruhe eine Tic-Symptomatik. Durch eine medikamentöse Behandlung mit Methylphenidat können bestehende Tics verstärkt oder neue Tics hervorgerufen werden. ✓
3. Tics gehen häufig mit Zwangssymptomen einher. Aus diesem Grund muss eine Zwangsstörung (☞ LB 6.2) abgegrenzt werden. ✓
4. Als Hyperkinesen bezeichnet man eine Symptomkombination aus einer Zunahme der körperlichen Motorik und unwillkürlichen Bewegungsabläufen. Hyperkinesen können durch eine Vielzahl von Psychopharmaka und anderen Medikamenten ausgelöst werden, z. B. Neuroleptika, Lithium, Antiepileptika (☞ LB 14.6) oder Parkinson-Medikamente (☞ LB 10.5). ✓
5. Tics können auch zu den Symptomen von Infektionskrankheiten gehören. Einige Streptokokkeninfektionen (durch bestimmte Bakterien ausgelöste Krankheiten) wie Lues (Syphilis) oder Tollwut sind besonders hervorzuheben. ✓

Aussagenkombination

9.27 Welche der folgenden Aussagen zur geistigen Behinderung treffen zu?

1. Menschen mit geistiger Behinderung haben oft eine Mehrfachbehinderung.
2. Von einer mittelgradigen Intelligenzminderung (Imbezillität) spricht man bei einem IQ von 85.
3. Bei Kindern mit geistiger Behinderung gelingt es heute in über 90 % der Fälle, die Ursachen zu klären.
4. Je schwerer der Grad der geistigen Behinderung, desto häufiger bestehen psychische Störungen oder Symptome.
5. Zu den präventiven Maßnahmen gegen bestimmte angeborene Intelligenzminderungen gehören Schutzimpfungen der Mutter vor Eintritt der Schwangerschaft.

A Nur die Aussagen 1 und 3 sind richtig.
B Nur die Aussagen 1, 4 und 5 sind richtig.
C Nur die Aussagen 2, 3 und 5 sind richtig.
D Nur die Aussagen 2, 4 und 5 sind richtig.
E Alle Aussagen sind richtig.

Einfachauswahl

9.28 Welche Aussage zur Aufmerksamkeits-Defizit-Hyperaktivitätsstörung (ADHS) trifft zu?

A Bei ADHS-Patienten führt nur eine streng phosphatarme Diät zu einer deutlichen Besserung der Symptome.
B Therapieverfahren der Wahl ist die Spieltherapie.
C ADHS endet mit der Pubertät.
D Mädchen sind häufiger betroffen als Jungen.
E Durch medikamentöse Stimulanzien lässt sich das Sozialverhalten der Betroffenen in vielen Fällen bessern.

9.27 Richtige Antwort: B

Eine geistige Behinderung wird in der Regel während der ersten Lebensjahre festgestellt. Als „Intelligenzminderung“ wird sie den Störungen des Kinder- und Jugendalters zugeordnet (☞ LB 11.1).

1. Geistige Behinderung ist häufig mit anderen Behinderungen (z. B. körperliche Behinderung, Behinderungen der Sinnesorgane oder Sprachbehinderung) gekoppelt. ✓
2. Ein IQ von 85 liegt am unteren Rand des Normbereichs. IQ-Werte zwischen 70 und 85 werden einer grenzwertigen Intelligenz mit Lernbehinderung zugeordnet und nicht als psychiatrische Störung angesehen. Imbezillität ist eine alte Bezeichnung für eine mittelgradige Intelligenzminderung. ⊖
3. In der überwiegenden Zahl der Fälle von Intelligenzminderung bleiben die Ursachen unbekannt. In manchen Fällen können genetische Ursachen, Infektionen, Geburtsschäden oder Verletzungen als Ursachen identifiziert werden (☞ LB 11.16). ⊖
4. Geistige Behinderungen gehen überdurchschnittlich häufig mit seelischen Störungen einher. Mit der Stärke der Behinderung steigt auch das Risiko, zusätzliche psychische Störungen zu entwickeln. ✓
5. Intelligenzminderungen können auch die Folge von Infektionen sein, die die Mutter während der Schwangerschaft durchlaufen hat. Gegen manche dieser Infektionskrankheiten, die für das Kind gefährlich werden können, gibt es eine Schutzimpfung (z. B. Röteln). ✓

9.28 Richtige Antwort: E

ADHS kann mit oder ohne Hyperaktivität auftreten (☞ LB 11.12).

A Die meiste Aussicht auf Erfolg bei der Behandlung eines ADHS hat die Kombination aus Psychotherapie und medikamentöser Therapie. In den 1980er Jahren stellte die Apothekerin Helen Hafer eine Hypothese auf, nach der phosphatreiche Nahrungsmittel für die Entstehung von ADHS verantwortlich sind. Im Umkreis dieser Theorie wurde eine phosphatarme Diät propagiert. Die Theorie hielt einer wissenschaftlichen Überprüfung nicht stand. ⊖

B Bei der Behandlung von Kindern mit ADHS wird auch Spieltherapie eingesetzt. Freie Spielzeiten der betroffenen Kinder mit ihren Eltern werden dabei besonders empfohlen. Neben der medikamentösen Therapie und der Psychotherapie im eigentlichen Sinn (☞ LB 11.12) ist Spieltherapie als Begleittherapie anzusehen. ⊖

C Die Ausprägung der Symptomatik eines ADHS kann sich in der Pubertät etwas abschwächen. Meistens besteht ein ADHS jedoch bis in das Erwachsenenalter fort (☞ LB 11.12). ⊖

D Das Gegenteil der Aussage ist richtig: ADHS tritt bei Jungen mehr als doppelt so häufig auf wie bei Mädchen (☞ LB 11.12). ⊖

E Psychostimulanzien (z. B. Methylphenidat) sind bei der medikamentösen Therapie von ADHS die erste Wahl (☞ LB 11.12). Neben der Verbesserung weiterer ADHS-Symptome wirken sie sich positiv auf das Sozialverhalten der betroffenen Kinder aus. ✓

10 Suizidalität

Steckbrief Suizidalität

Ursachen und Risikofaktoren

Depression
Abhängigkeitserkrankungen (Alkoholismus, Drogenabhängigkeit)
Schizophrenie
Borderline-Persönlichkeitsstörung
Spezielle Personengruppen:
- Menschen mit Traumatisierungen
- Alte und einsame Menschen
- Menschen in schweren familiären, beruflichen oder finanziellen Krisen
- Menschen mit schweren körperlichen Erkrankungen
- Menschen mit Suizidversuchen in der Anamnese
- Menschen, die einen Suizid ankündigen

Präsuizidales Syndrom nach Ringel

Phase der zunehmenden Einengung
Phase der Aggressionsumkehr
Suizidfantasien

Therapie der Suizidalität

Ausführliche Exploration der Suizidalität:
- Zur Einschätzung der Schwere der aktuellen Gefährdung
- Zur seelischen Entlastung des Patienten

Stationäre Unterbringung mit Beobachtung auch gegen den Willen des Patienten (nach Unterbringungsgesetz bzw. PsychKG)
Behandlung der psychischen Grunderkrankung (z. B. Antidepressiva)

Aussagenkombination

10.1 Welche der folgenden Aussagen hinsichtlich Suizidalität und Suizid treffen zu?

1. Nach einem Suizidversuch besteht jahrelang keine Suizidgefahr mehr.
2. Ein Suizidversuch löst in der Regel eine psychische Selbstheilung (Katharsis) aus.
3. Bei alleinstehenden alten Männern besteht ein deutlich erhöhtes Suizidrisiko.
4. Eines der Stadien der suizidalen Entwicklung ist das Stadium der Ambivalenz.
5. Die Wahl der Suizidmethode bei psychisch Kranken ist völlig unabhängig von der psychiatrischen Diagnose.

A Nur die Aussagen 2 und 3 sind richtig.
B Nur die Aussagen 3 und 4 sind richtig.
C Nur die Aussagen 1, 4 und 5 sind richtig.
D Nur die Aussagen 3, 4 und 5 sind richtig.
E Alle Aussagen sind richtig.

10.1 Richtige Antwort: B

Auf einen Suizid hinweisende Symptome sowie Risikofaktoren, die bei spezifischen Erkrankungen, Lebenssituationen und speziellen Personengruppen bestehen, müssen Sie genauso intensiv lernen wie Suizidmethoden und therapeutische Interventionen.

1. Menschen mit einem Suizidversuch in der Anamnese haben ein erhöhtes Risiko, einen weiteren Suizidversuch zu unternehmen (☞ LB 12). Das Suizidrisiko ist im ersten Jahr nach einem Suizidversuch am höchsten. ⊖
2. Ein Suizidversuch hat keine heilende Wirkung. Ein Suizidversuch muss mit allen zur Verfügung stehenden Mitteln verhindert werden. ⊖
3. Sozial isoliert lebende Menschen haben besonders im höheren Lebensalter ein erhöhtes Suizidrisiko. Krankheit, Einsamkeit und eine fehlende Lebensperspektive führen zu starker Hoffnungslosigkeit. Männer sind überproportional häufig davon betroffen. ✓
4. Es gibt verschiedene Phasenmodelle für die Erklärung der Entwicklung eines Suizids. Das Phasenmodell nach Pöldinger unterscheidet: ✓
   1. Phase der Erwägung,
   2. Phase der Ambivalenz,
   3. Finale Entschlussphase.

   In der Ambivalenzphase kann es zu direkten oder indirekten Suizidankündigungen kommen. Die Betroffenen suchen nach Gründen, weiterleben zu können oder zu wollen.
5. Die gewählte Suizidmethode kann im Zusammenhang mit der zugrunde liegenden psychiatrischen Störung stehen. Besonders Menschen mit einer akuten Schizophrenie wählen häufig ungewöhnliche und grausame Wege, um einen Suizid zu vollziehen. Hierzu gehören Sich-Verbrennen, Abtrennen von Extremitäten und selbst zugefügte Schädelverletzungen. ⊖

Aussagenkombination

10.2 Welche der folgenden Aussagen zur Suizidalität trifft (treffen) zu?

1. Nur selten (in weniger als 10 %) geben Suizidanten vor der Suizidalhandlung Signale (z. B. Ankündigung, verbale Andeutungen etc.).
2. Bei angekündigter Selbsttötung oder bei Verdacht auf Suizidneigung muss der Behandler dieses Thema mit dem Betreffenden ansprechen.
3. Der Versuch abzuschätzen, ob bei einem Patienten Suizidgefahr vorliegt, ist grundsätzlich ein vergebliches Unterfangen.

A Nur die Aussage 1 ist richtig.
B Nur die Aussage 2 ist richtig.
C Nur die Aussage 3 ist richtig.
D Nur die Aussagen 1 und 2 sind richtig.
E Nur die Aussagen 1 und 3 sind richtig.

Aussagenkombination

10.3 Welche der folgenden Aussagen zum Suizid/Suizidversuch treffen zu?

1. Patienten mit akuter paranoid-halluzinatorischer schizophrener Psychose haben ein erhöhtes Suizidrisiko.
2. Suizide treten jahreszeitlich gehäuft auf.
3. Bei Personen, die früher bereits einen Suizidversuch durchgeführt haben, besteht ein erhöhtes Suizidrisiko.
4. Patienten mit schwerer rezidivierender depressiver Störung haben ein erhöhtes Suizidrisiko.
5. Frauen sind bei den Suiziden um ein Mehrfaches häufiger vertreten als Männer.

A Nur die Aussagen 1, 2 und 3 sind richtig.
B Nur die Aussagen 1, 2 und 4 sind richtig.
C Nur die Aussagen 3, 4 und 5 sind richtig.
D Nur die Aussagen 1, 2, 3 und 4 sind richtig.
E Alle Aussagen sind richtig.

10.2 Richtige Antwort: B

Sie sollten wissen, welche Themen bei Verdacht auf Vorliegen einer Suizidalität mit dem Patienten angesprochen werden sollten und wie Sie hierbei vorgehen.

1. Das Gegenteil ist richtig: Nur sehr selten hat es von Suizidanten vorher keine Ankündigungen oder Andeutungen gegeben. Fast alle Betroffenen sind in ihrer Suizidalität ambivalent und ein Teil hofft, dass Appelle gehört werden. ⊖
2. Bei Verdacht auf eine möglicherweise vorhandene Suizidalität, z. B. bei Vorliegen einer Depression, muss der Behandler das Thema unbedingt aktiv ansprechen und explorieren (☞ LB 12). Die Schwere der Suizidalität muss abgeklärt werden, um gegebenenfalls geeignete Maßnahmen zum Schutz des Patienten ergreifen zu können. ✓
3. In den meisten Fällen gelingt es dem Behandler, durch einfühlsames und systematisches Nachfragen eine gute Einschätzung der Schwere und Aktualität einer Suizidalität vorzunehmen. Beim abgestuften Erfragen der Suizidalität können z. B. folgende Fragen gestellt werden (☞ LB 12): ⊖
   - Haben sie schon einmal daran gedacht, sich das Leben zu nehmen?
   - Gibt es Gründe, warum sie es nicht tun könnten?
   - Haben Sie schon einmal versucht, sich das Leben zu nehmen?
   - Wie würden Sie sich das Leben nehmen?
   - Hat es bereits Vorbereitungen gegeben?

   Der überwiegende Teil der Patienten beantwortet die Fragen wahrheitsgetreu.

10.3 Richtige Antwort: D

Psychische Störungen, Lebensumstände und andere Faktoren, die ein erhöhtes Suizidrisiko bergen müssen unbedingt bekannt sein.

1. Bis zu 10 % der Suizide werden von Menschen mit einer Schizophrenie verübt. Im akuten Stadium einer paranoid-halluzinatorischen Schizophrenie ist die Suizidgefahr besonders hoch (☞ LB 5.1). ✓
2. Die Angaben zu den Monaten, an denen am häufigsten Suizidversuche unternommen werden, schwanken. Der Monat der am häufigsten genannt wird, ist der Mai. Dies widerspricht der verbreiteten Meinung, Suizide würden besonders häufig in der dunklen Jahreszeit vollzogen. ✓
3. Bereits durchgeführte Suizidversuche in der Anamnese eines Patienten stellen ein erhöhtes Risiko für weitere Suizidversuche dar. Auch vollzogene Suizide in der Familienanamnese und im aktuellen sozialen Umfeld erhöhen das Suizidrisiko (☞ LB 12). ✓
4. Über 50 % der Suizide werden von Menschen ausgeführt, die an einer schweren Depression leiden (☞ LB 12). ✓
5. Der Anteil der Frauen überwiegt bei der Zahl der Suizidversuche. Bei den vollendeten Suiziden ist der Anteil der Männer deutlich höher. Dies liegt vor allem daran, dass Männer für Suizidversuche „endgültigere" (härtere) Suizidmethoden wählen (z. B. Erschießen, Erhängen) (☞ LB 12). ⊖

Aussagenkombination

10.4 Welche der folgenden Interventionen kommen in Betracht, wenn Patienten Suizidgedanken äußern?

1. Stationäre Behandlung in einer psychiatrischen Klinik
2. Verhaltenstherapeutisches Löschen durch Ignorieren dieser Äußerungen
3. Offenes Gespräch zur Klärung der Gründe
4. Psychopharmakabehandlung einer zugrunde liegenden psychischen Erkrankung
5. Einbeziehung von Angehörigen

A Nur die Aussagen 2 und 4 sind richtig.
B Nur die Aussagen 1, 3 und 5 sind richtig.
C Nur die Aussagen 3, 4 und 5 sind richtig.
D Nur die Aussagen 1, 3, 4 und 5 sind richtig.
E Alle Aussagen sind richtig.

Einfachauswahl

10.5 Unter den Begriff des erweiterten Suizids fällt nach üblicher Definition Folgendes:

A Den vorzeitigen Tod bewusst in Kauf nehmendes, lebensverkürzendes Verhalten (z. B. exzessives Rauchen, extrem leichtsinniges Verhalten im Straßenverkehr).
B Suizid einer Person, um einer nahestehenden Person, die einige Zeit vorher Suizid begangen hat, „in den Tod zu folgen" und auf diese Weise wieder nah zu sein.
C Die Tötung einer anderen Person (z. B. der Ehefrau), ohne deren Einverständnis, verbunden mit dem (bereits zuvor geplanten) eigenen Suizid.
D Tötung auf Verlangen durch eine andere Person (z. B. bei unheilbaren Krankheiten): entweder direkt oder durch Verschaffung eines geeigneten Mittels zum Töten.
E Tod in Aufopferung für nahe Mitmenschen (z. B. Familie), angesichts tödlicher Gefahr.

10.4 Richtige Antwort: D

Die therapeutischen Interventionen bei Suizidalität müssen sehr genau gelernt werden. Es könnte Unsicherheit bezüglich der Richtigkeit von Aussage 2 bestehen, wenn die Wirkprinzipien der Verhaltenstherapie nicht bekannt sind

1. Wenn es sich nicht nur um Suizidgedanken handelt, sondern zu befürchten steht, dass ein Patient einen Suizidversuch unternehmen wird, muss er – notfalls auch gegen seinen Willen – in ein psychiatrisches Krankenhaus eingewiesen werden (☞ LB 12). ✓
2. Verhaltenstherapeutische Löschung bedeutet, dass ein Verhalten eines Menschen bestraft oder zumindest nicht belohnt wird und somit die Wahrscheinlichkeit des Auftretens des betreffenden Verhaltens sinkt. Das Ignorieren von Suizidgedanken ist immer ein Kunstfehler. Suizidgedanken müssen stets ernst genommen und thematisiert werden (☞ LB 12). ⊖
3. Das Gespräch über vorhandene Suizidgedanken ist für die meisten Patienten eine seelische Entlastung und baut Druck ab. Der Therapeut muss auch deshalb mit dem Patienten über die Suizidgedanken sprechen, weil er nur auf diese Weise die akute Gefährdung einschätzen kann. ✓
4. Suizidalität tritt bei vielen psychischen Erkrankungen als komplizierendes Symptom auf. Die meisten dieser Störungen können mit Psychopharmaka effektiv behandelt werden. Mit der erfolgreichen Therapie der Grunderkrankung bildet sich in der Regel auch die Suizidalität zurück. ✓
5. In Fällen, in denen eine Suizidalität noch nicht so stark ausgeprägt ist, dass eine Einweisung in eine psychiatrische Klinik erforderlich ist, können Angehörige zur Beobachtung und Unterstützung des Patienten in die therapeutischen Maßnahmen integriert werden. ✓

10.5 Richtige Antwort: C

Suizide werden entsprechend ihren Umständen und der verwandten Methoden in verschiedene Suizidarten unterschieden.

A Auch wenn die beschriebenen Verhaltensweisen zum Tod führen können, werden sie nicht als Suizid bezeichnet. Es handelt sich um selbstschädigendes und selbstgefährdendes Verhalten. ⊖

B Einer geliebten Person in den Tod zu folgen, stellt keine eigene Suizidform dar, sondern eine besonderes Motiv für einen Suizid. ⊖

C Das Töten von Familienmitgliedern vor Vollzug des eigenen Suizids wird als erweiterter Suizid bezeichnet (☞ LB 12). Eine andere Bezeichnung ist „Mitnahmesuizid". Der erweiterte Suizid tritt selten auf, ist jedoch eine besonders tragische Form des Suizids, die meist schwer Depressive betrifft. ✓

D Die Tötung auf Verlangen oder die Mithilfe bei Selbsttötung ist kein Suizid. Diese Handlungen werden in der Sterbehilfe diskutiert und sind bislang strafbewehrt. ⊖

E Ob der Tod in einer auch für andere bedrohlichen Situation als Suizid zu bewerten ist, kann nur im Einzellfall beurteilt werden. Falls es sich tatsächlich um einen Suizid handelt, ist von einer besonderen Ursache für den Suizid zu sprechen. ⊖

Aussagenkombination

10.6 Welche(r) der folgenden Punkte gehört (gehören) zum präsuizidalen Syndrom (nach Ringel)?

1. Soziale Isolation (Kontaktstörung, Vereinsamung)
2. Aggressionsstauung und Aggressionsumkehr
3. Suizidfantasien
4. Erleben von Ausweglosigkeit
5. Einengung der Wertewelt

A Nur die Aussage 1 ist richtig.
B Nur die Aussagen 1 und 2 sind richtig.
C Nur die Aussagen 1,2 und 3 sind richtig.
D Nur die Aussagen 2, 3 und 5 sind richtig.
E Alle Aussagen sind richtig.

Einfachauswahl

10.7 Welche Aussage zum Suizid trifft zu?

A Die Suizidrate in Deutschland ist in den letzten 50 Jahren deutlich gestiegen.
B Etwa 15 % der Patienten mit schweren depressiven Störungen nehmen sich das Leben.
C Bei Personen, die bereits mehrere Suizidversuche hinter sich haben, sinkt die Wahrscheinlichkeit, dass sie sich suizidieren.
D Nach Entlassung aus einer psychiatrischen Klinik haben Patienten ein geringeres Suizidrisiko.
E Bei Jugendlichen steht Suizid als Todesursache an 10. Stelle.

10.6 Richtige Antwort: E

Das präsuizidale Syndrom umfasst die folgenden drei Phasen: 1. Einengung, 2. Aggressionsumkehr und 3. Suizidfantasien (☞ LB 12). Bei der Beantwortung der Frage muss für jedes beschriebene Symptom geprüft werden, ob es einer der drei Phasen zugeordnet werden kann.

1. Sozialer Rückzug, der zu sozialer Isolation und Vereinsamung führt, ist ein Aspekt, der im Zusammenhang mit der Phase der Einengung beschrieben wird (☞ LB 12). ✓
2. Diese Antwortmöglichkeit ist selbsterklärend: Aggressionsstauung und Aggressionsumkehr zählen zur zweiten Phase des präsuizidalen Syndroms (= Phase der Aggressionsumkehr). Aggressionen werden nicht ausgedrückt, sondern gegen die eigene Person gerichtet (☞ LB 12). ✓
3. In der dritten Phase des präsuizidalen Syndroms denken die Betroffenen aktiv über Suizid nach. Die Betroffenen können Suizidfantasien auch so erleben, dass sie sich von selbst aufdrängen (☞ LB 12). ✓
4. Das Erleben der eigenen Situation als ausweglos ist der Phase der Einengung zuzuordnen. Einengung bedeutet in diesem Zusammenhang, dass im Denken zunehmend weniger Lösungs- und Veränderungsmöglichkeiten gesehen werden (☞ LB 12). ✓
5. Eine Einengung der Wertewelt zeigt sich als zunehmende Interesselosigkeit, Gleichgültigkeit, Langeweile und Leere. Viele vorher wichtige Lebensbereiche erfahren eine zunehmende Entwertung. Die Einengung der Wertewelt zählt zur ersten Phase des präsuizidalen Syndroms (☞ LB 12). ✓

10.7 Richtige Antwort: B

Generell sind Fragen zu statistischen Verteilungen schwer zu beantworten, da nicht immer einheitliche und zuverlässige Zahlen vorliegen. In Bezug auf statistische Angabe sind auch in der differenzierten Fachliteratur z. T. große Spannbreiten festzustellen. Im Falle der Suizidalität liegen jedoch verlässliche Zahlen vor.

- **A** Das Gegenteil ist der Fall: Die Suizidrate hat in den vergangenen Jahrzehnten beständig abgenommen. ⊖
- **B** Schwere Depressionen gehen mit einem hohen Suizidrisiko einher (☞ LB 4.1). Deutlich mehr als die Hälfte der Patienten mit schweren Depressionen leidet unter Suizidgedanken. 40 % weisen Suizidversuche in der Anamnese auf, 15 % vollziehen einen Suizid. ✓
- **C** Das Gegenteil ist richtig: Menschen mit vorausgegangenen Suizidversuchen haben ein deutlich erhöhtes Risiko, an einem Suizid zu versterben. ⊖
- **D** Das Suizidrisiko kann nach der Entlassung aus einer psychiatrischen Einrichtung zunächst sogar steigen. Häufig fällt den Patienten die Wiederaufnahme eines eigenständigen Lebens und die Rückkehr in zum Teil belastende Lebensbezüge sehr schwer. Die Zeit nach der Entlassung aus einer psychiatrischen Einrichtung kann eine hochgradige Überforderungssituation darstellen, die eine vorübergehend verbesserte Symptomatik wieder verschlechtern kann. ⊖
- **E** Nach Unfällen ist Suizid die zweithäufigste Todesursache bei Jugendlichen. ⊖

Aussagenkombination

10.8 Welche der folgenden Aussagen zur Suizidalität treffen zu?

1. Zu Beginn der Behandlung einer Depression mit Antidepressiva kann die Suizidalität zunehmen.
2. Zu Beginn einer psychotherapeutischen Behandlung einer Depression kann die Suizidalität zunehmen.
3. Die überwiegende Zahl von Suiziden erfolgt als Folge krankheitsunabhängiger schwieriger Lebensumstände wie Arbeitslosigkeit oder Familienstand und weniger im Rahmen einer psychischen Erkrankung.
4. In der Bundesrepublik Deutschland sterben mehr Menschen an Suizid als an illegalen Drogen.
5. Hinterbliebene nach Suizid haben ein erhöhtes Risiko, selbst psychisch zu erkranken.

A Nur die Aussagen 1 und 2 sind richtig.
B Nur die Aussagen 3, 4 und 5 sind richtig.
C Nur die Aussagen 1, 2, 3 und 4 sind richtig.
D Nur die Aussagen 1, 2, 4 und 5 sind richtig.
E Alle Aussagen sind richtig.

10.8 Richtige Aussage: D

Viele der Fragen zum Thema Suizid setzen, wie auch diese, genaue Kenntnisse über Verläufe, Ursachen, therapeutische Interventionen, Risikoeinschätzungen, statistische Häufigkeiten und begleitende Lebenssituationen voraus.

1. Einige Antidepressiva zeichnen sich dadurch aus, dass ein antriebssteigernder Effekt der gewünschten Stimmungsaufhellung vorausgeht (☞ LB 14.2). Das Suizidrisiko steigt, da eine psychomotorische Aktivierung dem Patienten bei weiter bestehender schlechter Stimmungslage Handlungsenergie zuführt. ✓
2. Psychotherapeutische Gespräche (☞ LB 13.4) führen in der Regel zu einer Senkung des Suizidrisikos. In Einzelfällen kann die Suizidalität zu Beginn der Behandlung zunehmen. Es scheinen hierbei ähnliche Mechanismen am Werk zu sein wie bei der Gabe von Psychopharmaka (siehe Kommentar zu Aussage 1). ✓
3. Die überwiegende Zahl von Suiziden und Suizidversuchen erfolgt im Rahmen einer psychischen Erkrankung (☞ LB 12). Depressionen, Abhängigkeitserkrankungen und Schizophrenien gehen mit dem höchsten Suizidrisiko einher. Schwierige Lebensumstände erhöhen ebenfalls das Suizidrisiko, jedoch nicht in dem Maß wie eine psychiatrische Erkrankung. ⊖
4. Im Jahr 2003 gab es in Deutschland 1477 Todesfälle durch illegale Drogen. Im gleichen Zeitraum wurden über 10 000 Fälle von Suizid registriert. ✓
5. Der Verlust eines nahestehenden Menschen stellt immer eine große Belastung dar und erhöht die Wahrscheinlichkeit, eine psychische Störung zu entwickeln. Ist der Todesfall durch Suizid eingetreten, ist die seelische Belastung für die Hinterbliebenen noch stärker. Im Fall eines Suizids kommen zusätzlich zur Verarbeitung von Trauer meist starke Selbstvorwürfe und Schuldgefühle hinzu. ✓

Einfachauswahl

10.9 Welche Aussage zur Suizidalität trifft zu?

A Die Aussage „ Wer über Suizid redet, begeht ihn nicht“ trifft nahezu immer zu.
B Risikofaktor für Suizid in Deutschland ist hauptsächlich Kinderlosigkeit.
C Einen „Bilanzsuizid“ begehen in erster Linie junge Menschen.
D Suizidhandlungen werden auch spontan durchgeführt, z. B. als „Affektreaktion“.
E Beim sog. erweiterten Suizid nimmt der Betroffene meist andere, ihm fremde Menschen mit in den Tod.

Aussagenkombination

10.10 Welche der folgenden Aussagen treffen zu? Zum präsuizidalen Syndrom gehören:

1. Gedankliche Einengung
2. Ausweitung sozialer Kontakte
3. Gehemmte Aggression
4. Selbstmordfantasien
5. Aggressionen nach außen abreagiert

A Nur die Aussagen 1 und 2 sind richtig.
B Nur die Aussagen 3 und 4 sind richtig.
C Nur die Aussagen 1, 3 und 4 sind richtig.
D Nur die Aussagen 3, 4 und 5 sind richtig.
E Alle Aussagen sind richtig.

10.9 Richtige Antwort: D

Das Thema „Suizidalität" gehört zu den wichtigsten überhaupt in den Prüfungen für psychotherapeutische Heilpraktiker. Eine falsche Antwort zu diesem Thema kann in der mündlichen Prüfung schon ausreichen, um nicht zu bestehen. Die gründliche Durcharbeitung der schriftlichen Fragen zum Thema „Suizidalität", stellt auch eine gute Vorbereitung der mündlichen Prüfung dar.

A Suizide werden nahezu immer vorher angekündigt. Suizidankündigungen müssen ernst genommen werden (☞ LB 12). ⊖

B Kinderlosigkeit kann eine seelische Belastung sein, die im Einzelfall zu einer Depression mit Suizid führen kann. Kinderlosigkeit ist jedoch kein signifikanter Risikofaktor. Maßgebliche Risikofaktoren sind (☞ LB 12): ⊖
- Depression,
- Suchtkrankheit,
- Schizophrenie,
- soziale Isolation,
- Borderline-Persönlichkeitsstörung.

C Ein Bilanzsuizid tritt bei älteren Menschen auf, wenn sie ihr Leben überdenken, eine negative Bilanz ziehen und sich nach reiflicher Überlegung das Leben nehmen. ⊖

D Als Affektreaktion werden explosionsartige Gefühlausbrüche bezeichnet, die zu blindem Dreinschlagen, Weglaufen oder auch plötzlichem Suizid führen können. Besonders gefährdet sind Menschen mit geringer Impulskontrolle, z. B. mit einer Borderline-Persönlichkeitsstörung (☞ LB 7.1). ✓

E Bitte die Antwortmöglichkeiten immer genau lesen: Beim erweiterten Suizid (☞ LB 12) werden andere Menschen mit in den Tod genommen. Es handelt sich jedoch nicht um fremde Menschen, sondern um nahe Familienangehörige. ⊖

10.10 Richtige Antwort: C

Das präsuizidale Syndrom wurde von Ringel beschrieben, es verläuft in drei Phasen und geht dem Suizid voraus.

1. Die erste Phase des präsuizidalen Syndroms nach Ringel besteht in einer zunehmenden Einengung (☞ LB 12). Dazu zählen eine situative Einengung, eine Einengung der zwischenmenschlichen Beziehungen und eine Einengung der Wertewelt. Im Denken der Betroffenen kommt es zu einer gedanklichen Einengung auf negative Themen. ✓
2. Das Gegenteil ist richtig. Vor einem Suizidversuch kommt es zu sozialem Rückzug. ⊖
3. Die zweite Phase des präsuizidalen Syndroms ist gekennzeichnet durch fehlende Abfuhr von Aggression nach außen und Wendung der Aggression gegen die eigene Person (☞ LB 12). ✓
4. Die dritte Phase besteht aus Suizidfantasien, die gewollt herbeigeführt werden oder sich passiv aufdrängen (☞ LB 12). ✓
5. Aggressionen werden eben nicht nach außen abgeführt, sondern gegen die eigene Person gerichtet (siehe Kommentar zu Aussage 3). ⊖

Aussagenkombination

10.11 Welche der folgenden Aussagen für den Umgang mit suizidgefährdeten Patienten trifft (treffen) zu?

1. Je konkreter die Ideen über den Suizid sind, umso größer ist die Suizidgefahr.
2. Depressive Patienten dürfen nicht nach ihren suizidalen Ideen exploriert werden.
3. Die suizidale Gefährdung bei Patienten mit Psychosen aus dem schizophrenen Formenkreis ist signifikant geringer als die der Allgemeinbevölkerung.
4. Bei akut suizidgefährdeten Patienten sollte die Medikamenteneinnahme unter Aufsicht erfolgen.
5. Der Abschluss eines „Non-Suizid-Bündnisses" ist nicht hilfreich.

A Nur die Aussage 1 ist richtig.
B Nur die Aussagen 1 und 4 sind richtig.
C Nur die Aussagen 2 und 4 sind richtig.
D Nur die Aussagen 1, 3, 4 und 5 sind richtig.
E Alle Aussagen sind richtig.

10.11 Richtige Antwort: B

Die therapeutischen Leitlinien bei Suizidalität und das Vorgehen zur Einschätzung des Suizidrisikos müssen unbedingt bekannt sein.

1. Bei der Befragung eines suizidalen Patienten muss der Behandler aktiv danach fragen, wie der Patient einen möglichen Suizid durchführen würde und ob bereits konkrete Vorbereitungen getroffen wurden (z. B. Kaufen einer Waffe, Wahl und Besichtigung einer hohen Brücke, Sammeln von Tabletten) (☞ LB 12). Die Wahrscheinlichkeit, dass ein Patient einen Suizidversuch unternimmt, ist umso größer und akuter, je konkreter Planungen und Vorbereitungen bereits sind. ✓
2. Diese Aussage ist nicht nur falsch, sondern gefährlich! Unter Laien besteht häufig die Befürchtung, dass durch das Ansprechen des Themas „Suizid" diese Gedanken im Patienten erst ausgelöst werden. Als Psychotherapeut muss man das Thema jedoch aktiv explorieren (☞ LB 12). Zum einen ist es wichtig, Ausmaß und Aktualität von Suizidimpulsen einzuschätzen, um gegebenenfalls zum Schutz des Patienten geeignete Maßnahmen ergreifen zu können. Zum anderen ist die Möglichkeit, über Suizidgedanken sprechen zu können, für den Patienten eine seelische Entlastung. ⊖
3. Das Gegenteil ist richtig: Patienten mit einer schizophrenen Psychose sind überdurchschnittlich hoch suizidgefährdet. Bis zu 10 % der an Schizophrenie Erkrankten versterben an einem Suizid (☞ LB 5.1). ⊖
4. Die Einnahme von Medikamenten bei akut suizidalen Patienten sollte vor allem aus zwei Gründen unter Aufsicht erfolgen (☞ LB 12): Zum einen muss sichergestellt sein, dass die Patienten die Medikamente auch tatsächlich einnehmen, damit eine zugrunde liegende schwere psychische Erkrankung (z. B. schwere Depression oder Schizophrenie) erfolgreich behandelt und somit auch die Suizidalität reduziert werden kann. Zum anderen besteht bei unbeaufsichtigter Medikation die Gefahr, dass Patienten Medikamente sammeln, um sie bei dem Versuch, sich das Leben zu nehmen, in hoher Dosierung einzunehmen. ✓
5. Der Nutzen von Verträgen zwischen suizidalen Patienten und Behandlern wird kontrovers diskutiert. Von vielen Psychotherapeuten wird jedoch berichtet, dass sie sehr gute Erfahrungen mit Verträgen im Sinne eines „Non-Suizid-Bündnisses" gemacht haben (☞ LB 12). ⊖

Mehrfachauswahl

10.12 Wählen Sie *zwei* Antworten. Welche der folgenden Aussagen zur Suizidalität treffen zu?

A Die Mehrzahl der in der Folge eines Suizids Verstorbenen hat ihren Suizid vorher angekündigt.
B Menschen, die an einer Psychose leiden, verüben selten Suizid.
C Bei einem Patienten mit Suizidversuch in der Vorgeschichte besteht besonders im ersten Jahr Wiederholungsgefahr.
D Bei der Zahl der Suizidversuche überwiegt die Zahl der Männer.
E Bei Verdacht auf Suizidalität sollte dieses Thema im Rahmen der Untersuchung nicht direkt angesprochen werden.

Aussagenkombination

10.13 Welche der folgenden Aussagen treffen zu? Mögliche Hinweise auf Suizidgefährdung bei Verdacht auf Suizidalität sind ...

1. Aggressionsstau und Wendung der Aggression gegen sich selbst.
2. Einengung (sozial, kognitiv) der Wertewelt.
3. eine anbehandelte Depression.
4. Suizidfantasien.
5. Vorkommen von Suiziden in der Familie oder Umgebung.

A Nur die Aussagen 1, 2 und 3 sind richtig.
B Nur die Aussagen 1, 3 und 4 sind richtig.
C Nur die Aussagen 2, 4 und 5 sind richtig.
D Nur die Aussagen 1, 2, 3 und 4 sind richtig.
E Alle Aussagen sind richtig.

10.12 Richtige Antworten: A und C

Die Störungen und Lebensumstände, die mit einer erhöhten Suizidrate einhergehen, müssen unbedingt beherrscht werden (☞ LB 12).

A Die Ankündigung eines Suizids muss immer ernst genommen werden. Die unter Laien verbreitete Ansicht, ein Mensch, der über Suizid spricht, würde diesen nicht ausführen, ist falsch und gefährlich. Die meisten Suizide sind vorher angekündigt worden (☞ LB 12). ✓

B Das Gegenteil ist richtig: Menschen mit Psychosen sind hochgradig suizidgefährdet. 10–15 % der an einer schweren Depression oder einer Schizophrenie Erkrankten versterben an einem Suizid. ⊖

C Bei etwa der Hälfte der Suizidversuche handelt es sich um den zweiten Versuch innerhalb eines Zeitraums von zwölf Monaten. ✓

D Bei der Zahl der vollzogenen Suizide nehmen Männer einen Anteil von etwa 75 % ein. Suizidversuche werden zwei- bis dreimal häufiger von Frauen unternommen. Frauen wählen „weichere" Methoden als Männer (z. B. Schlaftabletten) (☞ LB 12) und werden dementsprechend häufiger gerettet. ⊖

E Diese falsche Aussage findet sich immer wieder in den Antwortmöglichkeiten und zeigt an, wie wichtig das Thema ist. Das Thema Suizidalität **muss** im Gespräch mit dem Suizidgefährdeten angesprochen werden (☞ LB 12). Der Therapeut muss wissen, wie schwer und akut eine vorliegende Suizidalität einzustufen ist. Er muss detailliert nach den Überlegungen und eventuellen Planungen fragen. Darüber hinaus ist die Möglichkeit, mit einem Menschen über Suizidgedanken und -fantasien zu sprechen, für einen Patienten eine wichtige Möglichkeit der seelischen Entlastung. ⊖

10.13 Richtige Antwort: E

Auf einen Suizid hinweisende Symptome sowie Risikofaktoren, die bei spezifischen Erkrankungen, Lebenssituationen und speziellen Personengruppen bestehen, müssen Sie intensiv lernen.

1. Der Psychiater Ringel hat ein präsuizidales Syndrom beschrieben (☞ LB 12), das aus drei Komponenten besteht (zunehmende Einengung, Aggressionsumkehr, Suizidfantasien). Die Phase der Aggressionsumkehr stellt nach Ringel die zweite Phase dar. Das präsuizidale Syndrom muss unbedingt bekannt sein. ✓
2. Die erste Phase des präsuizidalen Syndroms bezeichnet Ringel als Phase der zunehmenden Einengung (s. Kommentar zu Aussage 1). ✓
3. Ob anbehandelt oder nicht, Depressionen gehen immer mit einer erhöhten Suizidgefahr einher (☞ LB 4.1). ✓
4. Suizidfantasien stellen die dritte Phase des präsuizidalen Syndroms nach Ringel dar (s. Kommentar zu Aussage 1). ✓
5. Kielholz entwickelte einen Leitfaden zur Abschätzung der Suizidgefahr. Neben früheren Suizidversuchen und Suiziddrohungen gehören auch Suizide in der Familie bzw. näheren Umgebung zu den Indikatoren für ein erhöhtes Suizidrisiko. ✓

Einfachauswahl

10.14 Sie sehen sich einem Patienten gegenüber, der Ihrer Meinung nach ernsthaft ankündigt, sich das Leben zu nehmen. Unter welchen Voraussetzungen müssen Sie auch gegen seinen Willen die Unterbringung in einem psychiatrischen Krankenhaus einleiten?

A In keinem Fall, auch ein Selbsttötungskandidat sollte nicht gegen seinen Willen stationär untergebracht werden.
B In jedem Fall, wenn Sie von der Ernsthaftigkeit der Ankündigung und einer unmittelbar drohenden Gefährdung überzeugt sind.
C In keinem Fall, da die Einschränkung durch die Unterbringung dem Recht auf freie Entfaltung der Persönlichkeit entgegensteht.
D In keinem Fall, da bei ausreichend intensiver Zuwendung eine stationäre Einweisung vermeidbar ist.
E In keinem Fall, da es sich nicht um eine Störung der öffentlichen Sicherheit und Ordnung handelt.

Aussagenkombination

10.15 Welche der folgenden Aussagen zum Suizid trifft (treffen) zu?

1. Der Betroffene sollte nicht auf einen geplanten Suizid angesprochen werden.
2. In Deutschland liegt der Suizid auf Rang 2 der Todesursachen.
3. Zu den Risikogruppen zählen alleinlebende Menschen ohne enge familiäre Bindung.
4. Wer einmal einen Suizidversuch unternommen hat, wird dies nie wieder tun.
5. Lehnt ein Suizidgefährdeter eine Behandlung ab, so muss dies akzeptiert werden.

A Nur die Aussage 3 ist richtig.
B Nur die Aussagen 1 und 4 sind richtig.
C Nur die Aussagen 2 und 3 sind richtig.
D Nur die Aussagen 4 und 5 sind richtig.
E Alle Aussagen sind richtig.

10.14 Richtige Antwort: B

Die Rechtslage ist eindeutig. Die Unterbringungsgesetze bzw. die Gesetze über Hilfen und Schutzmaßnahmen für psychisch Kranke (PsychKGs) der einzelnen Bundesländer regeln eine Unterbringung von Patienten in Fällen von Selbst- oder Fremdgefährdung (☞ LB 15.1.2).

A Im Fall der akuten Suizidalität liegt eine akute Selbstgefährdung vor. Die Patienten müssen zu ihrem Schutz auch gegen ihren ausdrücklichen Willen stationär in einer geschlossenen Abteilung untergebracht werden. ⊖

B Um abschätzen zu können, wie ernsthaft und akut die Selbstgefährdung ist, muss der Therapeut die Suizidalität aktiv explorieren (☞ LB 12). Ist die Suizidalität tatsächlich akut und hoch, muss der Patient sofort untergebracht werden. Dies hat ohne Ausnahme zu geschehen. ✓

C Es gibt zwar philosophisch-ethische Diskussionen um das Recht des Einzelnen, sein Leben selbst beenden zu dürfen. Die Rechtslage ist jedoch klar (siehe Kommentar zu Aussage A). ⊖

D Der Behandler sollte versuchen, den Patienten dazu zu bewegen, sich freiwillig in ein psychiatrisches Krankenhaus zu begeben. Eine freiwillige Aufnahme schafft bessere Voraussetzungen für die nachfolgende Therapie. Willigt der Patient nicht ein, muss er auch gegen seinen Willen in ein psychiatrisches Krankenhaus gebracht werden. Keine noch so intensive Zuwendung kann im ambulanten Bereich eine suizidale Krise sicher auffangen. ⊖

E Das Kriterium für eine Unterbringung in eine geschlossene Abteilung eines psychiatrischen Krankenhauses ist im Fall einer akuten Suizidalität nicht die Störung der öffentlichen Sicherheit und Ordnung, sondern das Vorliegen einer Selbstgefährdung (☞ LB 15.1.2). ⊖

10.15 Richtige Antwort: A

Drei der angebotenen falschen Aussagen sollten sofort als falsch erkannt werden. Unsicherheit könnte bezüglich der Richtigkeit der statistischen Aussage bestehen.

1. Einen suizidgefährdeten Patienten nicht auf die Suizidalität anzusprechen, ist ein Kunstfehler. Geeignete Maßnahmen zum Schutz des Patienten kann der Behandler nur einleiten, wenn er die Suizidalität zuvor eingeschätzt hat (☞ LB 12). Die Möglichkeit, über Suizidgedanken zu sprechen, ist für die Betroffenen darüber hinaus seelisch entlastend. ⊖
2. Todesfälle durch Suizid sind zwar immer noch viel zu zahlreich. In der Rangfolge der Todesursachen liegt der Suizid jedoch weit hinter den körperlichen Krankheiten wie Herz-Kreislauf-Erkrankungen, Krebs und Atemwegserkrankungen. ⊖
3. Einsame Menschen ohne stabile soziale Bindungen haben ein deutlich erhöhtes Suizidrisiko. ✓
4. Das Gegenteil ist richtig: Ein Mensch, der bereits einmal versucht hat, sich das Leben zu nehmen, ist überdurchschnittlich gefährdet, wieder einen Suizidversuch zu unternehmen (☞ LB 12). Die Aussage ist falsch und gefährlich. ⊖
5. Ein suizidaler Patient muss in jedem Fall – notfalls gegen seinen ausdrücklichen Willen – einer adäquaten Behandlung zugeführt werden (☞ LB 12). ⊖

Aussagenkombination

10.16 Sie haben den Verdacht auf Suizidalität bei einem Ihrer Patienten. Welche weiteren Symptome bzw. Kenntnisse zu dem Patienten stützen Ihren Verdacht?

1. Suchtmittelkonsum
2. Tiefe Religiosität
3. Autoaggression
4. Erheblicher Gewichtsverlust
5. Sozialer Rückzug

A Nur die Aussagen 1, 2 und 4 sind richtig.
B Nur die Aussagen 1, 3 und 5 sind richtig.
C Nur die Aussagen 1, 2, 3 und 5 sind richtig.
D Nur die Aussagen 1, 3, 4 und 5 sind richtig.
E Nur die Aussagen 2, 3, 4 und 5 sind richtig.

10.16 Richtige Antwort: D

Für die Beurteilung der Schwere einer Suizidalität sind nicht nur die Angaben des Patienten relevant. Auch Lebensumstände und Krankheiten, die mit einem erhöhten Suizidrisiko einhergehen, müssen unbedingt erfragt werden (☞ LB 12).

1. Menschen mit Abhängigkeitserkrankungen haben statistisch ein erhöhtes Suizidrisiko (☞ LB 12). Suchtmittelmissbrauch ist ein selbstschädigendes Verhalten. Besonders bei Drogenabhängigen ist das Phänomen der Selbsttötung durch eine Überdosis des Suchtmittels bekannt („goldener Schuss"). ✓
2. Tiefe Religiosität ist kein sicherer Schutz vor Suizidabsichten. Für sich genommen, ist Religiosität jedoch eher als psychisch stabilisierender Faktor anzusehen. Politisch-religiös begründete Suizide muss man von dieser Aussage ausnehmen. ⊖
3. Autoaggression bedeutet, dass ein Mensch seine Aggressionen gegen sich selbst richtet. Ein Suizid geht meist mit einem hohen Maß an Autoaggression einher. Das Wenden der Aggression gegen sich selbst gehört nach Erwin Ringel zum Bild des präsuizidalen Syndroms (☞ LB 12). ✓
4. Starke Gewichtsabnahme ist häufig auf eine Depression zurückzuführen. Menschen mit einer Depression sind stark suizidgefährdet (☞ LB 12). ✓
5. Sozialer Rückzug kann ebenfalls zur Symptomatik einer Depression gehören. Nach Erwin Ringel gehört sozialer Rückzug zum präsuizidalen Syndrom (☞ LB 12). ✓

11 Psychotherapie und psychotherapeutische Verfahren

Steckbrief Psychotherapie

Psychoanalyse: Abwehrmechanismen

Definition

Abwehrmechanismen dienen dem Schutz vor unangenehmen Gefühlen, vor allem von Angst

Formen

- Verdrängung: Verschiebung nicht akzeptabler Triebregungen ins Unbewusste
- Verleugnung: Objektive Gegebenheiten werden negiert oder nicht wahrgenommen
- Vermeidung: Meidung von Situationen, in denen ein Konflikt auftreten kann
- Sublimierung: Umwandlung von Triebregungen in sozial akzeptierte Handlungen (z. B. Kunst, Leistung)
- Reaktionsbildung: Verkehrung von verdrängten Triebwünschen in ihr Gegenteil
- Projektion: Wahrnehmung abgelehnter eigener Regungen in anderen Personen
- Introjektion: Übernahme des Bildes eines anderen Menschen in das eigene Ich
- Identifikation: Vorgang durch den man jemand anderem ähnlich sein möchte
- Regression: Zurückfallen in eine frühere seelische Entwicklungsstufe
- Verschiebung: Übertragung von emotionalen Inhalten auf andere Objekte
- Rationalisierung: Verbergen tatsächlicher Beweggründe durch Scheinerklärungen
- Konversion: Ausdrücken innerer Konflikte durch körperliche Symptome
- Intellektualisierung: Distanzierung von Konflikten und Gefühlen durch abstrakte und intellektuelle Erklärungen
- Spaltung: Nebeneinanderbestehen zweier in Konflikt stehender Ich-Zustände
- Psychosoziale Abwehr: Anregung anderer zu Handlungen, die man sich selber nicht auszuführen traut
- Ungeschehenmachen: Versuch, Schuldgefühle durch magische Handlungen (vor allem Zwangsrituale) zu neutralisieren

Psychoanalyse: Therapeutische Elemente

- Freies Assoziieren: Patient soll gemäß der Grundregel alle Gedanken und Impulse ohne Zensur aussprechen

Analyse der Übertragung: Übertragung meint die Gestaltung der therapeutischen Beziehung durch den Patienten. Der Patient nimmt den Therapeuten im Lichte früherer bedeutsamer Beziehungserfahrungen wahr.

Analyse der Gegenübertragung: bezeichnet Gefühle die beim Therapeuten durch den Klienten ausgelöst werden.

Analyse von Widerstand: Der Patient setzt der Aufdeckung innerer Konflikte unbewusst verschiedene Strategien entgegen (widerstand), da die Wahrnehmung der zugrunde liegenden Konflikte schmerzhaft sein könnte.

Traumdeutung: Träume der Patienten werden analysiert, da diese Hinweise auf innere, unbewusste Konflikte enthalten.

Abstinenz des Therapeuten: Der Therapeut tritt als Person in der psychoanalytischen Therapie so wenig wie möglich in Erscheinung, um eine weitgehende Färbung der therapeutischen Beziehung durch die Übertragung des Patienten zu ermöglichen.

Kognitive Verhaltenstherapie: Formen von Lernen

Klassische Konditionierung: Verknüpfung von zwei Reizen durch wiederholte Darbietung eines neutralen Reizes mit einer unkonditionierten Reaktion. Der neutrale Reiz wird zu einem konditionierten Stimulus, der eine nunmehr konditionierte Reaktion auslöst.

Operante Konditionierung: Erlernen von erwünschtem Verhalten durch Verstärkung.

Modelllernen: Erlernen neuer Verhaltensweisen durch Nachahmung.

Kognitive Verhaltenstherapie: Therapeutische Elemente

Systematische Desensibilisierung: Klassisches Verfahren zur Behandlung von Angststörungen. Angstauslösende Situationen oder Objekte werden in abgestufter Intensität vorgestellt und mit Entspannung gekoppelt.

Reizkonfrontation: Angstauslösende Situationen oder Objekte werden in der Vorstellung (in sensu) oder real (in vivo) aufgesucht. Am wirksamsten ist das „Flooding", das reale Aufsuchen stark angstauslösender Situationen.

Soziales Kompetenztraing: Ursprünglich für Patienten mit starken sozialen Ängsten entwickelt, wird das Programm auch bei vielen anderen Störungen eingesetzt (z. B. Depressionen, Abhängigkeitserkrankungen). Die Patienten lernen in vorher festgelegten Rollenspiel-Situationen, sich sozial kompetenter zu verhalten.

Biofeedback: Durch apparative Methoden erhalten Patienten Rückmeldung über eigene Körperfunktionen (z. B. Blutdruck, Hautwiderstand) zur Unterstützung der Selbststeuerung.

Kognitive Therapie: Bewusstmachung automatisch ablaufender, ungünstiger Gedankenmuster und deren Ersetzung durch gesundheitsfördernde Gedanken.

Problemlösetraining: Systematisiertes Verfahren zur schrittweisen Lösung von lebenspraktischen Fragestellungen.

Gedankenstopp: Element der kognitiven Therapie. Patienten erlernen negative Gedankenketten und Grübeleien durch ein ausgesprochenes oder vorgestelltes „Stopp“ zu unterbrechen.

Störungsspezifische Therapieprogramme: Die kognitive Verhaltenstherapie hat eine Reihe von multimodalen Behandlungsprogrammen entwickelt, die jeweils auf spezifische psychische Störungen zugeschnitten sind. Z. B. Sexualtherapie bei sexuellen Funktionsstörungen, apparative Enuresistherapie (z. B. Klingelbett) oder Therapie bei Borderline Persönlichkeitsstörungen.

Gesprächstherapie: Therapeutische Faktoren

- Unbedingte Wertschätzung
- Empathie
- Kongruenz
- Nicht-Direktivität
- Aktives Zuhören
- Verbalisierung emotionaler Erlebnisinhalte

Aussagenkombination

11.1 Eine Indikation für die analytische Psychotherapie stellen dar:

1. Akute Psychosen
2. Oligophrenie
3. Angstneurose
4. Zwangsneurose
5. Schwere Depression

A Nur die Aussagen 1 und 2 sind richtig.
B Nur die Aussagen 3 und 4 sind richtig.
C Nur die Aussagen 1, 2 und 5 sind richtig.
D Nur die Aussagen 1, 3 und 4 sind richtig.
E Alle Aussagen sind richtig.

11.1 Richtige Antwort: B

Der Begriff der „Neurose“ ist von S. Freud, dem Begründer der Psychoanalyse eingeführt worden. Die Verhaltenstherapie lehnt den Begriff der „Neurose“ ab, da seine theoretischen Grundlagen als nicht bewiesen gelten.

1. Bei Vorliegen einer akuten Psychose ist eine herkömmliche Psychotherapie kontraindiziert. Im Vordergrund steht die medikamentöse Therapie mit Psychopharmaka (☞ LB 14.3). Während einer akuten Psychose besteht keine Reflexions- und Einsichtsfähigkeit, was die Voraussetzung für eine erfolgreiche analytische Psychotherapie ist. ⊖
2. Der Begriff „Oligophrenie“ steht für angeborene oder früh erworbene geistige Entwicklungsstörungen unterschiedlichen Schweregrades (☞ LB 11.1). Auch bei Oligophrenie besteht in der Regel eine starke Einschränkung der Fähigkeit zur Selbstreflexion, sodass eine Psychoanalyse nicht möglich ist. ⊖
3. Angstneurosen gehen nach Ansicht der psychoanalytischen Lehre auf unbewusste seelische Konflikte zurück (☞ LB 13.2). Angstneurosen stellen somit eine Indikation für eine analytische Psychotherapie dar. ✓
4. Auch Zwangsneurosen werden nach der psychoanalytischen Theorie auf unbewusste Konflikte zurückgeführt. Als Entstehungszeit der Störung wird die anale Phase angenommen (☞ LB 13.2). Zwangsstörungen gelten als schwer therapierbar. ✓
5. Schwere Depressionen im akuten Stadium (☞ LB 4.1) können nicht mit analytischer Psychotherapie behandelt werden. Meist ist eine stationäre Therapie unter Antidepressiva-Gabe notwendig. Vorrangig muss eine häufig bestehende Suizidalität behandelt werden. ⊖

Aussagenkombination

11.2 Autogenes Training ist unter anderem bei folgenden Erkrankungen indiziert:

1. Sympathikotone Überreaktionen, z.B. Hypertonie (Bluthochdruck), Tachykardie (schneller Herzschlag)
2. Floride schizophrene Episode
3. Phobie
4. Muskuläre Verspannung, Spasmen, chronischer Schmerz
5. Akute Hirnschädigung

A Nur die Aussagen 1 und 4 sind richtig.
B Nur die Aussagen 3 und 4 sind richtig.
C Nur die Aussagen 1, 3 und 4 sind richtig.
D Nur die Aussagen 2, 3 und 5 sind richtig.
E Alle Aussagen sind richtig.

Einfachauswahl

11.3 Was versteht man unter Verhaltenstherapie?

A Die Arbeit an vorherrschenden Abwehrmechanismen in Einzel-, Paar-, Gruppensitzungen.
B Eine Veränderung des Verhaltens durch die Aufdeckung frühkindlicher Konflikte.
C Eine Behandlungsmethode, bei der der Therapeut die unbedingte Wertschätzung (als einen Aspekt der Gegenübertragung) fokussiert.
D Eine Behandlungsmethode, die eine Bewusstmachung verdrängter Triebregungen anstrebt.
E Eine Behandlungsmethode, die darauf abzielt, unerwünschtes Verhalten abzubauen und erwünschtes Verhalten aufzubauen.

11.2 Richtige Antwort: C

Das Autogene Training ist ein in Deutschland weit verbreitetes Entspannungsverfahren, welches eine Ergänzung zur herkömmlichen Psychotherapie darstellt und mit dieser meist kombiniert wird. Häufig wird es in Kursen von Krankenkassen und Volkshochschulen vermittelt. Der Patient erlernt vorgefertigte Formeln, mit denen er seine Aufmerksamkeit auf innere körperliche Prozesse lenkt und so Entspannung herbeiführt.

1. Autogenes Training (☞ LB 13.9) wirkt beruhigend auf das vegetative Nervensystem ein. Blutdruck und Herzfrequenz können günstig beeinflusst werden. Cave: Tachykardie und Hypertonie dürfen vom psychotherapeutischen Heilpraktiker nicht behandelt werden. ✓
2. Mit dem Ausdruck „floride schizophrene Episode" bezeichnet man eine Schizophrenie im akuten Stadium (☞ LB 5.1). Entspannungsverfahren sind bei akuten Psychosen generell kontraindiziert. ⊖
3. Entspannungsverfahren wie das autogene Training sind ein häufig eingesetzter Therapiebaustein in der Behandlung von Phobien. Die Patienten sollen lernen, sich mit angstauslösenden Reizen zu konfrontieren und gleichzeitig Entspannungstechniken einzusetzen (☞ LB 13.3). ✓
4. Verspannungen und Schmerzen können durch autogenes Training günstig beeinflusst werden. Die Entspannungsübungen reduzieren den Muskeltonus und können körperliches Wohlbefinden hervorrufen (☞ LB 13.9). ✓
5. Patienten mit einer akuten Hirnschädigung können das autogene Training in der Regel nicht erlernen. Es kann zu paradoxen Reaktionen kommen. ⊖

11.3 Richtige Antwort: E

Die kognitive Verhaltenstherapie in ihrer heutigen Form setzt sich aus einer Fülle von einzelnen Therapieverfahren zusammen. Die Kerndisziplinen der kognitiven Verhaltenstherapie lassen sich aus ihrem Namen ableiten: Verhaltenstherapie und kognitive Therapie. Da beide zentralen Ansätze zu einer Methode verschmolzen sind, wird meist allgemein von Verhaltenstherapie (VT) gesprochen.

A Die Arbeit an Abwehrmechanismen gehört zu den Inhalten einer klassischen psychoanalytischen Psychotherapie (☞ LB 13.2). ⊖

B Diese Aussage vermischt zwei Therapieformen. Eine Änderung des Verhaltens ist das Ziel verhaltenstherapeutischer Techniken (☞ LB 13.3). Verhaltensänderungen sollen jedoch nicht – wie in der Psychoanalyse – durch die Aufdeckung frühkindlicher Konflikte erreicht werden. ⊖

C Auch in dieser Aussage werden zwei Therapieformen vermengt. Unbedingte Wertschätzung ist eine Basiskompetenz der Gesprächspsychotherapie (☞ LB 13.4). Das Konzept der Gegenübertragung kommt aus dem psychoanalytischen Gedankengut (☞ LB 13.2). ⊖

D Das Bewusstmachen verdrängter Triebregungen ist die Absicht einer psychoanalytischen Therapie, um unbewusste Konflikte auflösen zu können. ⊖

E Verhaltenstherapie setzt auf der Verhaltensebene an. Unerwünschtes Verhalten soll abgebaut und erwünschtes Verhalten aufgebaut werden. ✓

Mehrfachauswahl

11.4 Wählen Sie *drei* Antworten. An welchen Prinzipien orientiert sich die Verhaltenstherapie?

A Minimale Intervention
B Maximale Intervention
C Aufdecken von Konflikten
D Aktivierung der Selbsthilfekompetenz
E Anwendung von Lerntheorie

Aussagenkombination

11.5 Welche der folgenden Aussagen zur verhaltenstherapeutischen Behandlung von Phobien treffen zu?

1. Erklärtes Ziel der Therapie ist eine Verhaltensmodifikation.
2. Bei der Agoraphobie stellt Verhaltenstherapie eines der bedeutsamsten Therapieverfahren dar.
3. Bei Expositionsbehandlungen (in vivo) sollte eine Zunahme der Angst in der Übungssituation in der Regel zu einem sofortigen Abbruch der Übung führen.
4. Die Reizüberflutung (Flooding) exponiert den Patienten rasch seinen gefürchteten angstauslösenden Reizen.
5. Eine charakteristische Verfahrensweise der systematischen Desensibilisierung ist die Erstellung einer hierarchischen Angstskala.

A Nur die Aussagen 3 und 4 sind richtig.
B Nur die Aussagen 1, 2 und 3 sind richtig.
C Nur die Aussagen 2, 3 und 4 sind richtig.
D Nur die Aussagen 1, 2, 4 und 5 sind richtig.
E Alle Aussagen sind richtig.

11.4 Richtige Antworten: A, D und E

Bei dieser Frage dürfte eigentlich nur Unsicherheit bezüglich der Antwortmöglichkeiten A oder B bestehen.

A Die Verhaltenstherapie ist am Prinzip der minimal notwendigen Interventionen ausgerichtet. Ein Patient soll nur diejenigen Hilfestellungen erhalten, die minimal notwendig sind, um bezüglich eines Problems eine Selbststeuerung zu erlangen (☞ LB 13.3). ✓

B Das Gegenteil ist richtig (siehe Kommentar zu Aussage A). ⊖

C Das Aufdecken von unbewussten seelischen Konflikten ist Bestandteil einer psychoanalytischen Therapie (☞ LB 13.2). ⊖

D Alle verhaltenstherapeutischen Interventionen zielen darauf ab, die Patienten in die Lage zu versetzen, dass sie ihre Probleme selbst bewältigen können. Verhaltenstherapie will Hilfe zur Selbsthilfe sein (☞ LB 13.3). ✓

E Verhaltenstherapeutische Interventionen haben den Anspruch, wissenschaftlichen Kriterien zu genügen. Wissenschaftliche Psychotherapie im Sinne der Verhaltenstherapie bezieht sich auf einen einheitlichen theoretischen Bezugsrahmen. Dieser Bezugsrahmen ist die Lerntheorie, die erklärt, wie Lernen funktioniert und somit verbindlich vorgibt, wie Verhaltensänderungen erreicht werden können. ✓

11.5 Richtige Antwort: D

Die sehr erfolgreichen Strategien der Verhaltenstherapie zur Behandlung von Phobien müssen unbedingt bekannt sein.

1. Der Zweck jeder Verhaltenstherapie sind Veränderungen auf der Verhaltensebene (☞ LB 13.3). Dieses Ziel steht im Gegensatz zum tiefenpsychologischen Ansatz, bei dem es vor allem darum geht, unbewusste seelische Konflikte als Ursache einer Störung (z. B. Angststörung) aufzudecken. ✓
2. Mit Agoraphobie wurde ursprünglich die Angst bezeichnet, weite Plätze zu überqueren. Heute wird das Störungsbild weiter gefasst (☞ LB 6.1). Menschen mit einer Agoraphobie haben Angst vor Menschenmassen und davor, allein zu verreisen. Wie bei allen phobischen Erkrankungen gehört die Verhaltenstherapie zu den erfolgreichsten Therapieformen. ✓
3. Expositionsbehandlung in vivo bedeutet bei der Therapie von Phobien die reale Angstkonfrontation mit den angstauslösenden Reizen (☞ LB 13.3). Expositionsbehandlungen rufen meist starke Angstgefühle in den Patienten hervor. Die Patienten sollen lernen, entgegen ihrem bisherigen Verhalten nicht zu fliehen, sondern so lange in der Situation zu verbleiben, bis das Angstniveau abgeklungen ist. ⊖
4. Bei der Reizüberflutung (Flooding) werden die Patienten massiv mit den angstauslösenden Situationen oder Objekten konfrontiert (☞ LB 13.3). Flooding gilt als effektivste Form der Reizkonfrontation. ✓
5. Die systematische Desensibilisierung (☞ LB 13.3) arbeitet mit Reizkonfrontation in der Vorstellung (in sensu). Die Reize werden in abgestufter Form vorgestellt, wobei die Desensibilisierung mit den Reizen begonnen wird, die am wenigsten angstauslösend sind. ✓

Einfachauswahl

11.6 Das „Ich" im psychoanalytischen Strukturmodell nach S. Freud ist ...

A identisch mit dem Selbst.
B Repräsentant des Realitätsprinzips.
C Reservoir der Triebe.
D Träger des Lustprinzips.
E Verkörperung der Gewissensinstanz.

Aussagenkombination

11.7 Welche der folgenden Aussagen zählen zu den Methoden/ Techniken der Verhaltenstherapie?

1. Aversionstherapie
2. Lernen am Modell
3. Training in Selbstsicherheit
4. Gestalttherapie
5. Operantes Konditionieren

A Nur die Aussagen 1 und 4 sind richtig.
B Nur die Aussagen 2 und 3 sind richtig.
C Nur die Aussagen 2, 4 und 5 sind richtig.
D Nur die Aussagen 1, 2, 3 und 5 sind richtig.
E Alle Aussagen sind richtig.

11.6 Richtige Antwort: B

Als psychoanalytisches Strukturmodell bezeichnet man die Beschreibung des seelischen Apparats, den Sigmund Freud in Es, Ich und Über-Ich differenziert.

A Die beiden Begriffe „Ich" und „Selbst" sind nicht identisch. Ich bezeichnet einen Teil des seelischen Apparats, der zur Realitätsbewältigung zwischen Es und Über-Ich vermittelt (☞ LB 13.2). Mit „Selbst" bezeichnet man die selbstreflexive psychosoziale Identität eines Menschen. Die Fähigkeit, sich seiner selbst bewusst zu sein, unterscheidet Menschen von anderen Lebewesen. Das Selbstbild umfasst alle bewussten Anteile des seelischen Apparats. Leider wird der Begriff „Selbst" von verschiedenen Autoren nicht deckungsgleich verwendet. ⊖

B Das Ich ist die Instanz, die zwischen den Ansprüchen der Triebe und den sozio-kulturellen Normen einen Kompromiss vermittelt. Das Ich hat es demnach mit den Anforderungen der Realitätsbewältigung zu tun. ✓

C Nach dem psychoanalytischen Strukturmodell sind die Triebe dem Es zugeordnet (☞ LB 13.2). ⊖

D Auch das Lustprinzip ist dem Es zugeordnet. Das Lustprinzip ist durch das Streben nach einer unmittelbaren Befriedigung elementarer Bedürfnissen charakterisiert (☞ LB 13.2). ⊖

E Das Gewissen wird im Über-Ich angesiedelt. Es repräsentiert die Ge- und Verbote von Kultur und Gesellschaft, die durch die Eltern vermittelt werden (☞ LB 13.2). ⊖

11.7 Richtige Antwort: D

Verhaltenstherapie ist im Gegensatz zur Psychoanalyse kein einheitliches Therapieverfahren, sie besteht vielmehr aus unterschiedlichen Interventionsstrategien.

1. Bei der Aversionstherapie werden unangenehme Reize (z. B. Elektroschocks, Medikamente) eingesetzt, um unerwünschte Verhaltensweisen abzustellen. Aversionstherapie wird bei Suchterkrankungen, sexuellen Störungen und zur Behandlung von Enuresis (Bettnässen) eingesetzt. ✓
2. Modelllernen ist eine klassische Form der Verhaltensmodifikation (☞ LB 13.3). Modelllernen kann auch als Nachahmungslernen bezeichnet werden und findet besonders in Gruppentherapien Verwendung. ✓
3. Selbstsicherheitstraining ist eine häufig, bevorzugt bei Patienten mit sozialen Ängsten und Depressionen eingesetzte Methode der Verhaltenstherapie (☞ LB 13.3). Im Selbstsicherheitstraining lernen die Patienten, Kontakte zu knüpfen, Beziehungen aufrechtzuerhalten sowie in angemessener Form die eigenen Interessen durchzusetzen. ✓
4. Gestalttherapie ist eine erlebnisaktivierende Methode, die den humanistischen Psychotherapien zugerechnet wird (☞ LB 13.7). Sie fokussiert auf das Erleben im „Hier und Jetzt". Es besteht kein Bezug zu verhaltenstherapeutischen Verfahren. ⊖
5. Operantes Konditionieren ist ein klassischer Ansatz zur Verhaltensmodifikation (☞ LB 13.3). Gewünschtes Verhalten wird verstärkt, indem mit Belohnungen gearbeitet wird. ✓

Einfachauswahl

Bei einer Patientin mit einer Lähmung des linken Beins wird – nach Ausschluss einer neurologischen Ursache der Lähmungserscheinungen – der Verdacht auf eine psychische Störung geäußert. Während Ihrer Anamneseerhebung kann als auslösende Situation im Vorfeld der Symptomatik der Versuch der sexuellen Kontaktaufnahme zu einem Mann herausgearbeitet werden. Weil sie mit restriktiven Sexualnormen erzogen wurde, erlebt die Patientin ihre sexuellen Bedürfnisse ambivalent.

11.8 Mit welchem psychoanalytischen Begriff lässt sich der innerpsychische Prozess, der zur Konversionssymptomatik geführt hat, am zutreffendsten kennzeichnen?

A Negative Übertragung
B Reaktionsbildung
C Spaltung
D Sublimierung
E Über-Ich-/Es-Konflikt

11.8 Richtige Antwort: E

Mit dem Begriff „Konversion“ wird bezeichnet, dass innere seelische Konflikte durch körperliche Symptome ausgedrückt werden.

A Der Begriff „Übertragung“ beschreibt spezifische Merkmale der Beziehung zwischen Patient und Therapeut (☞ LB 13.2). Eine negative Übertragung bedeutet, dass der Patient im Therapeuten negative Eigenschaften wahrnimmt, die ursächlich auf schwierige Beziehungen in der eigenen Lebensgeschichte zurückgehen. Das Fallbeispiel beschreibt eine Situation im realen Leben der Patientin und nicht in der Therapie. ⊖

B Reaktionsbildung bezeichnet die Abwehr von Triebimpulsen durch ein dem Impuls genau entgegengesetztes Verhalten (☞ LB 13.2). Würde sich die Patientin gegenüber dem Mann, den sie anziehend findet, unbewusst feindselig verhalten, könnte dieses Verhalten als Reaktionsbildung verstanden werden. Darauf gibt es jedoch keine Hinweise in der Fallschilderung. ⊖

C Spaltung bezeichnet einen Vorgang, bei dem in der eigenen Person und in der Beziehung zu anderen Menschen, Persönlichkeitsanteile voneinander getrennt werden. Es findet eine Polarisierung in nicht miteinander vereinbare Gegensätze statt („gut“ und „böse“). Dieser Vorgang spielt beispielsweise bei der Entstehung von Borderline-Störungen (☞ LB 7.1) eine Rolle. ⊖

D Mit dem Begriff „Sublimierung“ bezeichnet man den Vorgang, bei dem Triebregungen und ihre Energie in gesellschaftlich akzeptierte Ausdrucksformen umgewandelt werden (☞ LB 13.2). Besondere künstlerische oder geistige Leistungen können das Ergebnis von Sublimierung sein. ⊖

E Das „Es“ ist Freuds Instanzen-Modell zufolge die Persönlichkeitsschicht, in der sich Triebregungen manifestieren (im Fallbeispiel sexuelle Impulse). Das „Über-Ich“ repräsentiert gesellschaftliche Verbote und Regeln, die von den Erziehungspersonen vermittelt werden (im Fallbeispiel Erziehung nach restriktiven Sexualnormen). Beide Instanzen geraten im vorliegenden Fall unversöhnlich in Konflikt. Die Patientin kann den Konflikt nur unbewusst durch Entwicklung von Krankheitssymptomen lösen (Konversion) (☞ LB 13.2). ✓

Einfachauswahl

Eine 28-jährige Beamtin mit Rückenschmerzen kommt zu Ihnen in die Praxis. Sie beobachten, dass sie beim Betreten des Sprechzimmers hinkt, sich vermehrt die schmerzende Stelle reibt und beim Sitzen eine Schonhaltung einnimmt. In der Schmerzanamnese berichtet sie u. a., dass ihr Mann ihr immer ansehen würde, dass sie Schmerzen habe und sie dann umsorge sowie den Haushalt mache.

11.9 Mit welchem Lernprinzip ist das vermehrt gezeigte nonverbale Schmerzverhalten am ehesten zu erklären?

A Klassische Konditionierung
B Operante Konditionierung
C Primäre Verstärkung
D Prompting
E Reizgeneralisierung

11.9 Richtige Antwort: B

In der Verhaltenstherapie werden nicht nur therapeutische Strategien lerntheoretisch begründet, sondern auch die Entstehung und Ausformung von psychischen Störungen.

A Bei einer klassischen Konditionierung wird eine natürliche, physiologische Reaktion an einen neutralen Reiz gekoppelt (☞ LB 13.3). Nach einer ausreichenden Anzahl von Durchgängen wird der ursprünglich neutrale Reiz zu einem auslösenden Reiz für die natürliche Reaktion. Im Fallbeispiel werden keine neutralen Reize beschrieben. ⊖

B Operante Konditionierung bedeutet Lernen durch Belohnung (☞ LB 13.3). Die Patientin wird für ihre Schmerzen „belohnt", indem ihr Mann sie umsorgt. Das Zeigen ihrer Schmerzen wird durch die Reaktion des Partners verstärkt und tritt nunmehr möglicherweise stärker und häufiger auf. ✓

C Primäre Verstärker haben bereits von Geburt an eine verstärkende Wirkung. Hierzu zählen vor allem Essen und Trinken. Primäre Verstärker sind im Fallbeispiel nicht beteiligt. ⊖

D Prompting ist eine sofort helfende Reaktion des Therapeuten beim Erlernen neuer Verhaltensweisen. Häufig besteht die Hilfestellung darin, dass er die erwünschte Handlung vormacht, etwa bei der Therapie geistig Behinderter. Prompting kann auch aus Erinnerungen, Feedback oder Ermunterungen bestehen. ⊖

E Reizgeneralisierung bedeutet, dass ein Mensch oder ein Tier auch auf Reize reagiert, die dem ursprünglich antrainierten Reiz ähnlich sind. Beispiel: Tieren wird eine Reaktion auf einen Ton von 1000 Hertz (Hz) antrainiert. Die Tiere reagieren in gleicher Weise auf Töne von 300 Hz. Bei Hundephobien wird die Angst meist durch ein bestimmtes Tier ausgelöst. Der Hundephobiker reagiert später jedoch auf alle Hunde, egal wie groß die Tiere sind. Mit dem oben beschriebenen Fallbeispiel hat Reizgeneralisierung nichts zu tun. ⊖

Einfachauswahl

Ein 44-jähriger Mann hatte vor einem Jahr einen Unfall mit seinem Wagen. Seit dieser Zeit hat er nicht nur Angst vor dem Autofahren, sondern auch Angst, mit öffentlichen Verkehrsmitteln zu fahren.

11.10 Für die Ausweitung der Angst kommt aus lerntheoretischer Sicht am ehesten in Betracht:

A Diskriminationslernen
B Habituation
C Shaping
D Modelllernen
E Reizgeneralisierung

11.10 Richtige Antwort: E

Die Verhaltenstherapie erklärt die Entstehung von psychischen Störungen durch lerntheoretische Modelle. Einige dieser Modelle sind in den Antwortmöglichkeiten angesprochen.

A Diskriminationslernen bedeutet, dass eine Person lernt, auf verschiedene Reize unterschiedlich zu reagieren. Diskriminationslernen ist eine spezielle Form des operanten Konditionierens (☞ LB 13.3). Es stellt das Gegenstück zur Reizgeneralisierung dar. Die Ausweitung der Angst im Fallbeispiel lässt sich nicht mit operanter Konditionierung oder Diskriminationslernen erklären. ⊖

B Mit Habituation bezeichnet die Verhaltenstherapie einen Gewöhnungsprozess an einen Reiz oder eine Situation. Habituation spielt in der Therapie von Ängsten eine große Rolle. Der Patient verbleibt so lange in der angstauslösenden Situation, bis das Angstniveau langsam abnimmt. Er gewöhnt sich an die Angst, statt sie zu vermeiden. Im Fallbeispiel würde Habituation zu einer Reduzierung der Angst führen und nicht zu einer Ausweitung. ⊖

C Mit Shaping wird in der Lerntheorie die schrittweise Ausformung eines neuen Verhaltens bezeichnet. Der Patient soll aus der Routine seines bisherigen Verhaltens ausbrechen und systematisch neue Verhaltensweisen aufbauen. Shaping ist eine variable Methode, die sich aus verschiedenen therapeutischen Elementen zusammensetzt wie z. B. Reizkonfrontation, Entspannungstraining oder kognitiver Therapie. Es besteht kein Bezug zum Fallbeispiel. ⊖

D Als Modelllernen wird das Lernen am Beispiel bezeichnet. Synonym spricht man von Imitationslernen (☞ LB 13.3). Modelllernen wird besonders in Gruppentherapien und in der Pädagogik eingesetzt. Im Fallbeispiel gibt es keinen Hinweis darauf, dass der Patient jemanden nachahmen würde. ⊖

E Im Fallbeispiel hat eine Reizgeneralisierung stattgefunden. Die Angst vor der ursprünglich angstauslösenden Situation (Autofahren) hat sich generalisiert, sodass auch das Fahren mit anderen Fahrzeugen für den Patienten angstauslösend ist. ✓

Einfachauswahl

11.11 Das verhaltensmedizinische Konzept zur Entstehung chronischer Schmerzen postuliert, dass …

A chronischer Schmerz ein psychobiologisches Phänomen ist und durch Lernprozesse beeinflusst wird,
B chronischer Schmerz im Allgemeinen durch eine entsprechende Prädisposition zur „Schmerzpersönlichkeit“ entsteht,
C chronische Schmerzen im Allgemeinen durch die Umwandlung eines seelischen Konflikts in ein körperliches Symptom entstehen,
D chronischer Schmerz exakt linear proportional zur aufgetretenen Gewebeschädigung ist,
E der somatische Befund die wichtigste Determinante des Ausmaßes chronischer Schmerzen ist.

Einfachauswahl

Ein Psychotherapeut vertritt eine Psychotherapierichtung, bei der die Selbstverwirklichung des Patienten im Vordergrund steht. Grundlage für sein therapeutisches Vorgehen ist das unbedingte Akzeptieren des Patienten, das einfühlende Verstehen und die eigene Kongruenz im Umgang mit ihm.

11.12 Welche Therapieform wird hier vorrangig angesprochen?

A Entspannungstherapie
B Gesprächspsychotherapie
C Psychoanalyse
D Systemische Therapieverfahren
E Verhaltenstherapie

11.11 Richtige Antwort: A

Auch diese Frage bezieht sich auf den Zusammenhang zwischen lerntheoretischen Modellen und der Entstehung und Aufrechterhaltung von Krankheiten.

A Der Begriff „psychobiologisch“ bezeichnet das Zusammenwirken körperlicher und seelischer Faktoren beim Schmerzerleben. Lernerfahrungen können sich hemmend oder verstärkend auf die Intensität des erlebten Schmerzes auswirken. ✓

B Es gibt aus wissenschaftlicher Sicht keine Hinweise darauf, dass eine „Schmerzpersönlichkeit“ existiert. Im Übrigen gibt es meist eine körperliche Ursache, die bei der Entstehung von chronischen Schmerzen zumindest mitbeteiligt ist. ⊖

C Die Umwandlung eines seelischen Konflikts in ein körperliches Symptom wird als Konversion bezeichnet, die eine Begrifflichkeit aus dem Kontext der Psychoanalyse ist (☞ LB 13.2). ⊖

D Schmerz ist kein rein objektives Geschehen, wie die Aussage behauptet. Menschen mit gleich schweren Verletzungen können den Schmerz sehr unterschiedlich erleben. ⊖

E Die individuell sehr unterschiedlichen Schmerzreaktionen und die Beeinflussbarkeit von Schmerzen z. B. durch Hypnose weisen darauf hin, dass der körperliche Befund nicht der wichtigste Faktor im Schmerzgeschehen ist. ⊖

11.12 Richtige Antwort: B

Die Frage sollte leicht zu beantworten sein, wird doch nach sehr typischen Haltungen einer bestimmten Therapierichtung gefragt.

A Entspannungsverfahren werden in Gruppen oder in Einzelsitzungen vermittelt. Die Patienten lernen eine bestimmte Sequenz von Entspannungsformeln bzw. -übungen. Entspannungstherapie hat nichts mit Selbstverwirklichung zu tun. ⊖

B Die Haltung eines Gesprächspsychotherapeuten ist gekennzeichnet durch Empathie (einfühlendes Verstehen), unbedingte Wertschätzung (Akzeptieren) und Kongruenz (Übereinstimmung). Ziel der Gesprächstherapie ist die Selbstverwirklichung des Klienten (☞ LB 13.4). ✓

C In einer Psychoanalyse versucht der Therapeut, dem Patienten dabei zu helfen, sich unbewusster Konflikte aus der Kindheit bewusst zu werden. Der Patient soll in der Therapie alles ansprechen, was ihm durch den Kopf geht, unabhängig davon, ob er die Gedanken wichtig, sinnvoll oder peinlich findet (psychoanalytische Grundregel) (☞ LB 13.2). Der Therapeut hält sich mit persönlichen Äußerungen in der Therapie strikt zurück und enthält sich aller Bewertungen (Abstinenzgebot). ⊖

D Systemische Therapien sehen den Patienten als Teil eines Systems, meist der Familie. Symptome des Patienten werden als Symptom der Familie angesehen (der Patient als Symptomträger) (☞ LB 13.8). ⊖

E Verhaltenstherapie hat das Ziel, auf das konkrete Verhalten des Patienten einzuwirken. Es stehen Verfahren wie Reizkonfrontation, Biofeedback oder kognitive Therapie zur Verfügung (☞ LB 13.3). ⊖

Einfachauswahl

11.13 Welche der nachfolgenden Methoden ist am ehesten der Verhaltenstherapie zuzuordnen?

A Tagtraumtechniken
B Token-Verstärkungssystem
C Freies Assoziieren
D Einfühlendes Verstehen
E Arbeit an der Übertragung und an Abwehrmechanismen

11.13 Richtige Antwort: B

Die Frage zielt auf ein klassisches Verfahren der Verhaltenstherapie ab.

A Tagtraumtechniken arbeiten während der Therapiesitzung mit gelenkten Träumen. Der Patient wird in einen entspannten Zustand versetzt und soll sich bestimmte, vorgegebene Szenen vorstellen. Tagtraumtechniken werden mit freiem Assoziieren verknüpft und vor allem im katathymen Bilderleben eingesetzt. ⊖

B Token sind Münzen oder Gutscheine, die Patienten erhalten, wenn sie ein erwünschtes Verhalten zeigen. Die Token können später gegen Vergünstigungen eingetauscht werden. Token-Verstärkungssysteme nutzen die Prinzipien der operanten Konditionierung und sind typischer Bestandteil einer Verhaltenstherapie. ✓

C Beim freien Assoziieren ist der Patient dazu aufgefordert, dem Therapeuten alle Gedanken mitzuteilen, die ihm durch den Kopf gehen. Er soll dabei keine Zensur ausüben, sondern alle Regungen ungefiltert aussprechen, auch wenn sie scheinbar keinen Sinn ergeben oder dem Patienten peinlich sind. Freies Assoziieren ist ein Grundelement der klassischen Psychoanalyse (☞ LB 13.2). ⊖

D Einfühlendes Verstehen ist eine Grundhaltung, die vor allem in der Gesprächspsychotherapie nach Rogers die Haltung des Therapeuten prägt (☞ LB 13.4). ⊖

E Übertragung und Analyse von Abwehrmechanismen sind Begrifflichkeiten aus dem Kontext der tiefenpsychologisch orientierten Psychotherapie bzw. der klassischen Psychoanalyse (☞ LB 13.2). Übertragung bezeichnet die Reaktionen des Patienten auf den Therapeuten, die durch die Beziehungsgeschichte des Patienten beeinflusst werden. ⊖

Aussagenkombination

11.14 Welche der folgenden Maßnahmen sind typischerweise Bestandteil der operanten Therapie chronischer Schmerzen?

1. Zeitkontingente Medikation
2. Aktivitätsmodifikation
3. Verhaltensanalyse
4. Schmerzkontingente Medikation
5. Einbeziehung von Bezugspersonen des Patienten

A Nur die Aussagen 1 und 5 sind richtig.
B Nur die Aussagen 1, 2 und 3 sind richtig.
C Nur die Aussagen 1, 2, 3 und 5 sind richtig.
D Nur die Aussagen 2, 3, 4 und 5 sind richtig.
E Alle Aussagen sind richtig.

11.14 Richtige Antwort: C

Unter operanter Therapie versteht man verhaltenstherapeutische Interventionen nach den Prinzipien der operanten Konditionierung (☞ LB 13.3).

1. Patienten mit chronischen Schmerzen nehmen Schmerzmittel meist bei Bedarf ein, d.h. dann, wenn die Schmerzen besonders stark sind. Dadurch verfestigen sich Lösungsstrategien, die nach einer Hilfe von außen (v.a. durch Medikamente) streben. Mithilfe einer zeitkontingenten Medikation sollen die Patienten eine verstärkte Eigensteuerung der Schmerzverarbeitung erlernen. Psychologische Aspekte der Schmerzmitteleinnahme werden aus diesem Grund so weit wie möglich reduziert und die Medikamente zu festen Zeiten (zeitkontingent) verabreicht. Hierbei wird versucht, die Dosis der Medikation langsam zu reduzieren. ✓
2. Bei der operanten Therapie sollen Schmerzpatienten lernen, dass sie auf ihr Schmerzerleben Einfluss nehmen können. Eine Schonhaltung mit Reduktion der körperlichen und sozialen Aktivitäten soll durch eine Erhöhung des allgemeinen Aktivitätsniveaus abgelöst werden. ✓
3. Eine Verhaltensanalyse ist Bestandteil jeder verhaltenstherapeutischen Therapie und Therapieplanung. Eine Verhaltensanalyse untersucht, welche äußeren oder inneren Auslöser aufgrund welcher biologischer oder psychologischer Variablen zu welchen Reaktionen des Patienten führen (☞ LB 13.3). Dabei wird festgehalten, wie beständig ein Reaktionsmuster ist und welche Konsequenzen die Reaktionen haben. ✓
4. Schmerzkontingente Medikation bedeutet, dass der Patient immer dann ein Medikament einnimmt, wenn er gerade Schmerzen hat. Im Gegensatz hierzu steht die zeitkontingente Medikation, bei der ein Medikament unabhängig vom Schmerz immer zur selben Zeit eingenommen wird (siehe Kommentar zu Aussage 1). Da die Schmerzpatienten lernen sollen, von Medikamenten unabhängiger zu werden, ist eine sich langsam reduzierende, zeitkontigente Medikation anzustreben. ⊖
5. Bezugspersonen können unbewusst ungünstige Verhaltensweisen von Schmerzpatienten fördern. Wenn ein Patient besonders dann viel Zuwendung erhält, wenn er signalisiert, dass er starke Schmerzen hat, wird ein klagendes und jammerndes Verhalten mit ausgeprägter Zur-Schau-Stellung von Schmerzen verstärkt. Bezugspersonen sollten in die Therapie mit einbezogen werden, um derartige Verstärkungen zu vermeiden. ✓

Einfachauswahl

11.15 In der psychoanalytischen Theorie werden verschiedene Abwehrmechanismen postuliert. Welcher dieser Abwehrmechanismen kommt in der folgenden Beschreibung am besten zum Ausdruck?
„Uneingestandene Impulse werden in die Außenwelt verlagert, in einer anderen Person wahrgenommen und dort bekämpft."

A Projektion
B Rationalisierung
C Verdrängung
D Verleugnung
E Verschiebung

11.15 Richtige Antwort: A

Abwehrmechanismen dienen der Vermeidung unguter Gefühle, vor allem von Angst.

A Den Vorgang der Projektion kann man sich beispielhaft folgendermaßen vorstellen: Person A wehrt bestimmte eigene Regungen durch Verdrängung ab. Person A projiziert den abgewehrten Impuls auf Person B, vergleichbar der Projektion mit einem Filmprojektor auf eine Leinwand. Da Abwehrmechanismen meist unbewusst ablaufen, ist A davon überzeugt, dass B bestimmte Eigenschaften oder Intentionen hat. Da A diese Strebungen in sich selbst bekämpft, kritisiert sie diese im Außen und greift B an (☞ LB 13.2). ✓

B Bei der Rationalisierung (☞ LB 13.2) werden für bestimmte Handlungen und Regungen Scheinerklärungen herangezogen. Beispiel: Jemand schaut sich einen populären, erotischen Film an. Er begründet dies nicht damit, dass er sich für Erotik interessiert, sondern damit, dass er den Film sehen wolle, damit er „mitreden" kann. ⊖

C Verdrängung (☞ LB 13.2) ist ein elementarer Abwehrmechanismus: Konflikthafte Inhalte werden ins Unterbewusste verschoben, um Ängste, Konflikte und Schuldgefühle zu vermeiden. Die psychoanalytische Psychotherapie versucht, Verdrängungen aufzuheben. Andere Personen haben bei der Entstehung von Verdrängung keine Funktion. ⊖

D Verleugnung (☞ LB 13.2) besteht darin, dass konfliktträchtige Aspekte scheinbar nicht wahrgenommen werden. Beispiel: Ein Mann, der Probleme hat, Beziehungen zu weiblichen Personen aufzubauen, verleugnet die Tatsache, dass er eine ihm bekannte, attraktive Frau beim Einkaufen gesehen hat. ⊖

E Der Abwehrmechanismus der Verschiebung (☞ LB 13.2) besteht in der Übertragung einer gefühlsmäßigen Ladung auf ein anderes Objekt. Verschiebung ist ein häufiger Mechanismus beim Traumgeschehen. Beispiel: Die unbewusste Furcht vor einer dominierenden, verschlingenden Mutter wird im Traum auf ein gefährliches Tier übertragen. ⊖

Mehrfachauswahl

11.16 Wählen Sie *vier* Antworten. Zu den Methoden/Techniken der Verhaltenstherapie zählen:

A Gedankenstopp
B Modelllernen
C Selbstsicherheitstraining
D Diskriminationslernen
E Hypnokatharsis

11.16 Richtige Antworten: A, B, C und D

Eine der Antwortmöglichkeiten bezeichnet ein seltener angesprochenes verhaltenstherapeutisches Verfahren.

A Mithilfe der Methode des Gedankenstopps soll der Patient lernen, seine Gedanken besser zu kontrollieren. Negative, automatisch ablaufende Gedankenketten können psychische Störungen verursachen und aufrechterhalten. Der Patient wird aufgefordert, negative Gedanken bewusst aufzurufen und wiederzugeben. Der Therapeut unterbricht diesen Gedankenfluss plötzlich und ohne Vorwarnung, wodurch der Patient die Erfahrung macht, dass seine negative Gedankenkette unterbrochen werden kann. Gedankenstopp ist eine Methode der kognitiven Verhaltenstherapie, die der Patient selbst weitertrainiert. ✓

B Modelllernen ist eine Strategie zur Erarbeitung neuer Verhaltensweisen (☞ LB 13.3). Modelllernen ist ein Element verhaltenstherapeutischer Gruppentherapie. Patienten können beobachten, wie andere Personen ähnliche Probleme bewältigen und sich diese Verarbeitungsstrategien zum Vorbild machen. ✓

C Selbstsicherheitstraining ist ein häufig eingesetzter Baustein der verhaltenstherapeutisch orientierten, stationären Therapie. In Gruppen werden schwierige soziale Situationen besprochen und ein selbstsicheres Verhalten trainiert (☞ LB 13.3). ✓

D Beim Diskriminationslernen üben die Patienten ein, auf unterschiedliche Reize unterschiedlich zu reagieren. Auf diese Weise können komplexe Verhaltensketten erlernt werden. Diskriminationslernen wird häufig in der verhaltenstherapeutischen Therapie von Kindern eingesetzt. ✓

E Hypnokatharsis ist eine Methode, bei der Patienten traumatisierende Lebensereignisse unter Hypnose aufarbeiten. Die Patienten werden systematisch angeleitet, sich an das kritische Ereignis zu erinnern und die Situation noch einmal – unter Umständen auch mehrfach – zu durchleben. Während dieses Prozesses werden die Patienten aufgefordert, ihre Emotionen wahrzunehmen und auszudrücken. Es handelt sich nicht um eine Methode der Verhaltenstherapie. ⊖

Einfachauswahl

11.17 Bei der klassischen Psychoanalyse ist – neben anderen, hier nicht aufgeführten Wirkfaktoren – nach psychoanalytischer Theorie folgender der genannten Effekte für den therapeutischen Erfolg am bedeutsamsten und entsprechend anzustreben:

A Kathartisches Ausagieren der unbewussten Triebimpulse gegen den Widerstand der gewohnten Umgebung
B Herstellung eines Zustands von Ruhe und Entspannung mithilfe abgestufter Konzentrationsübungen
C Unterbrechung und Entschärfung von Handlungsketten wie z. B. Angst-Fluchtreaktion-Vermeidung durch Rekonditionierung und Erstellung einer detaillierten Angsthierarchie
D Nachreifung der Persönlichkeit durch Wiederbewusstmachung und Lösung von bestimmten affektiv stark besetzten Konflikten
E Ausagieren des zentralen Konflikts durch szenisches Darstellen der Übertragungsneurose

11.17 Richtige Antwort: D

Zu jedem der wichtigsten psychotherapeutischen Verfahren, sollten auch die theoretischen Erklärungsmodelle gelernt werden.

A Ausagieren bedeutet im Rahmen einer Psychotherapie häufig eine Form des Widerstands. Ein Patient, der ausagiert, setzt sich nicht mit seinen Gefühlen und Motiven auseinander, sondern versucht, inneren Spannungen durch Handlungen zu entgehen. Unter Katharsis versteht man den Ausdruck von Gefühlen in Bezug auf belastende, biographische Erlebnisse. Der therapeutische Wert von Katharsis wird heute häufig angezweifelt. ⊖

B Entspannungsverfahren werden auch als „zudeckende" Therapieformen bezeichnet. Die Psychoanalyse arbeitet aufdeckend, was emotionale Konflikte angeht. Entspannungsverfahren werden in der Psychoanalyse nicht eingesetzt. ⊖

C „Vermeidung von Fluchtreaktionen", „Rekonditionierung" oder „Angsthierarchie" sind Begriffe aus der kognitiven Verhaltenstherapie (☞ LB 13.3). ⊖

D Hauptziel einer psychoanalytischen Psychotherapie ist das Bewusstmachen verdrängter, frühkindlicher Konflikte und deren Verarbeitung (☞ LB 13.2). Ein Bewusstwerden und Verarbeiten zentraler Konflikte führt zu einer Nachreifung der gesamten Persönlichkeit des Patienten. ✓

E Szenisches Darstellen innerer Konflikte ist ein zentrales Element des Psychodramas nach Moreno, das meist in Form einer Gruppentherapie eingesetzt wird. ⊖

Aussagenkombination

11.18 Welche der folgenden Aussagen über die Inhalte psychoanalytischer Einzeltherapien bei neurotischen Patienten sind zutreffend?

1. Einüben von Entspannungstechniken
2. Systematisches Einüben von Verhaltensmustern wie Selbstbehauptung oder Kontaktfähigkeit
3. Bearbeitung der persönlichen Beziehung zwischen Patient und Therapeut
4. Kennenlernen von bis dahin unbewussten Persönlichkeitsanteilen
5. Einblick gewinnen in die eigene Gefühls- und Wunschwelt

A Nur die Aussagen 1 und 2 sind richtig.
B Nur die Aussagen 2 und 3 sind richtig.
C Nur die Aussagen 4 und 5 sind richtig.
D Nur die Aussagen 2, 4 und 5 sind richtig.
E Nur die Aussagen 3, 4 und 5 sind richtig.

Aussagenkombination

11.19 Welche der folgenden Aussagen trifft (treffen) zu? Das Tauschpfand-System („Token-economy") in der Psychotherapie

1. ist ein aus der Ethnomedizin (z. B. bei Schamanen) entlehnter Begriff für eine Therapeuten-Patienten-Beziehung mit starker Führungsintensität des Therapeuten,
2. arbeitet mit systematischen Verstärkungen,
3. kann auch noch bei schweren psychischen Störungen eingesetzt werden,
4. ist eine Form nicht-direktiver Therapie,
5. ist eine verhaltenstherapeutische Technik.

A Nur die Aussage 1 ist richtig.
B Nur die Aussagen 3 und 4 sind richtig.
C Nur die Aussagen 4 und 5 sind richtig.
D Nur die Aussagen 2, 3 und 5 sind richtig.
E Nur die Aussagen 2, 3, 4 und 5 sind richtig.

11.18 Richtige Antwort: E

Die falschen Antwortmöglichkeiten beinhalten eindeutig therapeutische Interventionen außerhalb der Psychoanalyse.

1. Psychoanalyse setzt keine Entspannungsverfahren wie z. B. autogenes Training oder progressive Muskelrelaxation ein. ⊖
2. Die Fokussierung auf das Einüben von neuen Verhaltenweisen ist eine Domäne der kognitiven Verhaltenstherapie (☞ LB 13.3) und wird in der klassischen Psychoanalyse nicht praktiziert. ⊖
3. Über die Richtigkeit dieser Aussage lässt sich streiten. Aufgrund des Abstinenzgebots gibt es de facto keine persönliche Beziehung zwischen Patient und Therapeut (☞ LB 13.2). Dennoch wird die Beziehung thematisiert und analysiert. Es wäre korrekter, von einer therapeutischen Beziehung zu sprechen. Der Patient erlebt diese Beziehung im Licht seiner bisherigen Erfahrungen mit anderen, für ihn bedeutsamen Menschen. Er kann im Rahmen seiner Übertragungsreaktionen die Beziehung zum Therapeuten als sehr persönlich erleben. ✓
   In diesem Sinn ist die Aussage eher als richtig anzusehen.
4. Das Bewusstwerden bis dahin unbewusster seelischer Anteile ist ein zentrales Element der psychoanalytischen Therapie (☞ LB 13.2). Der Anteil unbewusster Persönlichkeitsanteile soll im Therapieverlauf kleiner werden. ✓
5. Der Patient soll sich im Rahmen einer psychoanalytischen Therapie über seine Motive, Einstellungen, Wünsche und Gefühle klar werden. Gemäß der psychoanalytischen Theorie sind an den meisten inneren Konflikten unbewusste Triebimpulse beteiligt (☞ LB 13.2). Diese müssen bewusst gemacht werden, um eine Neurose auflösen zu können. ✓

11.19 Richtige Antwort: D

Token-Systeme sind Instrumente der Verhaltenssteuerung, bei denen Patienten oder Schüler für erfolgreiches Verhalten Münzen oder Chips erhalten, die sie später gegen andere attraktive Belohnungen eintauschen können.

1. Der Begriff „Token-economy" hat keinen Bezug zu Begriffen aus der Ethno-Medizin. ⊖
2. Die Vergabe von Token (z. B. Münzen) dient der positiven Verstärkung von erwünschtem Verhalten. Die Wirkung von Token-Belohnungen verstärkt sich, wenn die Gabe intermittierend erfolgt (z. B. für jedes vierte Mal, wenn eine erwünschte Handlung erfolgreich ausgeführt wurde). ✓
3. Auch bei Patienten mit Psychosen kann erfolgreich mit Token-Systemen auf das Verhalten eingewirkt werden. Psychotische Patienten erhalten z. B. Token für nicht-wahnhafte Äußerungen. Später kann eine bestimmte Anzahl gesammelter Token gegen Vergünstigungen (z. B. Zigaretten) eingetauscht werden. ✓
4. Token-Systeme versuchen auf direktem Weg, das Verhalten der Patienten zu verändern. Dieses Vorgehen ist in hohem Maß direktiv. ⊖
5. Die Arbeit mit Token-Systemen ist der operanten Konditionierung zuzurechen und somit klassischer Bestandteil der Verhaltenstherapie. ✓

Einfachauswahl

Ein Patient litt unter starken Ängsten, wenn er einen Fahrstuhl benutzte. Weiter beobachtete er, dass mittlerweile allein die Vorstellung, einen Fahrstuhl zu betreten, ausreichte, um eine starke Angstreaktion hervorzurufen.
Nach einem Aufenthalt in einer psychosomatisch-psychotherapeutischen Klinik berichtet der Patient seiner Familie von einem wesentlichen Behandlungselement: „... und dann musste ich schon zu Beginn der Behandlung einige Stunden am Stück Fahrstuhl fahren – zunächst mit meinem Therapeuten und später auch allein. Na ja, die Anstrengung hat sich gelohnt; meine Angst bin ich auf jeden Fall los."

11.20 Welche der folgenden verhaltenstherapeutischen Behandlungsstrategien entspricht am ehesten der von dem Patienten beschriebenen?

A Biofeedback
B Kognitive Verhaltenstherapie
C Modelllernen
D Reizüberflutung
E Systematische Desensibilisierung

11.20 Richtige Antwort: D

Die Frage bezieht sich auf ein häufig eingesetztes verhaltenstherapeutisches Verfahren und sollte entsprechend leicht zu beantworten sein. Besteht auch nur ein bisschen Unsicherheit bei der Beantwortung dieser Frage, sollte der Themenkomplex „Verhaltenstherapie“ intensiv wiederholt werden.

A Biofeedback (☞ LB 13.3) wird in der Regel nicht zur Behandlung von Angststörungen eingesetzt. Nach einer Behandlung mit Biofeedback hätte der Patient in etwa Folgendes berichtet: „... und dann bin ich an ein Gerät angeschlossen worden, das meinen Puls gemessen hat. Ich musste an einem Computer sitzen und üben, in den Bauch zu atmen. Ich konnte dann am Bildschirm an der Kurve erkennen, ob es mit der Entspannung funktioniert hat“. ⊖

B Kognitive Verhaltenstherapie beschäftigt sich mit ungünstigen Gedankenmustern und deren Korrektur (☞ LB 13.3). Nach einer kognitiven Verhaltenstherapie könnte ein Patient berichten: „Ich sollte dann beschreiben, welche Gedanken mir automatisch durch den Kopf gehen, wenn ich in einem engen Raum Angst bekomme“. ⊖

C Modelllernen (☞ LB 13.3) wird nicht zur Behandlung von Angststörungen eingesetzt. Eine Beschreibung des Modelllernens würde sich ungefähr folgendermaßen anhören: „Da war eine andere Patientin, die auch Angst vor dem Fahrstuhlfahren hatte. Ich habe ihr dann zugesehen, wie sie trotzdem mit dem Fahrstuhl fährt“. ⊖

D Reizüberflutung (Flooding) ist das erwiesenermaßen effektivste Verfahren zur Behandlung von situationsabhängigen Ängsten (☞ LB 13.3). Die Patienten setzen sich dabei von Beginn an massiv den angstauslösenden Situationen aus. Der Patient aus der Fallbeschreibung hat eine solche Reizüberflutung erlebt. ✓

E Systematische Desensibilisierung wird ebenfalls häufig zur Behandlung von Ängsten eingesetzt (☞ LB 13.3). Anders als in der Darstellung der Frage würde ein Patient die Situation in etwa so beschreiben: „Ich habe erst Muskelentspannung gelernt. Dann hat der Therapeut mit mir einen Plan erarbeitet, und ich sollte erzählen, wie stark die Angst in verschiedenen Situationen ist. Ich sollte mir dann erst Situationen vorstellen, die nicht ganz so beängstigend sind und mich dabei gleichzeitig entspannen.“ ⊖

Einfachauswahl

Eine Patientin leidet seit Jahren unter Spannungskopfschmerz. Trotz regelmäßiger Massage und Wärmetherapie kann die Spannung der Nackenmuskulatur nicht verringert werden. Auch verschiedene Versuche, die Patientin dazu zu bewegen, ein Entspannungstraining wie z. B. autogenes Training oder progressive Muskelrelaxation zu erlernen, schlugen fehl, da die Patientin der Annahme ist, keinen Einfluss auf ihre Muskulatur zu haben.

11.21 Welches zusätzliche Verfahren kann noch eingesetzt werden, um die Patientin bei der Erlernung eines Entspannungsverfahrens zu unterstützen?

A Analyse der individuellen Abwehr
B Biofeedback
C Psychoanalyse
D Reizüberflutung
E Systematische Desensibilisierung

Mehrfachauswahl

11.22 Wählen Sie *drei* Antworten. Zu den Methoden/Techniken der Verhaltenstherapie zählen üblicherweise:

A Systematische Desensibilisierung
B Reizüberflutung
C Positive Verstärkung
D Gestalttherapie
E Analytische Fokaltherapie

11.21 Richtige Antwort: B

Die Frage zielt auf ein verhaltenstherapeutisches Verfahren zur Unterstützung der Erlernung von Entspannung ab.

A Die Analyse von Abwehrmechanismen (☞ LB 13.2) ist Bestandteil einer psychoanalytischen Therapie und nicht spezifisch zum Erlernen eins Entspannungsverfahrens. ⊖

B Biofeedback-Methoden (☞ LB 13.3) sind hervorragend dazu geeignet, das Erlernen von Entspannung zu fördern. Der Patient bekommt durch gemessene Körperparameter (z. B. Puls, Muskeltonus oder Hautwiderstand) unmittelbar Rückmeldung (Feedback) darüber, ob er dem Ziel eines entspannteren Zustands nähergekommen ist. ✓

C Psychoanalyse (☞ LB 13.2) beschäftigt sich mit der gesamten Persönlichkeit des Patienten und ist keine spezifische Unterstützung beim Erlernen eines Entspannungsverfahrens. ⊖

D Reizüberflutung (☞ LB 13.3) ist ein verhaltenstherapeutisches Verfahren zur effektiven Behandlung von spezifischen Ängsten. Es ist keine Entspannungsmethode. ⊖

E Auch die systematische Desensibilisierung (☞ LB 13.3) ist ein verhaltenstherapeutisches Verfahren zur Behandlung von Ängsten. ⊖

11.22 Richtige Antworten: A, B und C

Die Beantwortung der Frage sollte sehr leicht fallen, es werden sehr bekannte verhaltenstherapeutische Techniken als Antwortmöglichkeiten angeboten.

A Systematische Desensibilisierung ist ein klassisches Verfahren der Verhaltenstherapie, das zur Behandlung von Phobien eingesetzt wird (☞ LB 13.3). Die Patienten erlernen ein Entspannungsverfahren, welches sie anwenden während sie sich die angstauslösenden Situationen in abgestufter Form (systematisch) vorstellen. Es wird mit den am schwächsten angstauslösenden Reizen begonnen. ✓

B Moderne Verfahren der Reizkonfrontation arbeiten bei der Behandlung von Angststörungen von Beginn an mit den am stärksten angstauslösenden Reizen (☞ LB 13.3). Diese Form der Reizüberflutung wird auch als Flooding bezeichnet. Meist findet diese Variante der Reizkonfrontation in der Realität statt (in vivo) und nicht nur in der Vorstellung (in sensu). ✓

C Verhaltenstherapie hat das Ziel, Veränderungen auf der Verhaltensebene zu erreichen. Häufig werden Methoden der operanten Konditionierung (☞ LB 13.3) eingesetzt, die mit Belohnungen arbeiten. ✓

D Gestalttherapie ist ein eigenständiges psychotherapeutisches Verfahren, das nicht im Rahmen einer Verhaltenstherapie eingesetzt wird. Gestalttherapie ist eine erlebnisaktivierende Methode, die der humanistischen Psychotherapie zugerechnet wird (☞ LB 13.7). ⊖

E Fokaltherapie bezeichnet eine Form der Kurzzeitpsychotherapie, die sich auf ein einziges Thema konzentriert und dieses auf der Grundlage eines tiefenpsychologischen Verständnisses in wenigen Therapiestunden bearbeitet. Es besteht kein Zusammenhang zur Verhaltenstherapie. ⊖

Mehrfachauswahl

11.23 Wählen Sie *zwei* Antworten. Verhaltenstherapeutische Methoden und Techniken sind:

A Problemlösetraining
B Unbedingte Wertschätzung des Klienten durch den Therapeuten
C Liegende Position des Patienten mit fehlendem Blickkontakt zum Therapeuten
D Shaping (schrittweise Ausformung des Verhaltens)
E Aufforderung an den Patienten, frei zu assoziieren

Mehrfachauswahl

11.24 Wählen Sie *zwei* Antworten. Welche der folgenden Aussagen zur Psychotherapie treffen zu?

A In der Balint-Gruppe spricht der Patient über seine Probleme.
B Flooding (Reizüberflutung) wird bei der Behandlung isolierter Phobien (z. B. Spinnenphobie) angewandt.
C Die klassische Psychoanalyse wird bei neurotischen Störungen eingesetzt.
D Eine therapeutische tiefe Regression ist Therapieziel der Verhaltenstherapie.
E Das Standardverfahren der klassischen Psychoanalyse ist die Kurzzeittherapie.

11.23 Richtige Antworten: A und D

Auch wenn nicht alle verhaltenstherapeutischen Methoden bekannt sein sollten, lässt sich diese Frage leicht im Ausschlussverfahren beantworten.

A Problemlösetrainings sind eine typische Komponente der Verhaltenstherapie (☞ LB 13.3). ✓
Beispiel für den Aufbau eines systematischen, schrittweisen Problemlösetrainings:
1. Information und Vorbereitung,
2. Problembeschreibung,
3. Problemanalyse,
4. Zielanalyse,
5. Lösungs- und Veränderungsplanung,
6. Ausprobieren der Lösung,
7. Bewertung des Probehandelns,
8. Transferplanung.

B Die unbedingte Wertschätzung des Klienten durch den Therapeuten ist ein grundlegendes Element der Gesprächspsychotherapie (☞ LB 13.4). ⊖

C Bei der klassischen Psychoanalyse liegt der Patient auf einer Couch oder Liege auf dem Rücken, und der Therapeut sitzt außerhalb seines Blickfelds. ⊖

D Shaping ist eine Methode der Verhaltenstherapie, die dazu dient, neue Verhaltensweisen zu lernen. Das neu zu lernende Verhalten wird in kleinen Zwischenschritten geübt und das Lernen durch Belohnungen verstärkt. ✓

E Die Aufforderung an den Patienten, frei zu assoziieren, entspricht der Grundregel der klassischen psychoanalytischen Therapie (☞ LB 13.2). ⊖

11.24 Richtige Antworten: B und C

Die richtigen Antworten sollten Sie leicht erkennen können: Es handelt sich um grundlegende Aussagen zu den großen psychotherapeutischen Schulen.

A Balint-Gruppen gehen auf den ungarischen Psychoanalytiker Michael Balint zurück. In Balint-Gruppen reflektieren Therapeuten ihre psychotherapeutische Arbeit nach psychoanalytischen Gesichtspunkten. Also nicht Patienten, sondern Therapeuten sprechen miteinander. ⊖

B Flooding ist ein Verfahren der Reizkonfrontation. Die Patienten werden dabei maximal angstauslösenden Reizen ausgesetzt. Das Verfahren hat sich als sehr effektiv zur Behandlung spezifischer Phobien erwiesen und zählt zum Instrumentarium der Verhaltenstherapie (☞ LB 13.3). ✓

C Der Begriff „Neurose“ wurde vom Begründer der Psychoanalyse Sigmund Freud geprägt (☞ LB 13.2). Die Behandlung klassischer neurotischer Störungen ist eine Domäne der Psychoanalyse. ✓

D Unter therapeutischer Regression versteht man die Kontaktaufnahme des Patienten mit früher durchlaufenen Entwicklungsphasen. Sie ist ein Ziel tiefenpsychologisch orientierter Verfahren wie z. B. der Psychoanalyse (☞ LB 13.2). Sie ist kein Therapieziel der Verhaltenstherapie. ⊖

E Klassische Psychoanalyse ist eine hochfrequente Therapie (drei bis fünf Sitzungen wöchentlich), die sich über mehrere Jahre erstreckt. ⊖

Aussagenkombination

11.25 In der Psychoanalyse ist die Abstinenzregel einer der Kernpunkte der Behandlung. Welche der folgenden Aussagen treffen zu?

1. Die Abstinenzregel besagt, dass der Patient alles, was ihm während der therapeutischen Sitzung in den Sinn kommt, unzensiert erzählen soll.
2. Die Abstinenzregel beschreibt, dass jeder Patient der Aufdeckung unterbewusster Wünsche und Regungen Widerstände entgegensetzt.
3. Die Abstinenzregel empfiehlt dem Therapeuten, sich aller wertenden Stellungnahmen zu enthalten.
4. Die Abstinenzregel besagt, dass der Therapeut nicht in eine unreflektierte Gegenübertragungsreaktion verfallen darf.
5. Die Abstinenzregel besagt, dass sich der Patient während der Therapie aller Libido-Strebungen enthalten soll.

A Nur die Aussagen 3 und 4 sind richtig.
B Nur die Aussagen 1, 2 und 4 sind richtig.
C Nur die Aussagen 1, 3 und 4 sind richtig.
D Nur die Aussagen 1, 3 und 5 sind richtig.
E Alle Aussagen sind richtig.

11.25 Richtige Antwort: A

Die Frage bezieht sich auf die klassische Form der Psychoanalyse, nicht auf Psychotherapie im Allgemeinen. Allgemeine, für professionelle Psychotherapie geltende Abstinenzgebote betreffen den privaten Umgang mit Patienten. Psychotherapeuten sollten mit ihren Patienten keine geschäftlichen, freundschaftlichen oder sexuell-erotischen Beziehungen führen. Letzteres ist gesetzlich unter Strafe gestellt (§ 174 StGB – Straftaten gegen die sexuelle Selbstbestimmung). Die Abstinenzregel der klassischen Psychoanalyse soll dem Patienten ausreichend Raum geben, Projektionen und Übertragungen auf den Therapeuten zu entwickeln. Diese Projektionen und Übertragungsreaktionen sollen der Persönlichkeit des Patienten entspringen und nicht der realen Wahrnehmung des Therapeuten durch den Patienten. Der Therapeut tritt somit im klassischen psychoanalytischen Setting so wenig wie möglich als reale Person in Erscheinung. (☞ LB 13.2)

1. In der psychoanalytischen Therapie ist der Patient dazu aufgefordert, alles unzensiert auszusprechen, was er in der therapeutischen Situation denkt, fühlt oder vermutet. Dieses Gebot wird als psychoanalytische Grundregel bezeichnet (☞ LB 13.2). ⊖
2. Es ist eine zur psychoanalytischen Therapie gehörende Erscheinung, dass der Patient, obwohl er genesen möchte, der Bewusstwerdung innerer Konflikte und somit dem Heilungsprozess unbewusst entgegenarbeitet. Diese Tendenz der Persönlichkeit wird als Widerstand bezeichnet (☞ LB 13.2). ⊖
3. Das Unterdrücken aller bewertenden Kommentare in Bezug auf Verhalten und Lebensführung des Patienten ist Bestandteil der Abstinenzregel (☞ LB 13.2). ✓
4. Zur Abstinenzregel gehört, dass der Therapeut die Gegenübertragungsreaktionen kontrolliert. Gegenübertragungstendenzen sollen wahrgenommen und diagnostisch genutzt werden (☞ LB 13.2). Sie sollen jedoch nicht den Kontakt zum Patienten prägen. Auch aus diesem Grund ist es wichtig, dass nicht nur der psychoanalytisch arbeitende Therapeut, sondern jeder Psychotherapeut seine Arbeit regelmäßig supervidieren lässt. ✓
5. Gemäß der Grundregel der psychoanalytischen Psychotherapie soll der Patient auch alle sexuell gefärbten Gedanken und Impulse aussprechen. Es ist Aufgabe des Therapeuten, dafür zu sorgen, dass sie in der Therapie nicht ausagiert werden. ⊖

Einfachauswahl

Ein seelischer (für diesen Menschen unerträglicher) Konflikt wird von einem Menschen unbewusst so in körperliche Symptome umgesetzt, dass die Symptome den Konflikt in symbolischer Form zum Ausdruck bringen und die Psyche dieser Person dadurch zugleich Entlastung von dieser inneren Anspannung erfährt.

11.26 Welche Aussage bezeichnet diesen Vorgang aus psychoanalytischer Sicht (Sigmund Freud) am genauesten?

A Projektion
B Konversion
C Regression
D Narzissmus
E Psychosoziale Abwehr

11.26 Richtige Antwort: B

Es ist nach einem innerseelischen Vorgang gefragt, mit dem die Psychoanalyse hysterische oder dissoziative Symptome erklärt.

A Projektion zählt zu den Abwehrmechanismen im psychoanalytischen Sinn (☞ LB 13.2). Eigenschaften und Motive, die man in sich selbst unbewusst ablehnt, werden in einer anderen Person wahrgenommen. Beispiel: Eine Frau fühlt sich von einem Nachbarn sexuell belästigt. In Wirklichkeit fühlt sie sich zu diesem Mann hingezogen. Ihre eigenen Strebungen bleiben unbewusst und werden in dem vermeintlichen Verhalten des Mannes wahrgenommen. In der Frage geht es jedoch um den Ausdruck von Konflikten auf körperlicher Ebene. Diese Form der Abwehr liegt bei einer Projektion nicht vor. ⊖

B Bei einer Konversion werden innere seelische Konflikte unbewusst in körperliche Symptome umgewandelt, die den Konflikt symbolisch ausdrücken (☞ LB 13.2). Die Frage beschreibt den Abwehrmechanismus der Konversion. ✓

C Regression bezeichnet das Zurückfallen in eine frühere Entwicklungsphase (☞ LB 13.2). Ein Kind kann beispielsweise in einer seelisch belastenden Situation wieder anfangen einzunässen, nachdem es jahrelang trocken war. Regression gehört zu den Abwehrmechanismen im psychoanalytischen Sinn. Eine weitere Bedeutung des Begriffs „Regression" wird häufig im Zusammenhang mit Psychotherapie verwendet. Regression bedeutet dann, dass sich eine Therapie an jüngere und kindliche Anteile in der Persönlichkeit wendet. Regression hat nichts mit dem in der Frage beschriebenen Vorgang zu tun. ⊖

D Narzissmus zählt nicht zu den Abwehrmechanismen. Es handelt sich um einen Persönlichkeitszug, der – stark ausgeprägt – den Schweregrad einer Persönlichkeitsstörung annehmen kann (☞ LB 7.1). Ein narzisstischer Mensch verfügt über kein stabiles Selbstwertgefühl und kompensiert dies dadurch, dass er sich sehr stark mit äußeren Anerkennungen und Leistungen identifiziert. Er strebt danach, als großartig wahrgenommen zu werden. Körperliche Symptome stehen nicht im Vordergrund. ⊖

E Als psychosoziale Abwehr bezeichnet man den Mechanismus, wenn eine Person unbewusste, abgewehrte Impulse durch andere ausagieren lässt, etwa eine Mutter, die ihre Kinder zu Streichen anstiftet und sie hinterher bestraft. Auch diese Form der Abwehr hat nichts mit körperlichen Symptomen zu tun. ⊖

Aussagenkombination

11.27 Welche der folgenden Aussagen zur klassischen Psychoanalyse treffen zu?

1. Der Analysand liegt nach Möglichkeit entspannt auf einer Couch, der Analytiker sitzt hinter ihm.
2. Der Analysand ist aufgefordert, alles zu sagen, was ihm in den Sinn kommt oder was er empfindet:
3. Es ist wichtig, dass der Analysand bei der Analyse nur über Dinge mit wesentlichem Inhalt berichtet.
4. Ein persönliches Einbringen des Analytikers ist in der klassischen Psychoanalyse während des gesamten Behandlungsverlaufs strengstens limitiert.
5. Die Abstinenz des Analytikers soll helfen, dass sich die persönliche Geschichte des Analysanden möglichst schnell mit der des Analytikers verbindet.

A Nur die Aussagen 1 und 5 sind richtig.
B Nur die Aussagen 1, 2 und 4 sind richtig.
C Nur die Aussagen 1, 3 und 5 sind richtig.
D Nur die Aussagen 1, 2, 4 und 5 sind richtig.
E Nur die Aussagen 1, 3, 4 und 5 sind richtig.

11.27 Richtige Antwort: B

Um die erzielte Wirkung zu entfalten, müssen in der Psychoanalyse bestimmte Rahmenbedingungen in der Therapie eingehalten werden. Auf einige dieser Rahmenbedingungen zielt die Frage ab.

1. Die Aussage beschreibt das klassische Setting einer Psychotherapie im Sinne der klassischen Psychoanalyse (☞ LB 13.2). Bereits Sigmund Freud hat diesen therapeutischen Rahmen in seiner Zeit praktiziert und gelehrt. Das Liegen auf der Couch fördert die Regression, d.h., der Analysand (Patient) kann sich leichter an emotionale Inhalte aus der Kindheit erinnern. Der Analytiker sitzt außerhalb des Blickfelds des Patienten, damit dieser so wenig wie möglich auf reale Reaktionen des Analytikers reagiert, sondern seinen eigenen Assoziationen und Fantasien folgt. ✓
2. Die Aussage ist eine Darstellung der psychoanalytischen Grundregel, dass der Patient alles aussprechen soll, was ihm in den Sinn kommt (☞ LB 13.2). Er soll keine Zensur ausüben. Gedankeninhalte sollen auch dann nicht ausgefiltert werden, wenn sie unsinnig, aus dem Zusammenhang gerissen, peinlich, sexuell gefärbt, unlogisch oder unverständlich erscheinen. ✓
3. Diese Aussage widerspricht der Grundregel, wie in Aussage 2 beschrieben. Der Patient soll sich gerade nicht nur auf vermeintlich wesentliche Dinge beziehen, da sich die zu bergenden, unbewussten Konflikte eben nicht in offensichtlicher Form zeigen, sondern durch Analyse von Assoziationen bewusst gemacht werden müssen (☞ LB 13.2). ⊖
4. In der Psychoanalyse besteht für den Therapeuten ein unbedingtes Abstinenzgebot (☞ LB 13.2). Der Therapeut sollte als Person so wenig wie möglich in Erscheinung treten. Er macht z. B. keine Aussagen über sein Privatleben, über seine Weltanschauungen oder Wertesysteme. Er nimmt keine Bewertungen in Bezug auf das Leben des Patienten vor und gibt keine Ratschläge. Das Abstinenzgebot soll eine Übertragungsbeziehung fördern und sicherstellen, dass Themen, die in der Therapie angesprochen werden, aus der Erlebenswelt des Patienten stammen. ✓
5. Über diese Aussage muss man möglicherweise ein wenig nachdenken. Das Abstinenzgebot für den Therapeuten soll gerade verhindern, dass sich die persönliche Geschichte des Patienten mit dem Leben des Analytikers verbindet. Es soll vielmehr eine Verbindung zwischen Lebensgeschichte des Analysanden und den Inhalten der Analyse entstehen. Die Person des Analytikers bleibt dabei völlig außen vor (☞ LB 13.2). ⊖

Aussagenkombination

11.28 Welche der folgenden Aussagen zur klassischen Psychoanalyse trifft (treffen) zu?

1. Die positive Übertragung kann häufig zur Verliebtheit des Analysanden in den Analytiker bzw. zu seiner Vergötterung führen.
2. Freud geht davon aus, dass im Zentrum jeder neurotischen Störung letztlich stets eine frühkindliche Konfliktsituation steht.
3. Die Projektion der Elternbeziehung des Analysanden auf den Analytiker bezeichnet Freud als Übertragung.
4. Die Projektion der Elternbeziehung des Analysanden auf den Analytiker führt nur zur positiven Übertragung.
5. Der Hauptgewinn der Phase der positiven Übertragung besteht darin, dass durch den Umstand, dass der Analytiker an die Stelle des Vaters (allenfalls der Mutter) gesetzt wird, die Möglichkeit der Nachreifung/Nacherziehung des Über-Ichs des Analysanden besteht.

A Nur die Aussage 1 ist richtig.
B Nur die Aussagen 1 und 4 sind richtig.
C Nur die Aussagen 2, 3 und 4 sind richtig.
D Nur die Aussagen 1, 2, 3 und 5 sind richtig.
E Alle Aussagen sind richtig.

11.28 Richtige Antwort: D

Projektion und Übertragung sind in der psychoanalytischen Psychotherapie zwei wichtige Komponenten, die die Beziehung zwischen dem Patienten und seinem Therapeuten prägen.

1. Bei einer positiven Übertragung werden positive Anteile früherer Beziehungen zu wichtigen Bezugspersonen auf den Therapeuten übertragen (☞ LB 13.2). Negative Aspekte der früheren Beziehungserfahrungen werden ausgeblendet. Im Zuge der positiven Übertragung kann es auch zu Verliebtheitsgefühlen und zu einer Idealisierung des Therapeuten vonseiten des Analysanden kommen. ✓
2. Es ist eine zentrale Grundannahme der Psychoanalyse, dass die psychischen Konflikte der Patienten ihre Wurzeln in der Kindheit haben (☞ LB 13.2). Ein seelischer Konflikt (typischerweise zwischen den eigenen Triebimpulsen und den Wünschen oder Anordnungen der Eltern) führt zu einem inneren Spannungszustand. Einer der Konfliktpole (meist der eigene Triebimpuls) wird verdrängt und in das Unterbewusstsein verschoben. Da der verdrängte Triebimpuls weiterhin eine Ladung enthält, sucht die Seele unbewusst einen Ausdruck für den verdrängten Teil im neurotischen Symptom. ✓
3. Ein Analysand neigt dazu, den Therapeuten im Licht seiner Beziehung zu seinen Eltern wahrzunehmen. Die Abstinenz des Analytikers begünstigt die Projektionen des Patienten, die zur Herausbildung einer Übertragungsbeziehung in der Therapie führt (☞ LB 13.2). ✓
4. Beziehungen enthalten immer positive und negative Aspekte, auch die Beziehungen zwischen Kindern und Eltern. Tauchen in einer Therapie nur positive Übertragungsgefühle auf, kann der Analytiker davon ausgehen, dass die negativen Aspekte der frühkindlichen Beziehung zu den Eltern einer Verdrängung unterliegen. ⊖
5. Eine positive Übertragung führt dazu, dass der Patient eine hohe Bereitschaft zeigt, es dem Analytiker recht zu machen. Diese Bereitschaft kann genutzt werden, um Veränderungen voranzutreiben und Nachreifungsprozesse zu begleiten. ✓

Aussagenkombination

11.29 Bei welchen der folgenden Aussagen handelt es sich um einen Abwehrmechanismus in der Psychoanalyse?

1. Introjektion
2. Rationalisierung
3. Reaktionsbildung
4. Ungeschehenmachen
5. Verschiebung

A Nur die Aussagen 1 und 2 sind richtig.
B Nur die Aussagen 2 und 4 sind richtig.
C Nur die Aussagen 2, 3 und 5 sind richtig.
D Nur die Aussagen 2, 4 und 5 sind richtig.
E Alle Aussagen sind richtig.

Aussagenkombination

11.30 Welche der folgenden Aussagen zur systematischen Desensibilisierung treffen zu?

1. Das Verfahren der systematischen Desensibilisierung wird insbesondere bei Ängsten angewandt, die durch real existierende Gefahren ausgelöst werden.
2. Der Wechsel zwischen entspannter Einstellung und vorgestellter Bedrohung wird so oft aufeinanderfolgend wiederholt, bis der Patient berichtet, dass seine Angst abnimmt.
3. Bevor die Angstsymptome angegangen werden, sollte der Patient lernen, sich zu entspannen.
4. Der Klient stellt Angsthierarchien auf, d.h., er muss klären, welche Bereiche stärker und welche weniger angstbesetzt sind.
5. Zunächst wird der Patient mit sehr starken Angstreizen konfrontiert.

A Nur die Aussagen 1 und 4 sind richtig.
B Nur die Aussagen 2, 3 und 4 sind richtig.
C Nur die Aussagen 1, 2, 3 und 5 sind richtig.
D Nur die Aussagen 2, 3, 4 und 5 sind richtig.
E Alle Aussagen sind richtig.

11.29 Richtige Antwort: E

Die meisten der angesprochenen Abwehrmechanismen sollten leicht als solche zu identifizieren sein.

1. Introjektion zählt zu den Abwehrmechanismen im psychoanalytischen Sinn: Ein Mensch nimmt Werte und Normen wichtiger Bezugspersonen in sich auf. Introjektion ermöglicht den Vorgang der Identifikation und schafft Nähe zur betreffenden Bezugsperson (☞ LB 13.2). ✓
2. Durch den Abwehrmechanismus der Rationalisierung werden Beweggründe für Handlungen, Gedanken oder Gefühle durch Scheinerklärungen verborgen (☞ LB 13.2). Die wahren Motive werden bewusstseinsfern gehalten. ✓
3. Bei der Reaktionsbildung werden Impulse abgewehrt, indem ein dem Impuls genau entgegengesetztes Verhalten produziert wird (☞ LB 13.2). ✓
4. Ungeschehenmachen ist ein Abwehrmechanismus, der besonders bei Zwangsstörungen eine Rolle spielt. Durch symbolische Handlungen oder „Zauberrituale“ werden vermeintlich sündhafte Handlungen (z. B. Masturbation) ungeschehen gemacht oder in ihrer Wirkung aufgehoben. ✓
5. Beim Abwehrmechanismus der Verschiebung wird ein Vorstellungsinhalt durch einen anderen ersetzt (☞ LB 13.2). Dieser Mechanismus spielt beim Traumgeschehen, aber auch bei der Entstehung neurotischer Symptome eine Rolle. ✓

11.30 Richtige Antwort: B

Die systematische Desensibilisierung nach Wolpe ist ein klassisches Verfahren der Verhaltenstherapie, dass bei Phobien eingesetzt wird (☞ LB 13.3).

1. Angststörungen ist wesentlich, dass die Angstanfälle nicht durch real existierende Gefahren ausgelöst werden (☞ LB 6.1). In Situationen von realer Gefahr ist Angst eine normale und notwendige Reaktion. ⊖
2. Bei der systematischen Desensibilisierung sollen die Patienten lernen, sich die angstauslösenden Situationen und Objekte vorzustellen und gleichzeitig einen Entspannungszustand herzustellen (☞ LB 13.3). Verhaltenstherapeutische Konfrontationstherapien (Konfrontation mit dem angstauslösenden Reiz) werden so lange durchgeführt, bis das Angstniveau deutlich abnimmt. ✓
3. Bestandteil der systematischen Desensibilisierung ist das Erlernen eines Entspannungsverfahrens. Am häufigsten wird im Rahmen einer Verhaltenstherapie die progressive Muskelrelaxation nach Jacobson eingesetzt. ✓
4. Die systematische Desensibilisierung (☞ LB 13.3) arbeitet mit Angsthierarchien. Die Patienten stufen die angstauslösenden Reize nach ihrer Stärke ein (z. B. im Fall einer Spinnenphobie: sortiert nach kleinen und großen Spinnen, Spinnenarten, Anzahl der Spinnen). ✓
5. Die Patienten werden zunächst mit den schwächsten Reizen konfrontiert. Die Stärke der Reize wird schrittweise (systematisch) gesteigert. Das verhaltenstherapeutische Verfahren, bei dem sofort mit den stärksten Reizen begonnen wird, nennt man Flooding (☞ LB 13.3). ⊖

Aussagenkombination

11.31 Welche der folgenden Aussagen treffen zu? Merkmale der „voll funktionsfähigen Person“ („Fully functioning person“) nach Rogers sind:

1. Unverzerrte Realitätswahrnehmung und reife, befriedigende soziale Interaktionen
2. Offenheit gegenüber Erfahrungen
3. Wertschätzung des eigenen Selbst
4. Übereinstimmung von Selbstbild und Erfahrung

A Nur die Aussagen 1 und 4 sind richtig.
B Nur die Aussagen 1, 2 und 4 sind richtig.
C Nur die Aussagen 1, 3 und 4 sind richtig.
D Nur die Aussagen 1, 2 und 3 sind richtig.
E Alle Aussagen sind richtig.

Aussagenkombination

11.32 Welche der folgenden Aussagen zur Gesprächstherapie nach Rogers trifft (treffen) zu?

1. Interpretationen des Verhaltens des Klienten durch den Therapeuten sind auf jeden Fall angemessen.
2. Der Therapeut muss Kongruenz/Echtheit zeigen.
3. Der Therapeut muss Empathie zeigen.
4. Der Therapeut soll seinem Patienten Ratschläge und Empfehlungen bezüglich seines Verhaltens geben.
5. Der Therapeut muss Wertschätzung/Akzeptanz zeigen.

A Nur die Aussage 1 ist richtig.
B Nur die Aussagen 2, 3 und 4 sind richtig.
C Nur die Aussagen 2, 3 und 5 sind richtig.
D Nur die Aussagen 1, 2, 3 und 5 sind richtig.
E Alle Aussagen sind richtig.

11.31 Richtige Antwort: E

Carl Rogers beschrieb folgende Eigenschaften einer „Fully functioning person“:
- Offenheit für Erfahrungen,
- Akzeptieren der eigenen Person,
- Zufriedenstellende soziale Beziehungen,
- Kreativität,
- Realistische Anpassung und Wahrnehmung der Umwelt,
- Person erlebt sich selbst als Ort der Bewertung,
- Emotionale Stabilität,
- Selbstkongruenz (Übereinstimmung von Selbstbild und Erfahrung).

Alle 4 Aussagen finden sich in dieser Auflistung.

11.32 Richtige Antwort: C

Sehr häufig wird nach den grundlegenden Wirkfaktoren der Gesprächspsychotherapie gefragt.

1. Ein Gesprächspsychotherapeut begegnet dem Klienten mit unbedingter Wertschätzung (☞ LB 13.4). Weder deutet noch interpretiert er das Verhalten des Klienten. Deutung und Interpretation können Bestandteile einer tiefenpsychologisch orientierten Psychotherapie sein. ⊖
2. Eine Gesprächspsychotherapie nach Rogers hat das Ziel, dass der Klient einen Zustand von Kongruenz erreicht. Kongruenz bedeutet Übereinstimmung von Denken, Fühlen und Handeln. Auch der Therapeut sollte sich in der Therapie kongruent und echt verhalten (☞ LB 13.4). ✓
3. In der Gesprächspsychotherapie sollte der Therapeut mit dem Klienten mitfühlen. Dieses Verhalten des Therapeuten wird als Empathie bezeichnet (☞ LB 13.4). ✓
4. Ein Gesprächspsychotherapeut gibt seinem Klienten keine Ratschläge und spricht keine Empfehlungen aus. Die Theorie der Gesprächstherapie geht davon aus, dass der Klient durch den wertschätzenden, empathischen und kongruenten Rahmen der Therapie in die Lage versetzt wird, selbst optimale Lösungen für seine Lebenssituation zu finden (☞ LB 13.4). ⊖
5. In der Gesprächspsychotherapie nach Rogers bringt der Therapeut dem Klienten unbedingte Wertschätzung und bedingungslose Akzeptanz entgegen. Er begegnet dem Klienten positiv, zugewandt und warmherzig (☞ LB 13.4). ✓

Aussagenkombination

11.33 Zu den *drei* wichtigen Elementen in der Gesprächstherapie (nach Rogers) zählen:

1. Echtheit und Selbstkongruenz
2. Annehmen und Wertschätzen
3. Suggestionen
4. Fokussieren
5. Empathie und Verbalisierung

A Nur die Aussagen 1, 2 und 3 sind richtig.
B Nur die Aussagen 1, 2 und 4 sind richtig.
C Nur die Aussagen 1, 2 und 5 sind richtig.
D Nur die Aussagen 1, 3 und 5 sind richtig.
E Nur die Aussagen 2, 3 und 5 sind richtig.

Einfachauswahl

11.34 Welche Therapieform spielt bei phobischen Syndromen eine besondere Rolle?

A Verhaltenstherapie
B Hypnose
C Systemische Familientherapie
D Klassische Psychoanalyse
E Denkhemmung

11.33 Richtige Antwort: C

Die drei Begriffe nach denen hier gefragt wird, sind grundlegend für die Gesprächspsychotherapie.

1. In der klientenzentrierten Gesprächspsychotherapie nach Rogers soll sich der Therapeut dem Klienten gegenüber echt und in Übereinstimmung mit sich selbst (selbstkongruent) verhalten (☞ LB 13.4). Auch der Klient soll lernen, Selbstkongruenz zu entwickeln. ✓
2. Beziehungsgrundlage für den Gesprächstherapeuten ist eine unbedingte Wertschätzung und Annahme des Klienten (☞ LB 13.4). Dem Klienten soll vermittelt werden, dass er so, wie er ist, ein wertvoller Mensch ist. Die wertschätzende Haltung des Therapeuten stellt für den Klienten einen sicheren Rahmen für die Selbsterkundung und zum Finden von eigenen Lösungen dar. ✓
3. Suggestionen werden sehr systematisch in der Hypnotherapie (☞ LB 13.6) eingesetzt. Die Patienten erhalten verbale Anweisungen oder Handlungsvorschläge, die auf das Unterbewusstsein einwirken sollen. Suggestionen werden in der Hypnose direkt oder indirekt eingesetzt. Die Gesprächstherapie versteht sich als non-direktives Verfahren und setzt keine Suggestionen ein. ⊖
4. Fokussieren bedeutet „scharf stellen" oder „bündeln". In einer Psychotherapie bedeutet Fokussieren, dass sich die Behandlung auf einen abgegrenzten Problembereich konzentriert (im Gegensatz z. B. zur klassischen Psychoanalyse, bei der die ganze Persönlichkeit behandelt wird). Dies geschieht besonders in der Fokaltherapie, einer Spezialform der tiefenpsychologisch orientierten Psychotherapie. ⊖
5. In der Gesprächstherapie nach Rogers soll sich der Therapeut in den Klienten einfühlen (Empathie) und seine Empathie auch sprachlich signalisieren (Verbalisierung) (☞ LB 13.4). ✓

11.34 Richtige Antwort: A

Mit Syndrom bezeichnet man einen Symptomenkomplex. Phobische Syndrome können mit Phobien gleichgesetzt werden, die wiederum zur Gruppe der Angststörungen zählen (☞ LB 6.1).

A Viele Psychotherapieformen nehmen für sich in Anspruch, Phobien erfolgreich behandeln zu können. Ergebnisse der Psychotherapieforschung zeigen jedoch deutlich häufiger dokumentierte Therapieerfolge bei Phobien, die mit Verhaltenstherapie erzielt wurden, als wenn die anderen psychotherapeutischen Verfahren zum Einsatz kamen. ✓

B, C und D Für Hypnose, systemische Familientherapie und klassische Psychoanalyse sind erwiesene Therapieerfolge bei Phobien weitaus seltener belegt als beim Einsatz von Verhaltenstherapie. ⊖

E Denkhemmung ist keine Therapieform, sondern ein Symptom aus der Gruppe der formalen Denkstörungen (☞ LB 3.5). Möglicherweise soll mit dieser Antwortmöglichkeit zu einer Verwechslung mit der Technik des Gedankenstopps, die Bestandteil der kognitiven Verhaltenstherapie ist, eingeladen werden. ⊖

Einfachauswahl

11.35 Zu den stützenden (supportiven) psychotherapeutischen Verfahren gehört in erster Linie:

A Die progressive Muskelrelaxation
B Die Gestalttherapie (nach Perls)
C Die Gesprächspsychotherapie (nach Rogers)
D Die Bioenergetik
E Die Hypnotherapie

11.35 Richtige Antwort: C

Bei Patienten mit Psychosen oder schweren Persönlichkeitsstörungen galt Psychotherapie lange Zeit als kontraindiziert. In den vergangenen Jahrzehnten wurden die psychotherapeutischen Verfahren jedoch so modifiziert, dass auch diese Patientengruppen effektiv behandelt werden können. Supportive Psychotherapie arbeitet nicht aufdeckend, sondern stützt die Patienten bei der aktuellen und konkreten Lebens- und Krankheitsbewältigung. Der Therapeut gestaltet die Beziehung nach Möglichkeit kongruent, echt und akzeptierend. Er bietet konkrete Lösungsvorschläge für die Probleme des Patienten an, klärt auf und arbeitet mit konkreten Zielvereinbarungen.

A Die progressive Muskelrelaxation nach Jacobson zählt zu den Entspannungsverfahren (☞ LB 13.10). ⊖

B Die Gestalttherapie nach Perls ist ein erlebnisaktivierendes Verfahren (☞ LB 13.7). Es fokussiert stark auf die Gefühle und Empfindungen der Patienten. Gestalttherapie ist eher geeignet, einengende emotionale Muster aufzulösen, als haltgebende Strukturen aufzubauen. Gestalttherapie ist für Patienten mit Psychosen oder schweren Persönlichkeitsstörungen nicht geeignet. ⊖

C Die Gesprächspsychotherapie nach Rogers (☞ LB 13.4) ist am besten mit den Strategien der supportiven Psychotherapie zu vereinbaren. Die in der Gesprächstherapie geforderten Therapeutenvariablen Echtheit, Kongruenz und unbedingte Wertschätzung werden auch in der supportiven Psychotherapie als förderlich angesehen. Abweichend von den klassischen Grundsätzen der Gesprächstherapie ist der Therapeut in der supportiven Psychotherapie allerdings aktiver und bringt häufiger Vorschläge und Informationen ein. ✓

D Die Bioenergetik nach Lowen ist eine Form der tiefenpsychologisch orientierten Körperpsychotherapie. Sie ist besonders bei Patienten angezeigt, die ihre Probleme zwar intellektuell einordnen können, aber wenig Zugang zu ihren Emotionen haben. Für Patienten mit Ich-Schwäche und Psychosen ist das Verfahren nicht geeignet. ⊖

E Hypnotherapie ist ein eine Form der Psychotherapie, bei der die Patienten in einem Zustand der Trance nach eigenen Lösungswegen suchen (☞ LB 13.6). Die Hypnotherapie arbeitet mit direkten und indirekten Suggestionen. Für sehr schwer gestörte Patienten, z. B. mit Psychosen, ist sie in der Regel nicht geeignet, da die Patienten vorrangig eine Stärkung des Realitätsbezugs benötigen. ⊖

Aussagenkombination

11.36 Welche der folgenden Aussagen zur Psychoanalyse trifft (treffen) zu?

1. Der Mensch ist ohne weiteres bereit und/oder fähig, alle Inhalte des „Es" bewusst werden zu lassen und sie somit auch als Teil des eigenen Seelenlebens zu akzeptieren.
2. Der Mensch hat Mechanismen entwickelt, um Konfliktimpulse, die er nicht akzeptieren will oder kann, gewissermaßen schon im Keim zu ersticken und sie auf diese Weise gar nicht ins Bewusstsein kommen zu lassen.
3. Der Patient verdrängt bewusst.
4. Die Abwehrmechanismen dienen zur Angstabwehr.
5. Sublimierung ist ein Abwehrmechanismus.

A Nur die Aussage 2 ist richtig.
B Nur die Aussagen 1 und 2 sind richtig.
C Nur die Aussagen 3 und 4 sind richtig.
D Nur die Aussagen 2, 4, und 5 sind richtig.
E Nur die Aussagen 1, 2, 4 und 5 sind richtig.

Aussagenkombination

11.37 Welche Störungen lassen sich mit der systematischen Desensibilisierung bevorzugt behandeln?

1. Isolierte Phobien
2. Akute und subakute Psychosen
3. Zwänge
4. Situativ gebundene Ängste
5. Frei flottierende Ängste

A Nur die Aussagen 1 und 2 sind richtig.
B Nur die Aussagen 1 und 4 sind richtig.
C Nur die Aussagen 1, 2 und 4 sind richtig.
D Nur die Aussagen 1, 3 und 4 sind richtig.
E Nur die Aussagen 1, 3, 4 und 5 sind richtig.

11.36 Richtige Antwort: D

Die Frage zielt auf das Verständnis der sehr wichtigen Begriffe „Abwehr" und „Abwehrmechanismen" im Rahmen der psychoanalytischen Theorie.

1. Nach Freud unterscheidet man drei seelische Instanzen: Über-Ich, Ich und Es (☞ LB 13.2). Das „Es" repräsentiert die unbewussten und triebhaften Anteile der menschlichen Seele. Da die Bedürfnisse des Es häufig in Spannung zu den Normen der sozialen Umwelt stehen, werden sie zu großen Teilen verdrängt. Der Bewusstwerdung konfliktbehafteter Inhalte des Es setzt die Seele eine ganze Reihe von Abwehrmechanismen entgegen. ⊖
2. Mechanismen, die dazu dienen, Konfliktimpulse nicht ins Bewusstsein kommen zu lassen, bezeichnet man als Abwehrmechanismen (☞ LB 13.2). ✓
3. Verdrängung ist ein im Sinne der Psychoanalyse unbewusst ablaufender Abwehrmechanismus (☞ LB 13.2). ⊖
4. Abwehrmechanismen sind seelische Tätigkeiten zur Vermeidung von Unlust. Sie haben vor allem die Funktion, das Erleben von Angst zu vermeiden (☞ LB 13.2). ✓
5. Sublimierung bedeutet, dass Triebregungen und ihre Energie in sozial verträgliche und akzeptierte Ausdrucksformen umgewandelt werden (☞ LB 13.2). Besondere künstlerische oder geistige Leistungen können häufig als Ergebnis von Sublimierung angesehen werden. ✓

11.37 Richtige Antwort: B

Die systematische Desensibilisierung ist ein klassisches Verfahren der Verhaltenstherapie, das zur Behandlung spezifischer Ängste eingesetzt wird (☞ LB 13.3). Der Therapeut stellt mit dem Patienten eine Angsthierarchie auf, d.h., Situationen und Objekte werden nach der Stärke ihrer angstauslösenden Wirkung auf den Patienten geordnet. Der Patient beginnt damit, sich zunächst nur leicht angstauslösende Situationen und Objekte vorzustellen und steigert die Intensität im Verlauf der Therapie kontinuierlich. Systematische Desensibilisierung wird mit Entspannungsübungen kombiniert: Die Patienten führen Entspannungsübungen durch, während sie sich die angstauslösenden Reize vorstellen.

Zwänge, Psychosen und Angststörungen, die nicht an bestimmte Situationen und Objekte gebunden sind, können mit der systematischen Desensibilisierung nicht ausreichend behandelt werden. Systematische Desensibilisierung wird heute nur noch selten eingesetzt, da sich reale Reizkonfrontationen (in vivo) als wirkungsvoller zur Behandlung von Phobien und situativ gebundenen Ängsten erwiesen haben (☞ LB 13.3).

Einfachauswahl

11.38 Mithilfe eines Abwehrmechanismus werden verpönte Hassimpulse gegen eine bestimmte Person in besondere Freundlichkeit, ja scheinbare Zärtlichkeit gegenüber dieser Person verwandelt.
Es handelt sich am wahrscheinlichsten um folgenden Abwehrmechanismus:

A Verschiebung
B Projektion
C Rationalisieren
D Sublimierung
E Reaktionsbildung

11.38 Richtige Antwort: E

Die Abwehrmechanismen im Sinne der Psychoanalyse müssen sehr genau gelernt werden.

A Beim Abwehrmechanismus der Verschiebung wird ein Vorstellungsinhalt durch einen anderen ersetzt. Freud beschreibt diesen Vorgang zunächst in Bezug auf das Traumgeschehen und dessen Deutung. Verschiebung kann jedoch auch zur Entwicklung neurotischer Symptome führen. Die Ladung konfliktbehafteter Inhalte wird unbewusst auf andere Inhalte übertragen und kann sich dann z. B. als Phobie äußern. Hat ein Patient infolge einer unbewussten Angst vor Impulsen des „Es“ (☞ LB 13.2) eine Klaustrophobie entwickelt, kann er diese Angst, die nun gewissermaßen objektiviert wurde, vermeiden, indem er z. B. nicht mehr mit dem Fahrstuhl fährt. ⊖

B Beim Vorgang der Projektion werden unbewusste Vorstellungen, Wünsche und Gefühle auf andere Personen oder Objekte übertragen (☞ LB 13.2). Die vermeintlich in der anderen Person wahrgenommenen Motive und Vorstellungen werden meist abgelehnt. ⊖

C Rationalisieren im Sinne eines Abwehrmechanismus bedeutet, dass Handlungen und Motive ausschließlich rational und logisch begründet werden. Emotionale Hintergründe werden geleugnet oder abgewertet (☞ LB 13.2). ⊖

D Sublimierung wird als reifer Abwehrmechanismus angesehen: Triebimpulse werden transformiert und in Form von geistigen Leistungen oder künstlerischen Aktivitäten ausgelebt (☞ LB 13.2). ⊖

E Beim Vorgang einer Reaktionsbildung werden Regungen und Impulse in ihr Gegenteil verwandelt (☞ LB 13.2). So können zwanghafte Ordnungsliebe oder Sauberkeit Abwehrhandlungen gegen unbewusste Tendenzen zu Feindseligkeit und Unsauberkeit darstellen. ✓

Einfachauswahl

11.39 Welche Aussage zu psychotherapeutischen Verfahren trifft zu?

A Die kognitive Therapie wirkt regressionsfördernd.
B Die Psychoanalyse ist ein zudeckendes Verfahren.
C Das Psychodrama ist ein Entspannungsverfahren.
D Körperorientierte Psychotherapie findet nur in Gruppen statt.
E Die psychoanalytische Standardtherapie ist ein Langzeitverfahren.

11.39 Richtige Antwort: E

Bei den vorgegebenen Antwortmöglichkeiten werden psychotherapeutische Verfahren überwiegend falsche Eigenschaften zugeordnet. Die richtige Antwort sollte auch dann leicht zu identifizieren sein, wenn nicht alle Verfahren detailliert bekannt sind.

A Regressionsförderung im Rahmen von Psychotherapie bedeutet, dass der Patient mit seiner Aufmerksamkeit auf eine kindliche Ebene zurückgeführt wird. Liegen auf dem Rücken oder Sprechen über Kindheitserlebnisse können beispielsweise regressionsfördernd wirken. Die kognitive Therapie beschäftigt sich dagegen mit Gedankenmustern (☞ LB 13.3). Sie spricht die Vernunft und damit den erwachsenen Menschen an. ⊖

B Psychoanalyse versucht, unbewusste Konflikte im Patienten ins Bewusstsein zu heben (☞ LB 13.2). Sie arbeitet somit aufdeckend. Im Gegensatz dazu sind Entspannungsverfahren eher zudeckend. Sie haben das Ziel, die Befindlichkeit des Patienten zu verbessern, ohne auf seelische Konflikte einzugehen. ⊖

C Psychodrama ist eine von Jakob Moreno entwickelte Form der Gruppenpsychotherapie. Es setzt Themen und Schwierigkeiten der Teilnehmer in eine improvisierte Spielszene um und wertet im Anschluss die therapeutische Erfahrung im Gruppengespräch aus. Es handelt sich nicht um ein Entspannungsverfahren. Autogenes Training (☞ LB 13.9) oder progressive Muskelentspannung (☞ LB 13.10) stellen klassische Entspannungsverfahren dar. ⊖

D Körperorientierte Psychotherapie (☞ LB 13.5) wie z. B. die Bioenergetik nach Lowen kann sowohl im Einzel- als auch im Gruppensetting durchgeführt werden. ⊖

E Eine reine psychoanalytische Therapie (☞ LB 13.2) ist ein hochfrequentes Verfahren, das sich über mehrere Jahre erstrecken kann. Die Patienten kommen mehrmals wöchentlich zur Therapiestunde. Die psychoanalytische Standardtherapie ist die Therapieform mit den längsten Verläufen. ✓

Einfachauswahl

11.40 Welche Aussage trifft am ehesten zu? Die Verhaltenstherapie ...

A kann nicht mit einer Pharmakotherapie gekoppelt werden.
B arbeitet unter Einbeziehung kognitiver Theorien.
C arbeitet bevorzugt mit Übertragung und Gegenübertragung.
D arbeitet ausschließlich in Gruppen.
E wurde von Sigmund Freud begründet.

Einfachauswahl

11.41 Welches der genannten psychotherapeutischen Verfahren ist am ehesten zur Therapie einer spezifischen Phobie geeignet?

A Systematische Desensibilisierung
B Dynamische Psychotherapie
C Autogenes Training
D Psychoanalyse
E Hypnose

11.40 Richtige Antwort: B

Die kognitive Verhaltenstherapie in ihrer heutigen Form setzt sich aus einer Fülle von einzelnen Therapieverfahren zusammen. Ihre Kerndisziplinen lassen sich aus ihrem Namen ableiten: Verhaltenstherapie (auch als behavioristische Therapie bezeichnet) und kognitive Therapie.

A Jede Psychotherapieform kann mit der Gabe von Medikamenten kombiniert werde. Im Fall der Verhaltenstherapie geschieht dies häufig. ⊖

B Verhaltenstherapie und kognitive Therapie sind im Lauf der Jahrzehnte zu einem Verfahren verschmolzen, der kognitiven Verhaltenstherapie (☞ LB 13.3). Insofern spielen bei der Verhaltenstherapie kognitive Theorien eine große Rolle. ✓

C Übertragung und Gegenübertragung sind Phänomene, die in jeder Psychotherapie auftreten können. Die Terminologie gehört jedoch zum Vokabular der Psychoanalyse (☞ LB 13.2). ⊖

D Verhaltenstherapie wird sowohl einzeln als auch in Gruppen angewendet. Die Behandlung von Angststörungen erfolgt meist in Einzelsitzungen, während soziales Kompetenztraining meist in Gruppen durchgeführt wird (☞ LB 13.3). ⊖

E Sigmund Freud ist der Begründer der Psychoanalyse. Die Verhaltenstherapie ist eine heterogene Schule, die von verschiedenen Grundlagenforschern, z. B. Skinner, Wolpe, Pavlov, Eysenck, wichtige Impulse erhalten hat (☞ LB 13.3). ⊖

11.41 Richtige Antwort: A

Phobien sind Angststörungen mit genau bestimmbaren, angstauslösenden Objekten oder Situationen. Bei Phobien ist die Wirksamkeit von Verhaltenstherapie (☞ LB 13.3) am deutlichsten nachgewiesen.

A Systematische Desensibilisierung ist eine klassische Interventionsmethode der Verhaltenstherapie und ist eine spezifische Methode für die Behandlung von Angststörungen. Die Patienten lernen, sich angstauslösende Objekte und Situationen vorzustellen und gleichzeitig ein Entspannungsverfahren anzuwenden (☞ LB 13.3). Von den genannten Therapiemethoden bei Phobien ist die systematische Desensibilisierung die spezifischste und am besten erforschte. ✓

B Die dynamische Psychotherapie ist eine Sonderform der tiefenpsychologisch orientierten Psychotherapie und wurde von Annemarie Dührssen entwickelt. Im Zentrum der Behandlung steht die Stärkung des Selbstwertgefühls der Patienten. ⊖

C Autogenes Training ist ein klassisches Entspannungsverfahren (☞ LB 13.9). Es wurde von Johannes Heinrich Schulz entwickelt und kann bei der Behandlung von Phobien unterstützend eingesetzt werden. ⊖

D Die Psychoanalyse (☞ LB 13.2) versucht bei Phobien, die zugrunde liegenden psychodynamischen Konflikte aufzudecken. Die Wirksamkeit des Verfahrens bei Phobien ist nicht eindeutig belegt. ⊖

E Mit Hypnose (☞ LB 13.6) lassen sich Phobien gut behandeln. Es fehlen jedoch bisher ausreichende wissenschaftliche Belege für die Wirksamkeit. ⊖

Aussagenkombination

11.42 Welche der folgenden Aussagen zu Inhalten der Verhaltenstherapie trifft (treffen) zu?

1. Intermittierende Verstärker (einmal wird verstärkt, einmal nicht) erweisen sich – was den langzeitigen Behandlungserfolg (Löschungsresistenz) betrifft – wirksamer als kontinuierliche Verstärker.
2. Verschieben einer Prüfung bei starker Prüfungsangst (Vermeidungsverhalten) ist ein Beispiel für negative Verstärkung.
3. Körperliche Züchtigung bei einem Kind, das immer nicht richtig aufisst, ist ein Beispiel für positive Verstärkung.
4. Wichtig bei operanten Verfahren ist die zeitliche Nähe zwischen problematischem Verhalten und den folgenden Konsequenzen.
5. Die apparative Enuresis-Behandlung basiert überwiegend auf einer klassischen Konditionierung.

A Nur die Aussage 1 ist richtig.
B Nur die Aussagen 2 und 3 sind richtig.
C Nur die Aussagen 1, 4 und 5 sind richtig.
D Nur die Aussagen 1, 2, 4 und 5 sind richtig.
E Alle Aussagen sind richtig.

11.42 Richtige Antwort: D

Die Frage bezieht sich nicht nur allgemein auf Verhaltenstherapie, sondern spezifisch auf Erklärungsmodelle der Lerntheorie, die die Vorgänge beim Erlernen neuer Verhaltensweisen, z. B. im Rahmen von verhaltenstherapeutischen Interventionen, wissenschaftlich begründen. Die in diesem Zusammenhang genannten Fachbegriffe müssen gut verstanden worden sein.

1. Bei kontinuierlicher Verstärkung wird ein Verhalten schneller gelernt. Durch intermittierende Verstärkung wird ein Verhalten langsamer wieder verlernt (Löschungsresistenz). ✓
2. Bei der negativen Verstärkung wird ein Reiz weggenommen (☞ LB 13.3). In Tierversuchen werden z. B. Ratten dadurch für ein Verhalten „belohnt“, dass sie keinen Stromstößen mehr ausgesetzt werden. Im Fall der Prüfungsangst wird das Vermeidungsverhalten dadurch verstärkt, dass der Betroffene durch das Verschieben der Prüfung erreicht, keine Angst mehr spüren zu müssen. ✓
3. Positive Verstärkung bedeutet, dass als Reaktion auf erwünschtes Verhalten ein angenehmer Reiz hinzugefügt wird (☞ LB 13.3). Im Tierversuch besteht die positive Verstärkung üblicherweise in der Futtergabe. Die körperliche Züchtigung ist keine Verstärkung, sondern das Hinzufügen eines negativen, unangenehmen Reizes. Dieser Vorgang wird als Bestrafung bezeichnet. Gewünschtes Verhalten wird bei Tieren und Menschen durch positive Verstärkung zuverlässiger erlernt als durch Bestrafung. ⊖
4. Bei der operanten Konditionierung sind Reaktionen auf gezeigtes Verhalten umso wirksamer, je zeitnaher sie erfolgen (☞ LB 13.3). ✓
5. Enuresis bedeutet Bettnässen. Die apparative Enuresis-Behandlung arbeitet mit einem Weckgerät, das den Bettnässer durch ein akustisches Signal weckt, sobald auch nur eine kleine Menge Harn ausgeschieden wird (☞ LB 11.16). Die Methode wurde bereits in den 1930er Jahren entwickelt und funktioniert auf der Grundlage der klassischen Konditionierung (☞ LB 13.3). ✓

Aussagenkombination

11.43 Welche der folgenden Aussagen trifft (treffen) zu? Bei welchen der folgenden Therapieverfahren handelt es sich um verhaltenstherapeutische Interventionen?

1. Klientenzentrierte Spieltherapie
2. Expositionstraining
3. Einsatz eines Verstärkerplans
4. Katathymes Bilderleben
5. Selbstkontrollverfahren

A Nur die Aussage 2 ist richtig.
B Nur die Aussagen 1 und 3 sind richtig.
C Nur die Aussagen 2, 3 und 5 sind richtig.
D Nur die Aussagen 1, 2, 4 und 5 sind richtig.
E Alle Aussagen sind richtig.

11.43 Richtige Antwort: C

Verhaltenstherapeutische Interventionen werden z. T. nach ihrem Wirkprinzip bezeichnet.

1. Klientenzentrierte Spieltherapie ist eine Methode zur Behandlung von Kindern. Sie betont die Bedeutung der therapeutischen Beziehung und richtet sich nach den Grundsätzen der non-direktiven Gesprächstherapie nach Rogers (☞ LB 13.5). Hierbei wird Spielen als natürliches Ausdrucksmittel von Kindern genutzt. ⊖
2. Expositionstraining wird vor allem zur Behandlung von Angststörungen eingesetzt. Die Patienten werden mit den angstauslösenden Reizen konfrontiert. Das Expositionstraining ist eine klassische Technik der Verhaltenstherapie (☞ LB 13.3). ✓
3. Die Veränderung von Verhalten durch Verstärkung nutzt die Prinzipien der operanten Konditionierung (☞ LB 13.3). Verstärkerpläne werden häufig in der Therapie von Kindern eingesetzt. Kinder erhalten für erwünschtes Verhalten Punkte, die sie gegen eine Belohnung (z. B. Besuch eines Freizeitparks) einlösen können. Verstärkerpläne werden auch in der Pädagogik eingesetzt. ✓
4. Katathymes Bilderleben wird heute als katathym imaginative Psychotherapie bezeichnet und wurde von Hanscarl Leuner in den 1950er Jahren entwickelt. Die katathym imaginative Psychotherapie orientiert sich an tiefenpsychologischen Grundlagen und verwendet eine Reihe von Standardbildern zur Anregung der bildlichen Vorstellung. ⊖
5. Selbstkontrolle stellt eine Weiterentwicklung verhaltenstherapeutischer Interventionsmethoden dar. Selbstkontrollmethoden werden eingesetzt, um Probleme wie z. B. Übergewicht, Probleme am Arbeitsplatz, Zwänge oder spezielle Ängste zu bearbeiten. Die Selbstkontrolle soll auslösende Bedingungen für problematisches Verhalten steuern und die Häufigkeit von unerwünschten Handlungen reduzieren. ✓

Mehrfachauswahl

11.44 Wählen Sie *zwei* Antworten. Fixierungen in einer bestimmten Phase führen nach der klassischen Theorie von Freud zu typischen Charakterauffälligkeiten. Welche der folgenden Zuordnungen treffen zu?

A Durch orale Fixierung = hysterische Haltung: Konversion
B Durch anale Fixierung = zwanghafte Haltung: Geiz und Pedanterie (Anankasmus)
C Durch phallische Fixierung = Verschlossenheit und Misstrauen anderen gegenüber
D Durch orale Fixierung = Antriebsminderung, Niedergeschlagenheit (dependent + demanding)
E Durch einen nicht gelösten Ödipuskonflikt = Verschlossenheit und Misstrauen anderen gegenüber

---

Aussagenkombination

11.45 Welche der folgenden Begriffe beziehen sich auf die Gesprächspsychotherapie nach Rogers?

1. Kongruenz
2. Empathie
3. Traumdeutung
4. Bedingungsfreies Akzeptieren
5. Negative Verstärkung

A Nur die Aussagen 1 und 2 sind richtig.
B Nur die Aussagen 1, 2 und 4 sind richtig.
C Nur die Aussagen 1, 3 und 4 sind richtig.
D Nur die Aussagen 2, 3 und 5 sind richtig.
E Nur die Aussagen 3, 4 und 5 sind richtig.

11.44 Richtige Antworten: B und D

Fixierung bezeichnet in der psychoanalytischen Theorie einen seelischen Vorgang, bei dem ein Mensch in einer der psycho-sexuellen Entwicklungsstufen überdauernd verhaftet bleibt (☞ LB 13.2).

A Hysterische Haltungen resultieren aus Konflikten aus der ödipalen Phase. Das Modell der Konversion (☞ LB 13.2) erklärt das Zustandekommen der Symptome. ⊖

B Anankasmus bezeichnet einen Zwangsvorgang, bei dem Gedanken oder Handlungen nicht unterdrückt werden können, obwohl sie als nicht vernünftig und angemessen erkannt werden (☞ LB 7.1). Anale Fixierungen führen zu Zwanghaftigkeit und engstirnigem Denken. ✓

C Phallische Fixierungen zeigen sich in ausgesprochen leistungsorientierten und konkurrenzbetonten Persönlichkeitszügen. ⊖

D Die orale Phase wird in den ersten zwei Lebensjahren durchlaufen (☞ LB 13.2). Mangelnde emotionale Zuwendung in dieser Zeit kann zu depressiven Persönlichkeitszügen (z.B. verminderter Antrieb, Niedergeschlagenheit) führen. In Beziehungen kommt es zu vorwurfsvollem, forderndem (engl.: to demand) und abhängigem (engl.: dependent) Verhalten. ✓

E Ein nicht gelöster Ödipuskonflikt (☞ LB 13.2) kann sich in hysterischen und Konversionssymptomen zeigen. Verschlossenheit und Misstrauen im Umgang mit anderen Menschen resultieren häufig aus schizoiden Haltungen, die frühen oralen Fixierungen entspringen. ⊖

11.45 Richtige Antwort: B

Die Gesprächstherapie wurde von dem amerikanischen Psychologen Carl R. Rogers beginnend in den 1940er Jahren des vergangenen Jahrhunderts entwickelt und in Deutschland seit den 1960er Jahren v.a. unter dem Einfluss des Psychologen R. Tausch verbreitet.

1. Kongruenz bedeutet Übereinstimmung. Ziel der Gesprächspsychotherapie nach Rogers ist das Erreichen eines Zustands von Kongruenz im Klienten (☞ LB 13.4). Kongruenz besteht in einer Übereinstimmung von Denken, Fühlen und Handeln. Auch der Therapeut sollte sich in der Therapie kongruent, also in Übereinstimmung mit sich selbst, verhalten. ✓
2. In der Gesprächspsychotherapie sollte der Therapeut dem Klienten empathisch begegnen. Er soll mitfühlen und sein unmittelbares Teilhaben am Erleben des Klienten auch zum Ausdruck bringen (☞ LB 13.4). ✓
3. Die Psychoanalyse geht davon aus, dass seelische Konflikte zum Schutz vor unaushaltbaren Emotionen ins Unterbewusstsein verdrängt werden (☞ LB 13.2). Das Unterbewusstsein drückt sich in verschlüsselter Form auch in Träumen aus. ⊖
4. In der Gesprächspsychotherapie nach Rogers bringt der Therapeut dem Klienten eine unbedingte Wertschätzung und bedingungslose Akzeptanz entgegen (☞ LB 13.4). Er begegnet ihm positiv, zugewandt und warmherzig. ✓
5. Negative Verstärkung bedeutet in der Verhaltenstherapie, dass als Reaktion auf erwünschtes Verhalten ein unangenehmer Reiz entfernt wird. ⊖

Einfachauswahl

11.46 Welche Aussage trifft zu? Die „systematische Desensibilisierung" ist eine Technik aus der:

A Verhaltenstherapie
B Psychoanalyse
C Gesprächspsychotherapie
D Logotherapie
E Körperorientierten Psychotherapie

Aussagenkombination

11.47 Unter Abwehr versteht man in der Psychoanalyse alle intrapsychischen Operationen, die das Ziel haben, unlustvolle Gefühle nicht bewusst werden zu lassen. Welche der folgenden Begriffe sind Abwehrmechanismen?

1. Projektion
2. Spaltung
3. Verdrängung
4. Narzissmus
5. Identifikation

A Nur die Aussagen 1 und 2 sind richtig.
B Nur die Aussagen 2 und 3 sind richtig.
C Nur die Aussagen 1, 3 und 4 sind richtig.
D Nur die Aussagen 1, 2, 3 und 4 sind richtig.
E Nur die Aussagen 1, 2, 3 und 5 sind richtig.

11.46 Richtige Antwort: A

Die systematische Desensibilisierung nach Wolpe ein klassisches Verfahren zur Behandlung von Angststörungen.

A Bei dieser verhaltenstehrapeutischen Intervention erlernen die Patienten ein Entspannungsverfahren und setzen sich in abgestufter Form in ihrer Vorstellung (in sensu) mit den angstauslösenden Reizen auseinander (☞ LB 13.3). ✓

B Die Psychoanalyse ist eine tiefenpsychologische Form der Psychotherapie und setzt nicht am Verhalten, sondern an der Auflösung und Bewusstmachung innerer seelischer Konflikte an (☞ LB 13.2). ⊖

C Die Gesprächstherapie nach Rogers arbeitet non-direktiv. Den Klienten werden keine Übungen oder Hausaufgaben angeboten, sondern ein verständnisvoller, akzeptierender Gesprächsraum (☞ LB 13.4). ⊖

D Logotherapie ist ein von Viktor Frankl entwickeltes psychotherapeutisches Verfahren, das sich vorrangig mit Sinnfragen beschäftigt. Die Logotherapie führt eine Existenzanalyse durch und verfolgt das Ziel, die Fähigkeit der Patienten zu verbessern, sich dialogisch mit ihrer Umwelt zu verständigen. ⊖

E Körperorientierte psychotherapeutische Verfahren arbeiten auf der Grundlage eines tiefenpsychologischen Verständnisses von psychischen Störungen. Körperübungen helfen den Patienten, sich auf der emotionalen Ebene besser wahrzunehmen und sich gefühlsmäßig angemessener auszudrücken (☞ LB 13.5). ⊖

11.47 Richtige Antwort: E

Nach den psychoanalytischen Abwehrmechanismen wird in den schriftlichen Prüfungen sehr häufig gefragt.

1. Durch den Abwehrmechanismus der Projektion werden konfliktbeladene innere Anteile nach außen verschoben und als vermeintliche Eigenschaften anderer Personen wahrgenommen (☞ LB 13.2). ✓
2. Spaltung ist ein dominierender Abwehrmechanismus, der bei der Borderline-Persönlichkeitsstörung zu beobachten ist. Durch die innere Spaltung in gute und schlechte Anteile, schützen sich die Betroffenen vor Ambivalenz, Schuldgefühlen und Trauer. ✓
3. Verdrängung ist ein zentraler Abwehrmechanismus, bei dem nicht akzeptable Triebregungen ins Unbewusste verschoben werden (☞ LB 13.2). ✓
4. Narzissmus bezeichnet einen Persönlichkeitsstil bzw. eine Charakterhaltung. Narzisstische Menschen können sich nicht in andere einfühlen, sie legen ein stark selbstbezogenes Verhalten an den Tag und versuchen, einen Mangel an Selbstwert durch grandios wirkendes Verhalten zu kompensieren. Narzissmus zählt nicht zu den Abwehrmechanismen im Sinne der Psychoanalyse. ⊖
5. Von Identifikation spricht man, wenn ein Mensch nicht nur einen einzelnen Charakterzug einer anderen Person in sich aufnimmt, sondern das ganze Wesen (☞ LB 13.2). Identifikation kann das Ich vor Gefühlen der Ohnmacht schützen, wenn sich z. B. das Opfer einer aggressiven Handlung mit dem Aggressor identifiziert. ✓

Aussagenkombination

11.48 Welche der folgenden Aussagen treffen zu? Bei der verhaltenstherapeutischen Behandlung von chronischer Insomnie (Schlaflosigkeit) ...

1. werden schlaffördernde Verhaltensweisen verstärkt.
2. wird der Patient angehalten, im Bett zu bleiben, während er wach liegt.
3. wird der Patient angehalten, möglichst lange zu schlafen.
4. wird Gedankenstopp eingesetzt.
5. vermindert Entspannungstraining die körperliche Übererregung.

A Nur die Aussagen 1, 2 und 3 sind richtig.
B Nur die Aussagen 1, 4 und 5 sind richtig.
C Nur die Aussagen 3, 4 und 5 sind richtig.
D Nur die Aussagen 1, 3, 4 und 5 sind richtig.
E Alle Aussagen sind richtig.

11.48 Richtige Antwort: B

Zu vielen Krankheitsbildern wurden im Rahmen der Verhaltenstherapie störungsspezifische Therapieansätze entwickelt, so auch zur Insomnie-Behandlung.

1. Förderung der Schlafhygiene ist ein elementarer Baustein jeder Insomnie-Therapie (☞ LB 8.2). Die Patienten werden dazu ermuntert, ihre Schlafumgebung optimal zu gestalten und auf ihre Lebensführung zu achten. ✓
2. Bei der verhaltenstherapeutischen Schlaftherapie werden die Patienten dazu angehalten, sich nur zum Schlafen im Bett aufzuhalten. Das Bett soll ausschließlich als Ort des Schlafens konditioniert werden. Kann der Patient nicht schlafen, soll er nach spätestens 30 Minuten das Bett verlassen und sich erst wieder hinlegen, wenn er müde ist (☞ LB 8.2). ⊖
3. Das Gegenteil ist der Fall: Während der Schlaftherapie soll die Länge des Schlafs reduziert werden (Schlafrestriktion) (☞ LB 8.2). Auch zwischen den Zeiten des Nachtschlafs darf nicht geschlafen werden. Dadurch soll die natürliche Müdigkeit gefördert werden. Bei vielen Patienten bestehen bezüglich der benötigten Schlafdauer falsche Vorstellungen. ⊖
4. Viele Patienten mit Insomnie grübeln und haben schlafstörende Gedanken. Mittels der Technik des Gedankenstopps soll der Patient lernen, selbst den Ablauf ungünstiger, schlafstörender Gedanken abzubrechen. Der Therapeut trainiert den Gedankenstopp mit dem Patienten, indem er in der Sitzung den Gedankenfluss des Patienten durch ein laut ausgesprochenes „Stopp“ unterbricht. ✓
5. Die Verhaltenstherapie verwendet bei vielen Indikationen die progressive Muskelentspannung nach Jacobson als Entspannungsverfahren (☞ LB 13.10). Auch Insomnie-Patienten erlernen dieses Verfahren, um sich selbst in eine möglichst ausgeglichene Erregungslage bringen zu können. ✓

Einfachauswahl

11.49 Welche Aussage trifft zu? Abwehr ist psychodynamisch gesehen die Fähigkeit …

A sich auf andere emotional einzurichten.
B mit eigenen Bedürfnissen und Gefühlen umzugehen.
C das seelische Gleichgewicht in inneren und äußeren Konflikten durch bestimmte Strategien wiederherzustellen.
D der Selbstreflexion.
E zwischen Selbst und Objekten zu unterscheiden.

Aussagenkombination

11.50 Welche der folgenden Aussagen treffen bei der psychotherapeutischen Behandlung chronischer Schmerzen zu?

1. Typischerweise gelingt es zuerst, die Schmerzempfindung zu verringern, während die schmerzbedingten Einschränkungen im alltäglichen Leben erst danach abnehmen.
2. Die Aufarbeitung frühkindlicher Konflikte ist vorrangig.
3. Es werden schmerzhemmende Erlebens- und Verhaltensmuster eingeübt.
4. Soziale Faktoren werden ausgeklammert.
5. Das Erlernen wirksamer Problemlösestrategien erhöht die Selbstkontrolle und die Selbstwirksamkeit des Patienten.

A Nur die Aussagen 3 und 5 sind richtig.
B Nur die Aussagen 1, 2 und 3 sind richtig.
C Nur die Aussagen 2, 4 und 5 sind richtig.
D Nur die Aussagen 1, 3, 4 und 5 sind richtig.
E Alle Aussagen sind richtig.

11.49 Richtige Antwort: C

Psychodynamische Therapien sind tiefenpsychologische, psychoanalytisch orientierte Therapieformen. Der Begriff „Dynamik“ bezieht sich auf innere seelische Kräfte und Instanzen, die miteinander im Konflikt liegen können.

A Die Fähigkeit, sich auf andere Menschen emotional einzustellen, wird als Empathie bezeichnet. ⊖

B Kann jemand gut mit den eigenen Bedürfnissen und Gefühlen umgehen, wird diese Fähigkeit als Selbststeuerung bezeichnet. ⊖

C In der psychoanalytischen Modellbildung wird Abwehr als Strategie beschrieben, Zustände von Unlust zu vermeiden. Die Abwehr dient der Regulierung des seelischen Gleichgewichts bei inneren und äußeren Konflikten. Die Tiefenpsychologie kennt eine ganze Reihe von Abwehrstrategien des Seelischen, die als Abwehrmechanismen bezeichnet werden (☞ LB 13.2). ✓

D Selbstreflexion ist die Fähigkeit, eigene Handlungen und Motive rational zu überdenken und zu analysieren. Bewusste Selbstreflexion kann dem Vorgang der Abwehr entgegenwirken und helfen, innere Konflikte besser zu verstehen. ⊖

E Die Fähigkeit, zwischen sich und anderen zu unterscheiden, wird als Selbst-Objekt-Differenzierung bezeichnet. Bei Psychosen oder schweren Persönlichkeitsstörungen ist diese Unterscheidung stark beeinträchtigt. ⊖

11.50 Richtige Antwort: A

Mit Verhaltenstherapie (☞ LB 13.3) und Hypnose (☞ LB 13.6) stehen effektive Therapieverfahren zur Behandlung von Schmerzen zur Verfügung. Der psychotherapeutische Heilpraktiker darf Schmerzen nur behandeln, wenn keine organische Erkrankung vorliegt.

1. Eine verhaltenstherapeutische Schmerztherapie versucht gleich zu Beginn der Behandlung, die schmerzbedingten Einschränkungen im täglichen Leben zu reduzieren (☞ LB 6.5). Besonders Schon- und Vermeidungsverhalten müssen reduziert werden. Eine Reduzierung des Schmerzempfindens wirkt sich sofort positiv auf den Alltag aus. ⊖
2. Vorrangig ist die Reduzierung der Schmerzsymptomatik, unabhängig davon, welche seelischen Ursachen möglicherweise vorliegen. Meist ist eine Aufarbeitung frühkindlicher Konflikte nicht notwendig. ⊖
3. Die Patienten lernen, durch angenehme Tätigkeiten, positive Gedanken, Imaginationen, Entspannungsübungen und Vermeidung von Überforderungen das Schmerzniveau im Alltag zu reduzieren. ✓
4. Es gibt kein Psychotherapieverfahren, das soziale Faktoren völlig ausklammert. In der Therapie von Patienten mit chronischen Schmerzen werden häufig die Ehepartner mit einbezogen. ⊖
5. Diese Aussage gilt nicht nur für die psychotherapeutische Schmerztherapie, sondern bei allen Indikationen: Selbstkontrolle und Selbstwirksamkeit der Patienten werden durch effektive Problemlösestrategien erhöht. Mit Selbstwirksamkeit bezeichnet man die Fähigkeit des Patienten, durch eigene Kompetenzen Handlungen erfolgreich auszuführen. ✓

Einfachauswahl

11.51 Die *drei* Grundprinzipien der klientenzentrierten Gesprächspsychotherapie nach Rogers sind:

A Konflikt – Anpassung – Trauma
B Problem – Regression – Somatisierung
C Akzeptanz – Empathie – Echtheit
D Verhalten – Lernen – Kommunikation
E Interaktion – Rückkopplung – Anpassung

11.51 Richtige Antwort: C

Nach den Grundprinzipien der Gesprächspsychotherapie wird in den Überprüfungen immer wieder gefragt. Sie müssen unbedingt bekannt sein.

A Der Begriff „Konflikt“ gehört in erster Linie zum Sprachgebrauch der Psychoanalyse (☞ LB 13.2). „Anpassung“ und „Trauma“ sind nicht spezifisch für ein bestimmtes psychotherapeutisches Verfahren. ⊖

B Regression bezeichnet ein Zurückfallen in eine frühere Entwicklungsstufe. Der Begriff gehört zum Fachvokabular der Psychoanalyse (☞ LB 13.2). Somatisierung bezeichnet einen Vorgang, bei dem seelische Konflikte durch körperliche Symptome ausgedrückt werden. Auch dieser Begriff fällt meist im Zusammenhang mit tiefenpsychologischen Konzepten. Der Begriff „Problem“ ist nicht spezifisch für ein psychotherapeutisches Verfahren. ⊖

C Bedingungslose Akzeptanz und Wertschätzung, die Fähigkeit, sich in den Patienten einzufühlen (Empathie) sowie Echtheit im Kontakt (Kongruenz) sind die wichtigsten Elemente der therapeutischen Haltung in der Gesprächspsychotherapie nach Rogers (☞ LB 13.4). ✓

D Die Begriffe „Verhalten“, „Lernen“ und „Kommunikation“ können in dieser Kombination am ehesten der Verhaltenstherapie zugeordnet werden (☞ LB 13.3). ⊖

E Die genannte Begriffskombination kann am ehesten dem systematischen sozialen Lernen zugeordnet werden. ⊖

Aussagenkombination

11.52 Selbststeuerung wird als planvolles, zielgerichtetes Handeln und aktives, bewusstes Problemlösen verstanden. Welche der folgenden Methoden sind Methoden der Selbststeuerung?

1. Selbstbeobachtung
2. Stimuluskontrolle
3. Selbstverstärkung und -bestrafung
4. Gedankenstopp
5. Progressive Muskelrelaxation

A Nur die Aussagen 1, 2, 3 und 4 sind richtig.
B Nur die Aussagen 1, 2, 3 und 5 sind richtig.
C Nur die Aussagen 1, 2, 4 und 5 sind richtig.
D Nur die Aussagen 1, 3, 4 und 5 sind richtig.
E Nur die Aussagen 2, 3, 4 und 5 sind richtig.

11.52 Richtige Antwort: A

Verhaltenstherapeutische Psychotherapien haben eine Verbesserung der Selbststeuerung zum Ziel. Techniken der Selbststeuerung werden z. B. zur Raucherentwöhnung, bei Übergewicht oder zum Abgewöhnen von aggressivem Verhalten eingesetzt. Selbststeuerung soll den Patienten helfen, Kontrolle über ihr eigenes Verhalten zu erlangen.

A Sein eigenes Verhalten richtig einschätzen zu können, ist Voraussetzung für ein selbststeuerndes Verhalten. Selbstbeobachtung für sich genommen kann bereits zu Verhaltensänderungen führen. Häufig werden Patienten angehalten die Selbstbeobachtung in Form von schriftlichen Protokollen durchzuführen. ✓

B Bestimmte Situationen oder Gegenstände können Aufforderungscharakter haben. So können Aschenbecher den Wunsch nach einer Zigarette auslösen. Stimuluskontrolle würde in diesem Fall bedeuten, die Zahl der Aschenbecher im Haushalt zu reduzieren. Stimuluskontrolle wird vom Patienten selbst durchgeführt und zählt somit zur Selbststeuerung. ✓

C Bei der Erarbeitung neuer Verhaltensweisen können Selbstbelohnung und Selbstbestrafung hilfreich sein. Die Patienten sollen lernen, mit sich selbst so konsequent umzugehen, wie man es mit einem Kind tun würde, um es zu erziehen. Selbstverstärkung und -bestrafung sind Elemente der Selbststeuerung. ✓

D Bei einer Reihe von seelischen Störungen spielen negative Gedankenmuster eine große Rolle. Mithilfe der Technik des Gedankenstopps sollen die Patienten lernen, diese meist automatisch ablaufenden negativen Gedanken zu erkennen und deren Ablauf zu unterbrechen. In der therapeutischen Situation übernimmt zunächst der Therapeut die Aufgabe, durch ein laut gesprochenes „Stopp“ oder ein Händeklatschen den Gedankenfluss zu unterbrechen. Im weiteren Verlauf übernimmt der Patient dies zunehmend selbst. Auch Gedankenstopp zählt zu den Methoden der Selbststeuerung. ✓

E Progressive Muskelrelaxation nach Jacobson ist ein häufig mit Verhaltenstherapie kombiniertes Entspannungsverfahren (☞ LB 13.10). Obwohl der Patient die Entspannungsübungen selbst durchführt, zählt die progressive Muskelentspannung nicht zu den Methoden der Selbststeuerung im engeren Sinne. ⊖

Einfachauswahl

11.53 Das „Sich-Versprechen" in einer affektiv belastenden Situation wird bezeichnet als:

A Fehlleistung
B Ersatzhandlung
C Frustration
D Fixierung
E Verdrängung

Aussagenkombination

11.54 Welche(r) der folgenden Begriffe zählt (zählen) zu den Abwehrmechanismen des Ichs gegenüber Es- und Über-Ich-Ansprüchen?

1. Rationalisierung
2. Reaktionsbildung
3. Konversion
4. Identifikation
5. Projektion

A Nur die Aussage 2 ist richtig.
B Nur die Aussagen 2 und 3 sind richtig.
C Nur die Aussagen 1, 2 und 4 sind richtig.
D Nur die Aussagen 1, 3 und 4 sind richtig.
E Alle Aussagen sind richtig.

11.53 Richtige Antwort: A

Die Frage bezieht sich auf einen Abwehrmechanismus aus dem Bereich der psychoanalytischen Therapie (☞ LB 13.2).

A Bei der Fehlleistung wird eine Handlung fehlerhaft ausgeführt. Neben dem „Sich-Versprechen" können sich Fehlleistungen z. B. auch als Vergessen, Verschreiben oder Verlieren zeigen. In der Fehlleistung zeigen sich unbewusste und uneingestandene Wünsche. ✓

B Unterdrückte oder verdrängte Bedürfnisse werden durch Ersatzhandlungen befriedigt und führen somit zu einer Ersatzbefriedigung. ⊖

C Frustration entsteht bei Verzicht auf die Befriedigung von Triebwünschen. Die Ursache kann äußerlich (ungünstige Bedingungen in der Außenwelt) oder innerlich (Kräfte des Unbewussten) sein. Frustration ruft Aggressionen hervor. ⊖

D Fixierung hat im psychoanalytischen Kontext zwei Bedeutungen: ⊖

1 Festlegung und Festhalten von Gewohnheiten und Einstellungen insbesondere im sexuellen Bereich.

2 Störung der psycho-sexuellen Entwicklung bis hin zum Stillstand mit der Gefahr der späteren Regression auf die gestörte Entwicklungsstufe bei seelischen Krisen.

E Die Verdrängung ist ein Abwehrmechanismus, bei dem nicht integrierbare Triebwünsche aus dem Bewusstsein gedrängt werden (☞ LB 13.2). Sie dient der Vermeidung von Unlust. ⊖

11.54 Richtige Antwort: E

Alle Antwortmöglichkeiten stehen für Abwehrmechanismen. Der Aufbau des seelischen Apparats mit den Instanzen Es, Ich und Über-Ich sollte beherrscht werden (☞ LB 13.2).

1. Durch Rationalisierung werden mithilfe von Scheinerklärungen die Beweggründe für Handlungen, Gedanken oder Gefühle verborgen (☞ LB 13.2). ✓

2. Bei der Reaktionsbildung werden verdrängte Triebwünsche zu Abwehrzwecken in ihr Gegenteil verkehrt, z. B. freundliches Verhalten anstatt Ablehnung der anderen Person (☞ LB 13.2). ✓

3. Konversion bezeichnet den Vorgang, bei dem innere Konflikte durch körperliche Symptome ausgedrückt werden. Der Körper drückt symbolhaft einen inneren, unbewussten Konflikt aus (☞ LB 13.2). ✓

4. Identifikation bedeutet, dass man jemand anderem ähnlich sein möchte (☞ LB 13.2). Durch Identifikation möchte man das eigene Selbstwertgefühl erhöhen. Identifikationen werden demnach mit Personen vorgenommen, die in der eigenen Wahrnehmung über einem stehen. ✓

5. Bei einer Projektion werden abgewehrte Regungen an einer anderen Person wahrgenommen und kritisiert (☞ LB 13.2). ✓

Einfachauswahl

Ein 45-jähriger Mann hatte vor einem Jahr einen Unfall mit seinem Wagen. Seit dieser Zeit hat er nicht nur Angst vor dem Autofahren, sondern auch Angst, mit öffentlichen Verkehrsmitteln zu fahren.

11.55 Für die Ausweitung der Angst kommt aus lerntheoretischer Sicht am ehesten in Betracht?

A Diskriminationslernen
B Modelllernen
C Verstärkung
D Konditionierung
E Reizgeneralisierung

11.55 Richtige Antwort: E

Die Lerntheorie ist das theoretische Bezugssystem, mit dessen Hilfe die Verhaltenstherapie Ursachen für psychische Störungen erklärt und deren Behandlung plant (☞ LB 13.3).

A Diskriminationslernen bezeichnet den Vorgang, bei dem die Person oder das Versuchstier lernt, auf unterschiedliche Reize unterschiedlich zu reagieren. Z.B. wird ein Verhalten nur beim Aufleuchten einer roten Lampe verstärkt (belohnt), nicht aber während eine grüne Lampe leuchtet. In dem beschriebenen Fallbeispiel scheint eher ein entgegengesetzter Mechanismus abzulaufen. Nicht weniger, sondern mehr Reize lösen eine Reaktion aus. ⊖

B Modelllernen findet statt, wenn ein Mensch sein Verhalten als Folge der Beobachtung anderer Personen verändert (☞ LB 13.3). Hierfür gibt es im Fallbeispiel keinen Hinweis. ⊖

C Eine Verstärkung bewirkt, dass ein Verhalten häufiger produziert wird (☞ LB 13.3). Bei einer positiven Verstärkung wird ein angenehmer Reiz als Reaktion auf ein erwünschtes Verhalten hinzugefügt. Bei negativer Verstärkung wird als Reaktion auf erwünschtes Verhalten ein unangenehmer Reiz (z.B. laute Geräusche) entfernt. Beim Aufrechterhalten von vermeidendem Verhalten bei Angststörungen können Verstärker eine Rolle spielen. Im vorliegenden Beispiel gibt es dafür jedoch keine Hinweise. Die Aussage ist nicht die wahrscheinlichste Erklärung für die Ausweitung der Angst. ⊖

D Unter Konditionierung versteht man das Erlernen von Reiz-Reaktions-Mustern. Konditionierung spielt beim Auftreten von Vermeidungsverhalten im Rahmen von Angststörungen mit Sicherheit eine Rolle. Die wichtigsten Formen der Konditionierung sind die klassische Konditionierung und die operante Konditionierung (☞ LB 13.3).
Die Aussage ist korrekt, die Aussage E jedoch noch spezifischer und somit wahrscheinlicher. ⊖

E Bei der Generalisierung wird eine Reaktion auf einen bestimmten auslösenden Reiz erlernt. Mit der Zeit lösen auch Reize, die dem auslösenden Reiz ähnlich sind, die Reaktion aus. Im Fallbeispiel wird die Reaktion auf den Reiz „Autofahren“ generalisiert auf andere Fortbewegungen in einem geschlossenen Fahrzeug. ✓

Aussagenkombination

11.56 Welche der folgenden Begriffe gehören zu den Abwehrmechanismen im psychoanalytischen Sinn?

1. Introjektion
2. Dyslalie
3. Reaktionsbildung
4. Intellektualsierung
5. Internalisierung

A Nur die Aussagen 1 und 4 sind richtig.
B Nur die Aussagen 1, 2 und 3 sind richtig.
C Nur die Aussagen 1, 3 und 4 sind richtig.
D Nur die Aussagen 2, 3 und 4 sind richtig.
E Nur die Aussagen 3, 4 und 5 sind richtig.

11.56 Richtige Antwort: C

Abwehrmechanismen kennzeichnen meist unbewusste Verhaltensweisen, die ungute Gefühle (Unlust) vermeiden sollen.

1. Als Introjektion wird der Vorgang bezeichnet, wenn ein Kind Werte und Normen eines Objekts (wichtige Bezugsperson) unbewusst aufnimmt (☞ LB 13.2). Introjektion ist nötig, um zu dem Objekt Nähe aufbauen und aufrechterhalten zu können. ✓
2. Der Begriff „Dyslalie“ steht für eine Artikulationsstörung und wurde früher auch als Stammeln bezeichnet. Es kommt zu Fehlern in der Lautbildung (z. B. Lispeln) (☞ LB 11.4). Der Begriff hat nichts mit Abwehrmechanismen zu tun. ⊖
3. Bei der Reaktionsbildung werden Triebimpulse abgewehrt, indem ein dem Impuls diametral entgegengesetztes Verhalten produziert wird (☞ LB 13.2). Beispiel: Ein Mensch verkehrt aggressive Impulse in ihr Gegenteil und zeigt ein ausgeprägt pazifistisches Verhalten. ✓
4. Intellektualisierung bedeutet, dass ein Mensch versucht, innere Konflikte und Gefühle theoretisch und rein verstandesmäßig zu erfassen, um sich innerlich von den emotionalen Inhalten eines Konflikts fernzuhalten (☞ LB 13.2). Intellektualisierung kann auch eine Form des Widerstands in der psychoanalytischen Therapie darstellen. ✓
5. Internalisierung ist ein Begriff aus der Soziologie. Er beschreibt die Verinnerlichung gesellschaftlicher Normen, Werte und Rollen. Dieser Vorgang wird jedoch, anders als bei tiefenpsychologischen Konzepten wie z. B. der Introjektion, nicht als unbewusst und im Dienste der Abwehr stehend aufgefasst. ⊖

Aussagenkombination

11.57 Welche der folgenden Aussagen trifft (treffen) zu?

1. Die operante Konditionierung kann bei chronisch Schizophrenen eingesetzt werden.
2. Bei akuten Psychosen kann durch kognitive Restrukturierung eine anhaltende Distanzierung von Wahninhalten erreicht werden.
3. Die operante Konditionierung darf auch von ausgebildeten Helfern ausgeführt werden (nach Verordnung durch befugte Personen, z. B. Arzt, Heilpraktiker).
4. In der Behandlung von Kindern bevorzugt man die klassische Konditionierung.
5. Beim operanten Konditionieren wird durch systematische Reizreduktion eine Verhaltensänderung bewirkt.

A Nur die Aussage 1 ist richtig.
B Nur die Aussagen 1 und 3 sind richtig.
C Nur die Aussagen 1, 2 und 5 sind richtig.
D Nur die Aussagen 2, 3 und 5 sind richtig.
E Alle Aussagen sind richtig.

11.57 Richtige Antwort: B

Um die Frage beantworten zu können, müssen die Grundlagen der Verhaltenstherapie, insbesondere die Begriffserklärungen der klassischen und der operanten Konditionierung, verstanden worden sein (☞ LB 13.3).

1. Vor allem in den USA werden bei der Behandlung schizophrener Patienten „Token-Programme" durchgeführt. Für erwünschtes Verhalten (z. B. Kooperation mit dem Pflegepersonal) bekommen die Patienten Marken, die sie später für „Belohnungen" einlösen können. ✓
2. Die kognitive Restrukturierung soll den Patienten dabei unterstützen, seine unangemessenen Gedankenmuster zu identifizieren und zu verändern. Wahngedanken sind ihrem Wesen nach nicht objektiv diskutierbar und korrigierbar. Eine kognitive Restrukturierung kann keine Distanzierung von Wahninhalten bewirken. ⊖
3. Operante Konditionierung arbeitet mit Verstärkung. Häufig erhalten Patienten, insbesondere Kinder, Belohnungen, wenn sie ein erwünschtes Verhalten zeigen. Die Protokollierung des Verhaltens und die Durchführung der Verstärkung wird von den Eltern oder in Kliniken vom Pflegepersonal übernommen. Diese Bezugspersonen werden von den eigentlichen Therapeuten in ihre Aufgabe detailliert eingewiesen. Auf die Tätigkeit des psychotherapeutischen Heilpraktikers lässt sich dieses Vorgehen nicht übertragen. Es wird in Kliniken häufig praktiziert, eine Verordnung, in der diese Praxis geregelt wird, existiert jedoch nicht. ✓
4. Die Prinzipien der klassischen Konditionierung werden besonders zur Erklärung der Entstehung von psychischen Störungsbildern herangezogen. In der Therapie finden werden sie bei der systematischen Desensibilisierung nach Wolpe angewendet. Sehr viel häufiger werden bei Kindern operante Methoden und Modelllernen eingesetzt. Programme zur Behandlung von ADS, sozialer Unsicherheit und sozialen Auffälligkeiten beinhalten beispielsweise Elemente der operanten Konditionierung. ⊖
5. Bei Verfahren in denen die Reizstärke gesteuert wird, arbeitet man mit einer langsamen Erhöhung der Reizstärke oder setzt mit maximal starken Reizen ein (Flooding) (☞ LB 13.3). ⊖

Aussagenkombination

11.58 Welche der folgenden Aussagen über autogenes Training treffen zu?

1. Das Erlernen des autogenen Trainings kann nur im Gruppensetting erfolgen.
2. Das vegetative Nervensystem wird beeinflusst.
3. Nach Anleitung kann das autogene Training schon von 8–10-jährigen Kindern selbstständig ausgeübt werden.
4. Das autogene Training ist bei psychotischen Erkrankungen immer gut zur Lösung von Ängsten und Spannungen geeignet.
5. Die Wirksamkeit des autogenen Trainings bei Neurodermitis wurde nachgewiesen.

A Nur die Aussagen 1 und 2 sind richtig.
B Nur die Aussagen 2 und 3 sind richtig.
C Nur die Aussagen 2, 3 und 5 sind richtig.
D Nur die Aussagen 3, 4 und 5 sind richtig.
E Alle Aussagen sind richtig.

11.58 Richtige Antwort: C

Das Autogene Training ist ein in Deutschland weit verbreitetes Entspannungsverfahren, welches eine Ergänzung zur herkömmlichen Psychotherapie darstellt und mit dieser meist kombiniert wird

1. Kurse für autogenes Training werden aus ökonomischen Gründen meist für Gruppen angeboten (☞ LB 13.9). Es ist jedoch genauso gut an Einzelne vermittelbar. ⊖
2. Autogenes Training wirkt sich harmonisierend auf das vegetative (autonome) Nervensystem aus (☞ LB 13.9). Eine der typischen Formeln, „Das Sonnengeflecht strömt angenehm warm", bezieht einen wichtigen Knotenpunkt des vegetativen Nervensystems direkt mit in die Behandlung ein. ✓
3. Einzelne Autoren berichten von Kindern, die bereits im Alter von vier bis sechs Jahren autogenes Training erlernt haben, wenn es ihnen kindgerecht beigebracht wurde. Krankenkassen übernehmen die Kosten für die Teilnahme von Kindern an Kursen zum Erlernen des autogenen Trainings ab einem Alter von acht Jahren. ✓
4. Entspannungsverfahren sind bei psychotischen Störungen kontraindiziert! Hierzu zählen neben dem autogenen Training (☞ LB 13.9) auch die progressive Muskelentspannung nach Jacobson (☞ LB 13.10), Hypnose, Meditation und Fantasiereisen. Auch Menschen mit Demenz, mit einer schweren Borderline-Persönlichkeitsstörung oder Epilepsie sollten nicht mit Entspannungsverfahren behandelt werden. ⊖
5. Im Lehrbuch „Psychosomatische Medizin" von Thure von Uexküll, das mittlerweile ein Klassiker ist, wird ein breites Anwendungsfeld für das autogene Training beschrieben: „Es gibt praktisch keine psychosomatische Störung, bei der das autogene Training nicht eingesetzt werden kann". In einer Meta-Analyse klinischer Studien sind Stetter und Kupper (1998) zu dem Ergebnis gekommen, dass eine Reihe von Störungen, zu denen auch die Neurodermitis gehört, durch autogenes Training positiv beeinflusst werden. ✓

Aussagenkombination

11.59 Welche der folgenden Aussagen trifft (treffen) zu? Unter „Gegenübertragung“ versteht man in der Psychoanalyse:

1. Eine feindselig gegen den Arzt gerichtete Übertragung des Patienten.
2. Das Reagieren des Patienten auf den Therapeuten, als wäre dieser eine – lebensgeschichtlich früher bedeutsame – Beziehungsperson von ihm.
3. Eine spezifische Reaktion des Therapeuten auf eine ihm entgegengebrachte Übertragung.
4. Tatsächliche Beweggründe für Handlungen oder Gedanken werden durch Scheinerklärungen verborgen.
5. Innere Konflikte werden durch körperliche Symptome ausgedrückt.

A Nur die Aussage 3 ist richtig.
B Nur die Aussagen 1 und 3 sind richtig.
C Nur die Aussagen 2 und 3 sind richtig.
D Nur die Aussagen 2, 3 und 5 sind richtig.
E Nur die Aussagen 2, 4 und 5 sind richtig.

Einfachauswahl

11.60 Unter einer Verhaltenstherapie versteht man?

A Eine klientenzentrierte Gesprächspsychotherapie (nach Rogers)
B Eine psychoanalytische Psychotherapie
C Eine psychoanalytische Fokaltherapie
D Eine übertragungsfokussierte Psychotherapie
E Ein Behandlungsverfahren, das auf Erkenntnissen der empirischen Psychologie (z. B. Lerntheorie) basiert.

11.59 Richtige Antwort: A

Mit Übertragung bezeichnet man Reaktionen, Wünsche und Gefühle, die der Patient dem Therapeuten entgegenbringt. Diese Regungen sind geprägt durch frühere Beziehungserfahrungen zu bedeutsamen Personen in der Patienten-Biographie. Unter dem Begriff „Gegenübertragung" versteht man die Reaktionen des Therapeuten auf den Patienten.

1. In der Aussage wird bereits formuliert, dass es sich um eine Übertragung des Patienten auf den Therapeuten handelt und somit nicht um eine Gegenübertragung (☞ LB 13.2). ⊖
2. Auch diese Aussage beschreibt eine Übertragung des Patienten in Reinform (☞ LB 13.2). ⊖
3. Die Aussage beschreibt eine Gegenübertragung des Therapeuten als Reaktion auf den Patienten (☞ LB 13.2). ✓
4. Diese Antwortmöglichkeit schildert den Abwehrmechanismus der Rationalisierung (☞ LB 13.2). ⊖
5. Diese Aussage beschreibt den Abwehrmechanismus der Konversion (☞ LB 13.2). Das unbewusste Ausdrücken von seelischen Konflikten über körperliche Symptome wird auch als Somatisierung bezeichnet. Dieser Begriff ist jedoch wissenschaftlich nicht eindeutig definiert und somit weniger präzise als das Konzept der Konversion. ⊖

11.60 Richtige Antwort: E

Diese Frage sollte sehr leicht zu beantworten sein.

A Die Gesprächspsychotherapie nach Rogers (☞ LB 13.4) ist ein eigenständiges Psychotherapieverfahren, das nichts mit der Verhaltenstherapie zu tun hat. ⊖

B Die Psychoanalyse ist die klassische Form der Psychotherapie (☞ LB 13.2). Nicht das Verhalten wird beeinflusst, sondern nach verborgenen innerseelischen Konflikten gesucht und ihre Auflösung angestrebt. ⊖

C Bei der psychoanalytischen Fokaltherapie (abgeleitet von „Fokus" = Brennpunkt) wird nach den Prinzipien der Tiefenpsychologie in kurzer Zeit ein bestimmtes Problem bearbeitet. Auch diese Therapieform hat nichts mit Verhaltenstherapie zu tun. ⊖

D Eine übertragungsfokussierte Psychotherapie arbeitet ebenfalls nach tiefenpsychologischen Grundsätzen und analysiert vor allem die Art der Beziehungsgestaltung des Patienten dem Therapeuten gegenüber. ⊖

E Die Verhaltenstherapie (☞ LB 13.3) nimmt für sich in Anspruch, streng nach wissenschaftlichen Grundlagen vorzugehen. Dabei spielt die Lerntheorie eine zentrale Rolle. Sie erklärt Vorgänge beim Trainieren und Erlernen neuer Verhaltensweisen, die zunächst in Tierversuchen entwickelt und später auf den Menschen übertragen wurden. ✓

Mehrfachauswahl

11.61 Welche der folgenden Aussagen treffen zu? Wählen Sie *zwei* Antworten. In der klientenzentrierten Psychotherapie (nach Rogers)

A wird die Technik der freien Assoziation angewendet,
B können Anpassungsstörungen bearbeitet werden,
C wiederholt der Therapeut die Aussagen des Patienten,
D berät der Therapeut den Patienten in Lebenskrisen,
E muss der Patient so lange in der Angstsituation verbleiben, bis die Angst abnimmt.

Einfachauswahl

11.62 Welche Aussage trifft zu? Als Übertragung (im engeren Sinn) bezeichnet man in der Psychoanalyse:

A Den Vorgang, durch den ein psychisches in ein körperliches Symptom umgewandelt wird.
B Kräfte, mit denen sich ein Patient dem Fortschritt der Behandlung entgegenstellt.
C Den Vorgang, durch den ein – z. B. optisch wahrgenommenes – Geschehen in die subjektive, für andere unverständliche Logik eines psychotischen Erlebens übertragen wird.
D Den Vorgang des Übergehens depressiver Erlebnisweisen in manisches Erleben.
E Frühere Beziehungs- und Interaktionsmuster werden auf die therapeutische Beziehung übertragen.

11.61 Richtige Antworten: B und C

Die klientenzentrierte Psychotherapie wird meist als Gesprächspsychotherapie oder einfach als Gesprächstherapie bezeichnet (☞ LB 13.4).

A Zum freien Assoziieren wird der Patient in der klassischen Psychoanalyse aufgefordert (☞ LB 13.2). Freies Assoziieren ist kein Bestandteil der klientenzentrierten Psychotherapie nach Rogers. ⊖

B Eine Vielzahl seelischer Störungen kann mit Gesprächspsychotherapie bearbeitet werden, vorausgesetzt, es handelt sich nicht um akute Psychosen. Grundsätzlich können mit der gleichen Berechtigung auch andere geeignete psychotherapeutische Verfahren bei Anpassungsstörungen eingesetzt werden.
Die Aussage ist demnach weder störungs- noch therapiespezifisch, aber richtig. ✓

C Bei der klientenzentrierten Gesprächstherapie nach Rogers wiederholt der Therapeut häufiger Aussagen des Klienten (☞ LB 13.4). Es handelt es sich jedoch nicht um ein mechanisches Wiederholen, sondern um ein „Paraphrasieren". Der Therapeut fasst die Aussagen des Klienten zusammen und überzeugt sich, ob er ihn richtig verstanden hat. ✓

D Zu einer Beratung gehört aktives Nachfragen nach inhaltlichen Aspekten der Fragestellung und das Geben von Ratschlägen. Beides ist mit Technik und Haltung der Gesprächspsychotherapie nicht vereinbar. ⊖

E Die Aussage beschreibt das Vorgehen bei einer Therapie von Angststörungen nach den Prinzipien der Verhaltenstherapie (Reizkonfrontation) (☞ LB 13.3). ⊖

11.62 Richtige Antwort: E

Die Begriffe „Übertragung" und „Gegenübertragung" sind zentrale Begriffe der psychoanalytischen Methodik, die spezifische Dynamiken in der Interaktion zwischen Therapeut und Klient bezeichnen.

A Der (symbolische) Ausdruck eines seelischen Konflikts in Form eines körperlichen Symptoms wird als Konversion bezeichnet. Die Konversion zählt im Sprachgebrauch der Psychoanalyse zu den Abwehrmechanismen (☞ LB 13.2). ⊖

B Maßnahmen des Patienten, die der Aufdeckung von inneren Konflikten in der Therapie entgegenarbeiten, sind in der Regel unbewusst. Sie werden als Widerstand bezeichnet (☞ LB 13.2). ⊖

C Das Einbauen von realen oder halluzinierten Sinneseindrücken in das Gedankengebäude eines psychotischen Geschehens bezeichnet man als Wahn (☞ LB 3.7). ⊖

D Tritt im Anschluss an eine depressive Episode eine ausgeprägte manische Symptomatik auf, spricht man von einer bipolaren affektiven Störung (☞ LB 4.3). ⊖

E In seinem Erleben des Therapeuten wird der Patient durch wichtige frühere Beziehungserfahrungen beeinflusst. Dieser Vorgang wird als Übertragung bezeichnet (☞ LB 13.2). ✓

Aussagenkombination

11.63 Welche der folgenden Verfahren zählen zu den Psychotherapieverfahren?

1. Hypnose
2. Gestalttherapie
3. Elektrokrampftherapie
4. Psychodrama
5. Homöopathie

A Nur die Aussagen 1 und 2 sind richtig.
B Nur die Aussagen 1 und 4 sind richtig.
C Nur die Aussagen 3 und 5 sind richtig.
D Nur die Aussagen 1, 2 und 4 sind richtig.
E Alle Aussagen sind richtig.

11.63 Richtige Antwort: D

Diese Frage sollte leicht zu beantworten sein, da die falschen Antwortmöglichkeiten eindeutig keine Psychotherapieverfahren sind.

1. Hypnose ist eine traditionsreiche Form der Psychotherapie, die bereits Sigmund Freud angewendet hat. Die moderne Hypnotherapie wurde von dem amerikanischen Psychiater Milton Erickson geprägt, der ein Vorgehen praktizierte und lehrte, das individuell auf den einzelnen Patienten abgestimmt ist (☞ LB 13.6). ✓
2. Gestalttherapie ist ein erlebnisaktivierendes Psychotherapieverfahren, das der Psychoanalytiker Fritz Perls gemeinsam mit seiner Frau entwickelt hat. In der Gestalttherapie wird der Patient ermutigt, seine Gefühle und Impulse auszudrücken. Er soll in der therapeutischen Hier-und-Jetzt-Situation alte Erfahrungen bearbeiten und überwinden (☞ LB 13.7). ✓
3. Unter dem Begriff „Elektrokrampftherapie“ oder „Elektrokonvulsionstherapie“ versteht man das therapeutische Auslösen eines Krampfanfalls. Der Patient wird zu diesem Zweck in Narkose versetzt und kontrollierten, Sekunden andauernden Stromstößen ausgesetzt. Das Verfahren ist umstritten und wird in der Regel nur in schweren Fällen eingesetzt, insbesondere bei endogenen Depressionen mit Stupor bei Therapieresistenz sowie bei schweren katatonen Schizophrenien. ⊖
4. Die Therapieform des Psychodramas wird meist in Gruppen praktiziert und geht auf Grundlagen der Psychoanalyse zurück. Das psychotherapeutische Verfahren wurde von Jakob Moreno entwickelt. Lebenssituationen, die für den Patienten schwierig sind, werden im Psychodrama spielerisch in Szene gesetzt und anschließend analytisch ausgewertet. ✓
5. Homöopathie ist ein naturheilkundliches Heilsystem, das vor ca. 200 Jahren von Samuel Hahnemann entwickelt wurde. Die Homöopathie richtet sich an eine angenommene, zentrale Lebenskraft, um die Selbstheilungskräfte des Organismus zu aktivieren. Homöopathie wird in erster Linie zur Behandlung körperlicher Krankheiten eingesetzt und ist kein psychotherapeutisches Verfahren. Vom psychotherapeutischen Heilpraktiker darf Homöopathie nicht eingesetzt werden. ⊖

Mehrfachauswahl

11.64 Wählen Sie *zwei* Antworten. Wie lassen sich Waschzwänge mithilfe der kognitiven Verhaltenstherapie behandeln?

A Rückversicherung des Therapeuten, dass keine Gefahr besteht.
B Exposition mit Reaktionsverhinderung
C Analyse von Gedankenmustern und Befürchtungen
D Vermeidung von Reizen, die das Waschverhalten auslösen.
E Vermehrtes Händewaschen, um eine Extinktion (Löschung des Verhaltens) zu erzielen.

Aussagenkombination

11.65 Welche der folgenden Aussagen treffen zu? Abwehrmechanismen sind

1. Regression
2. Vergessen
3. Projektion
4. Verdrängung
5. Imitation

A Nur die Aussagen 1, 2 und 3 sind richtig.
B Nur die Aussagen 1, 2 und 4 sind richtig.
C Nur die Aussagen 1, 3 und 4 sind richtig.
D Nur die Aussagen 2, 3, 4 und 5 sind richtig.
E Alle Aussagen sind richtig.

11.64 Richtige Antworten: B und C

A Patienten mit einem Waschzwang wissen in der Regel selbst, dass ihr Verhalten nicht rational zu begründen ist (☞ LB 6.2). Demnach haben auch Rückversicherungen des Behandlers keine therapeutischen Effekte. ⊖

B Exposition bedeutet, dass der Patient mit den Situationen konfrontiert wird, in denen sich die Symptomatik zeigt (☞ LB 6.2). Im Fall eines Waschzwangs wird der Patient angehalten, alltägliche Gegenstände anzufassen, ohne sich unmittelbar danach die Hände zu waschen (Reaktionsverhinderung). ✓

C Der Patient wird aufgefordert, durch Analyse von Gedankenmustern und Befürchtungen die Gedanken zu hinterfragen, die dem Waschzwang zugrunde liegen. Der Therapeut versucht nicht, dem Patienten seine eigene Sicht der Dinge aufzudrängen, sondern bietet sich als hinterfragender Gesprächspartner an (☞ LB 6.2). Auch die Methode des Gedankenstopps wird im Rahmen der kognitiven Verhaltenstherapie von Zwangsstörungen eingesetzt. ✓

D Verhaltenstherapeutische Interventionen arbeiten in den meisten Fällen mit Reizkonfrontation (☞ LB 13.3), so auch im Fall von Zwangshandlungen wie einem Waschzwang. ⊖

E Die Aufforderung zu vermehrtem Händewaschen würde einer paradoxen Intervention im Sinn der Symptomverschreibung entsprechen. Diese Intervention wird in Einzelfällen von der systemischen Familientherapie eingesetzt (☞ LB 13.8). Es ist nicht zu erwarten, dass vermehrtes Händewaschen im Fall eines Waschzwangs zu einer Löschung des unerwünschten Verhaltens führt. ⊖

11.65 Richtige Antwort: C

1. Der Begriff „Regression“ bedeutet ein Zurückfallen in ein früheres seelisches Entwicklungsstadium. Regression zählt zu den Abwehrmechanismen im Sinne der Psychoanalyse (☞ LB 13.2). Regression kann in einer Psychotherapie angestrebt werden, indem Themen aus der Kindheit des Patienten angesprochen werden. ✓
2. Vergessen ist kein Abwehrmechanismus im Sinne der Psychoanalyse, sondern eine wichtige Funktion des Gedächtnisses. Vergessen kann jedoch wie z.B. im Fall einer Demenz auch auf krankhafte Prozesse zurückzuführen sein (☞ LB 10). ⊖
3. Beim Abwehrmechanismus der Projektion werden eigene unerwünschte Gefühle und Strebungen anderen Menschen zugeschrieben (☞ LB 13.2). ✓
4. Verdrängung ist der Abwehrmechanismus, der wohl am häufigsten vorkommt. Motive, Gefühle und Vorstellungen, die vom Ich nicht zu bewältigen sind, werden nicht ins Bewusstsein übernommen oder von ihm abgespalten (☞ LB 13.2). ✓
5. Imitation bedeutet Nachahmung und zählt nicht zu den Abwehrmechanismen. Imitation wird als wichtiger Faktor beim Erlernen neuer Verhaltensweisen angesehen. ⊖

12 Therapie mit Psychopharmaka

Steckbrief Therapie mit Psychopharmaka

Antidepressiva

Zu Beginn der Behandlung besteht unter Umständen zunächst eine erhöhte Suizdalität, da die erwünschte stimmungsaufhellenden Wirkung erst nach einige Wochen auftritt.

Substanzgruppen: Trizyklische Antidepressiva, selektive Serotonin-Rückaufnahme-Hemmer, MAO-Hemmer, tetrazyklische Antidepressiva

Indikationen: Neben Depressionen auch Angststörungen, Zwangsstörungen, Bulimie, Schlafstörungen und ADHS

Wirkprofil: Stimmungsaufhellend, psychomotorisch regulierend

Nebenwirkungen: Mundtrockenheit, Gewichtszunahme, sexuelle Funktionsstörungen, Übelkeit, niedriger Blutdruck, Müdigkeit, Schwitzen, Koordinationsstörungen

Neuroleptika

Substanzgruppen: Hochpotente klassische Neuroleptika, mittelpotente Neuroleptika, niederpotente Neuroleptika

Indikationen: Schizophrenie, produktive Symptome bei organischen Psychosen, schwere psychotische Depression, Manie

Wirkprofil: Antipsychotisch, dämpfend bei Erregungszuständen, Beeinflussung psychotischer Denk- und Verhaltensstörungen, Reduzierung affektiver Spannungen, Verbesserung von Wahnsymptomen und Ich-Störungen

Extrapyramidal-motorische Nebenwirkungen:

- Frühdyskinesien (z. B. Verkrampfungen der Gesichtsmuskulatur, Zungen- und Blickkrämpfe, zu Beginn der Behandlung auftretend)
- Parkinsonoid (z. B. Zittern, Speichelfluss, abgehackte Bewegungen, zu Beginn der Therapie auftretend, gut medikamentös beeinflussbar)
- Spätdyskinesien (z. B. Tics, Schaukelbewegungen des Körpers, nach langjähriger Therapie auftretend, z. T. nicht reversibel)
- Akathisie (Sitzunruhe) und Tasikinese (Bewegungsunruhe)

Andere Nebenwirkungen: Mundtrockenheit, Blutdrucksenkung, teilweise massive Gewichtszunahme, sexuelle Störungen

Tranquilizer

Substanzgruppen: Benzodiazepine, niedrigpotente Neuroleptika, trizyklische Tranquilizer, Betarezeptorenblocker

Indikationen: Neurosen, Angststörungen, medizinische Notfälle, Erregungszustände, akute Suizidalität, Schizophrenie

Wirkprofil: Angstlösend, entspannend, schlaffördernd

Nebenwirkungen: z. T. starkes Suchtpotenzial, Einschränkung der geistigen Leistungsfähigkeit, starke Entzugsymptome bei plötzlichem Absetzen

Hypnotika

Substanzgruppen: Benzodiazepine, Non-Benzodiazepin-Hypnotika, Antihistaminika

Indikationen: Schlafstörungen

Wirkprofil: Schlaffördernd

Nebenwirkungen: Z. T. starkes Suchtpotenzial, Beeinträchtigung des Reaktionsvermögens, emotionale Abstumpfung (v. a. bei älteren Patienten), Verwirrtheitszustände und Delirien (v. a. bei älteren Patienten)

Phasenprophylaktika

Substanzgruppen: Lithium, Antiepileptika (v. a. Carbamazepin), atypische Neuroleptika

Indikationen: Affektive und schizoaffektive Störungen

Wirkprofil: Verhinderung und Abschwächung weiterer depressiver und manischer Phasen

Nebenwirkungen:

- Blutbildungs- und Leberfunktionsstörungen (=> regelmäßige Blutbild-Kontrolle)
- Zittern der Hände (Tremor), Hautausschläge, Übelkeit, Schwindel, Durchfall, Kopfschmerzen, Kropfbildung, verwaschene Sprache, Krampfanfälle

Aussagenkombination

12.1 Welche der genannten Arzneistoffe werden zur Therapie der manischen Phase einer Zyklothymie verwendet?

1. Thymoleptika vom Typ des Amitriptylins
2. Neuroleptika
3. Benzodiazepine
4. Lithiumsalze

A Nur die Aussage 1 ist richtig
B Nur die Aussagen 1 und 3 sind richtig
C Nur die Aussagen 1 und 4 sind richtig
D Nur die Aussagen 2 und 4 sind richtig
E Nur die Aussagen 1,2 und 3 sind richtig

Aussagenkombination

12.2 Welche der folgenden Symptome können bei einem Patienten mit Lithiumtherapie Hinweis für eine Lithiumintoxikation sein?

1. Übelkeit
2. Tremor
3. Anfallsweise Heißhungerattacken
4. Dysarthrie (Störung der Sprachartikulation)
5. Zerebrale Krampfanfälle

A Nur die Aussagen 1 und 4 sind richtig.
B Nur die Aussagen 2 und 5 sind richtig.
C Nur die Aussagen 1, 2, 3 und 4 sind richtig.
D Nur die Aussagen 1, 2, 4 und 5 sind richtig.
E Alle Aussagen sind richtig.

12.1 Richtige Antwort: D

Zyklothymie bezeichnet eine Form von affektiver Störung, bei der über einen längeren Zeitraum zahlreiche Perioden leichter Depression und leicht gehobener Stimmung bestehen. Die medikamentöse Therapie manischer Phasen muss unbedingt bekannt sein.

1. Thymoleptika ist eine andere Bezeichnung für Antidepressiva. Amitriptylin ist ein Wirkstoff aus der Gruppe der trizyklischen Antidepressiva (☞ LB 14.2). Amitriptylin wird bei Depressionen und nicht während manischer Episoden eingesetzt. ⊖
2. Neuroleptika (☞ LB 14.3) werden auch als Antipsychotika bezeichnet. Sie kommen in manischen Phasen zum Einsatz, weil häufig psychotische Symptome bestehen (v. a. Größenwahn). ✓
3. Benzodiazepine sind Schlaf- und Beruhigungsmittel (☞ LB 14.4). Sie werden nicht zur Therapie von Manien eingesetzt, weil sie bei Manikern eine paradoxe Wirkung haben können und die Symptomatik unter Umständen noch verstärken können. ⊖
4. Lithium gehört zur Gruppe der Phasenprophylaktika und wird vor allem zur Langzeitbehandlung eingesetzt (☞ LB 14.6). Lithium wird bei Manien verordnet. Im akuten Stadium wird jedoch meist Carbamazepin (ein weiteres Phasenprophylaktikum) bevorzugt, das schneller wirkt. ✓

12.2 Richtige Antwort: D

Lithium zählt zu den Phasenprophylaktika und wird vor allem zur Behandlung von Manien eingesetzt (☞ LB 14.6). Eine Lithiumintoxikation kann nicht nur infolge von Überdosierung, sondern auch durch eine zu geringe Flüssigkeitszufuhr entstehen.

1. Übelkeit kann als Symptom einer Lithiumüberdosierung auftreten. Auch Durchfälle und Erbrechen weisen auf eine Überdosierung hin (☞ LB 14.6). ✓
2. Das unwillkürliche Zittern der Muskulatur wird als Tremor bezeichnet. Als relativ harmlose Nebenwirkung einer Lithiumtherapie kann ein feinschlägiger Tremor auftreten, der häufig mit der zusätzlichen Gabe von Betarezeptorenblockern behandelt werden kann (☞ LB 14.6). Ein stärkerer Tremor kann bereits auf eine Überdosierung hinweisen. ✓
3. Heißhungerattacken zählen nicht zu den Symptomen einer Lithiumüberdosierung. Es kommt eher zu Inappetenz. Eine häufige Nebenwirkung von Lithiumpräparaten ist jedoch verstärkter Durst, der über die Zufuhr hochkalorischer Getränke zu einer starken Gewichtszunahme führen kann. ⊖
4. Eine verwaschene, undeutliche Sprache gehört zu den Zeichen einer Lithiumintoxikation (☞ LB 14.6). ✓
5. Zu den Symptomen einer schweren Lithiumvergiftung zählen quantitative Bewusstseinsstörungen (Somnolenz bis Koma) und Krampfanfälle (☞ LB 14.6). ✓

Aussagenkombination

12.3 Bei schweren Depressionen können zur Behandlung Medikamente eingesetzt werden, die mit der Sammelbezeichnung „Antidepressiva" bezeichnet werden. Welche der folgenden Aussagen zu dieser Medikamentengruppe treffen zu?

1. Sie hellen die Stimmung auf.
2. Es besteht die Gefahr der Medikamentenabhängigkeit bei höherer Dosierung.
3. Die beabsichtigte Wirkung setzt nach zwei bis fünf Tagen ein.
4. Zu Beginn der Behandlung kann es zu Koordinationsstörungen, Mundtrockenheit und Sehstörungen kommen.

A Nur die Aussagen 1 und 4 sind richtig.
B Nur die Aussagen 2 und 3 sind richtig.
C Nur die Aussagen 1, 2 und 4 sind richtig.
D Nur die Aussagen 1, 3 und 4 sind richtig.
E Alle Aussagen sind richtig.

Einfachauswahl

12.4 Als Neuroleptika werden Substanzen bezeichnet, die psychotische Sinnestäuschungen, Wahngedanken, schizophrene Ich-Störungen und katatone Symptome bessern. Welche Aussage trifft zu?

A Neuroleptika können mit anderen Medikamenten, z. B. Schlaftabletten, kombiniert werden, ohne dass sich deren Wirkung verstärkt.
B Neuroleptika können zur Entwicklung extrapyramidal-motorischer Symptome führen.
C Häufig ist als „Nebenwirkung" eine irreversible Hypertonie zu beobachten.
D Nach einer erfolgreich behandelten schizophrenen Episode sollte keine Rezidivprophylaxe durchgeführt werden, da diese erfahrungsgemäß keine weiteren Episoden verhindert.
E Bei Einnahme von Neuroleptika ist stets mit einer Gewichtsabnahme, die auch gering sein kann, zu rechnen.

12.3 Richtige Antwort: A

Depressionen zählen zu den häufigsten psychischen Erkrankungen. Die Wirkmechanismen und wichtigsten Nebenwirkungen von Antidepressiva müssen ausführlich gelernt werden.

1. Antidepressiva wirken vor allem stimmungsaufhellend. Je nach Wirkstoff kommen antriebssteigernde, beruhigende oder angstlösende Wirkungen hinzu (☞ LB 14.2). ✓
2. Entgegen dem unter Laien weit verbreiteten Vorurteil führen Antidepressiva auch bei hoher Dosierung nicht zu einer körperlichen oder psychischen Abhängigkeit (☞ LB 14.2). Patienten und Angehörige müssen vom Therapeuten über Nutzen und Risiken der medikamentösen Therapie genau aufgeklärt werden. ⊖
3. Die volle Wirkung von Antidepressiva entfaltet sich erst nach einigen Wochen, nicht bereits nach zwei bis fünf Tagen. Zu beachten ist, dass eine antriebssteigernde Wirkung der Stimmungsaufhellung meist vorausgeht. Dieser Umstand führt zu einem erhöhten Suizidrisiko zu Beginn der Behandlung (☞ LB 14.2). ⊖
4. Mundtrockenheit, Müdigkeit, Koordinationsstörungen und Sehstörungen treten häufig zu Beginn einer Behandlung mit Antidepressiva auf (☞ LB 14.2). ✓

12.4 Richtige Antwort: B

Die Frage bezieht sich auf typische Nebenwirkungen, die bei der Einnahme von Neuroleptika sehr häufig auftreten. Die Frage sollte demnach leicht zu beantworten sein, auch wenn bezüglich der Richtigkeit anderer Aussagen Unsicherheit besteht. Lassen Sie sich nicht verwirren!

A Die Gabe verschiedener Medikamente kann immer zu Wechselwirkungen führen, die beachtet werden müssen. ⊖

B Extrapyramidal-motorische Symptome sind Bewegungsstörungen, die vom zentralen Nervensystem ausgehen. Sie sind unter der Medikation mit klassischen Neuroleptika sehr häufig. Zu Beginn einer Behandlung können Frühdyskinesien auftreten: Es kommt es zu Verkrampfungen der Gesichtsmuskulatur und zu schmerzhaften Zungen-, Schlund- und Blickkrämpfen. Besonders gefürchtet sind Spätdyskinesien, die sich häufig nicht mehr zurückbilden. Sie entstehen nach langjähriger Neuroleptikatherapie und zeigen sich als Saug-, Schmatz- und Zungenbewegungen. Weitere extrapyramidale Symptome sind Akathisie (Sitzunruhe) oder ein Parkinsonoid (Parkinson-ähnliche Symptome). ✓

C Hypertonie bedeutet einen krankhaft erhöhten Blutdruck. Neurolepika haben eine eher blutdrucksenkende Wirkung (☞ LB 14.3). ⊖

D Die Aussage ist falsch und gefährlich. Das Gegenteil ist richtig: Klingen die akuten Symptome einer Schizophrenie ab, sollte sich unbedingt eine Rezidivprophylaxe mit Neuroleptika anschließen. ⊖

E Die Einnahme von Neuroleptika führt häufig zu erheblicher Gewichtszunahme (☞ LB 14.3). ⊖

Aussagenkombination

12.5 Welche der folgenden Aussagen zur Akathisie treffen zu?

1. Die Akathisie kommt im Verlauf einer Neuroleptikatherapie vor.
2. Die Akathisie hat einen hohen subjektiven Beschwerdecharakter.
3. Die Akathisie ist ein wesentlicher Grund für medikamentöse Non-Compliance.
4. Die Akathisie bereitet nicht selten erhebliche differentialdiagnostische Probleme, vor allem kann sie als psychosebedingte Unruhesymptomatik fehlgedeutet werden.
5. Charakteristisch für Akathisie ist innere Unruhe und Bewegungsdrang.

A Nur die Aussagen 1 und 2 sind richtig.
B Nur die Aussagen 1, 2 und 5 sind richtig.
C Nur die Aussagen 2, 3 und 4 sind richtig.
D Nur die Aussagen 3, 4 und 5 sind richtig.
E Alle Aussagen sind richtig.

Aussagenkombination

Eine ihrer Patientinnen ist vom Psychiater mit Antidepressiva eingestellt worden. Der Psychiater ist zurzeit in Urlaub, und sie möchte nicht zu dessen Vertreter gehen.

12.6 Mit welchen der folgenden Nebenwirkungen von (trizyklischen) Antidepressiva ist am ehesten zu rechnen?

1. Mundtrockenheit
2. Schwitzen
3. Durchfall
4. Hypotonie
5. Gewichtszunahme

A Nur die Aussagen 1, 2, 3 und 4 sind richtig.
B Nur die Aussagen 1, 2, 3 und 5 sind richtig.
C Nur die Aussagen 1, 2, 4 und 5 sind richtig.
D Nur die Aussagen 1, 3, 4 und 5 sind richtig.
E Nur die Aussagen 2, 3, 4 und 5 sind richtig.

12.5 Richtige Antwort: E

Der Begriff „Akathisie“ bezeichnet eine Unfähigkeit, dauerhaft zu sitzen oder zu stehen. Es besteht ein quälender, unstillbarer Bewegungsdrang.

1. Akathisie ist eine häufige Nebenwirkung von Neuroleptika (☞ LB 14.3). Diese unerwünschte Arzneimittelwirkung tritt in ungefähr 25 % aller Fälle bei Neurolpeptika-Medikation auf. ✓
2. Die motorische Unruhe in den unteren Extremitäten wird von den Betroffenen als quälend empfunden (☞ LB 14.3). ✓
3. Non-Compliance bedeutet, dass sich Patienten nicht an eine therapeutische Verordnung halten, indem sie z. B. die verschriebenen Tabletten nicht einnehmen. Schwerwiegende Nebenwirkungen sind die Hauptursache für Non-Compliance bei der Therapie mit Neuroleptika (☞ LB 14.3). Bei Auftreten von Akathisien muss vom behandelnden Psychiater eine Dosisreduzierung oder ein Medikamentenwechsel erwogen werden. ✓
4. Manche Verlaufsformen von Psychosen, z. B. die katatone Schizophrenie, können mit psychomotorischer Erregung einhergehen (☞ LB 5.1). Solche Zustände sind schwer von medikamenteninduzierten Akathisien zu unterscheiden. ✓
5. Unruhe und Bewegungsdrang sind die äußeren Anzeichen von Akathisien (☞ LB 14.3). ✓

12.6 Richtige Antwort: C

Die wichtigsten Nebenwirkungen der verschiedenen Psychopharmaka müssen bekannt sein. Keinesfalls sollten die Patienten beim Auftreten von Nebenwirkungen die Dosierung eigenmächtig verändern oder die Präparate absetzen. Als psychotherapeutischer Heilpraktiker sollte man den Patienten in diesem Fall empfehlen, sich mit dem behandelnden Psychiater in Verbindung zu setzen und von den Nebenwirkungen zu berichten.

1. Mundtrockenheit ist eine häufige Nebenwirkung zu Beginn einer Therapie mit trizyklischen Antidepressiva (☞ LB 14.2). Mundtrockenheit tritt auch unter einer Neuroleptikatherapie auf. ✓
2. Bei Gabe von trizyklischen Antidepressiva kann als Nebenwirkung Schwitzen bestehen (☞ LB 14.2). ✓
3. Durchfall gehört nicht zu den typischen Nebenwirkungen trizyklischer Antidepressiva. Symptome des Verdauungstrakts wie Übelkeit, Erbrechen und Durchfall können zu Beginn einer Therapie mit selektiven Serotonin-Rückaufnahme-Hemmern (SSRH) auftreten (☞ LB 14.2). ⊖
4. Hypotonie (niedriger Blutdruck) gehört zu den Nebenwirkungen, die bei der Einnahme trizyklischer Antidepressiva auftreten können (☞ LB 14.2). Auch die Einnahme von MAO-Hemmern oder Neuroleptika kann zu niedrigem Blutdruck führen. ✓
5. Auch Gewichtszunahme gehört zu den Nebenwirkungen trizyklischer Antidepressiva (☞ LB 14.2). Unter Medikation mit SSRH kann es zu leichter, unter Neuroleptikatherapie zu erheblicher Gewichtszunahme kommen (☞ LB 14.3). ✓

Einfachauswahl

Sie werden zu einem Hausbesuch zu einer Patientin gebeten und erfahren, dass sie an einer Depression leidet, die von einem Arzt medikamentös behandelt wird. Seit fünf Tagen nimmt sie schon die trizyklischen Antidepressiva ein, und es zeigt sich keinerlei Besserung der Stimmung. (Eine Suizidgefährdung ist nicht gegeben.)

12.7 Wie ist ihr weiteres Vorgehen?

A Da sich nach fünf Tagen noch keinerlei Besserung zeigt, setzen Sie das Medikament ab und raten, einen Psychiater aufzusuchen.
B Sie setzen das bisher verordnete Medikament ab und verordnen Johanniskraut.
C Da sich bisher keinerlei Besserung eingestellt hat, schlagen sie vor, die Dosis des verschriebenen Medikaments zu erhöhen.
D Nachdem Sie sich überzeugt haben, dass die Patientin gut betreut wird, raten sie ihr, weiter abzuwarten, da die Medikamente meist längere Zeit brauchen, bis sich eine Wirkung einstellt.
E Da das Medikament keine Wirkung zeigt, muss die Ursache der Depression herausgefunden werden, am besten durch eine analytische Vorgehensweise.

12.7 Richtige Antwort: D

Die Wirkmechanismen und der Zeitpunkt einer erwünschten therapeutischen Reaktion beim Einsatz von Antidepressiva müssen gelernt werden.

A Eine nicht nur falsche, sondern gefährliche Aussage! Niemals und unter keinen Umständen darf ein Heilpraktiker ein von einem Arzt verordnetes Medikament absetzen. Sollte der Heilpraktiker der Meinung sein, die Medikation müsse ergänzt oder verändert werden, oder dass sich die Wirkung eines Medikaments als schädlich herausstellt, muss er den Patienten nach entsprechender Aufklärung auffordern, sich umgehend mit dem behandelnden Arzt in Verbindung zu setzen, um die Medikation zu überprüfen. Dabei sollte das Vertrauensverhältnis zwischen Patient und behandelndem Arzt nicht untergraben werden. ⊖

B Siehe Kommentar zur Aussage A: kein eigenmächtiges Absetzen oder Verändern der bestehenden Medikation! Stattdessen sollte der Patient dazu aufgefordert werden, sich umgehend mit dem Arzt in Verbindung zu setzen, der die Medikation verordnet hat. Mittlerweile ist erwiesen, dass Johanniskraut (Hypericum) eine stimmungsaufhellende Wirkung bei Depressionen hat (☞ LB 14.2). Alle Johanniskraut-Präparate, die in ihrer Indikationsstellung mittelschwere Depressionen aufführen, sind seit April 2009 verschreibungspflichtig. Präparate, die lediglich bei leichten Depressionen indiziert sind, bleiben weiter apothekenpflichtig, selbst wenn sie höhere Konzentrationen aufweisen als die verschreibungspflichtigen Johanniskraut-Präparate. Unabhängig davon sollte ein Heilpraktiker niemals aus den im Fallbeispiel genannten Gründen ein Johanniskraut-Präparat anstelle eines verordneten Antidepressivums empfehlen. Johanniskraut hat keine ausreichende Wirkstärke bei schweren Depressionen. ⊖

C Wenn der Heilpraktiker aus fachlichen Gründen an der Dosierung der bestehenden Medikation zweifelt, darf er dennoch nie eigenmächtig eine Dosisveränderung empfehlen. Der Patientin aus dem Fallbeispiel sollte geraten werden, sich mit dem behandelnden Arzt in Verbindung zu setzen. ⊖

D Sie sollten wissen und es der Patientin mitteilen, dass Antidepressiva erst nach einigen Wochen ihre volle Wirksamkeit entfalten (☞ LB 14.2). Sprechen Sie ihr Mut zu und betonen sie die guten langfristigen Therapieerfolge unter Antidepressiva. ✓

E Psychopharmakatherapie und Psychotherapie schließen einander nicht aus. In keinem Fall sollte man die Frage im Sinne eines Entweder-oder diskutieren. Häufig stellt eine aufdeckende Psychotherapie wie die Psychoanalyse (☞ LB 13.2) für depressive Patienten im akuten Stadium noch eine Überforderung dar. Oft ermöglicht erst eine Psychopharmakatherapie eine spätere Psychotherapie. ⊖

Aussagenkombination

12.8 Bei welchen der folgenden Medikamentengruppen ist bei regelmäßiger Einnahme mit einer Abhängigkeitsentwicklung zu rechnen?

1. Bei Morphinpräparaten
2. Bei Antidepressiva
3. Bei Codeinpräparaten
4. Bei Tranquilizern
5. Bei Neuroleptika

A Nur die Aussagen 1, 2 und 4 sind richtig.
B Nur die Aussagen 1, 3 und 4 sind richtig.
C Nur die Aussagen 1, 3 und 5 sind richtig.
D Nur die Aussagen 3, 4 und 5 sind richtig.
E Alle Aussagen sind richtig.

12.8 Richtige Antwort: B

Abhängigkeit zeichnet sich dadurch aus, dass ein unbezwingbares Verlangen entsteht eine Substanz wieder einzunehmen (☞ LB 9.1). In der Regel muss die Dosis langsam gesteigert werden, um die gleiche Wirkung zu erreichen. Wird die Einnahme der Substanz beendet, entstehen Entzugssymptome. Medikamente haben ein unterschiedliches Abhängigkeitspotenzial.

1. Morphin ist ein stark wirksames Schmerzmittel und gehört zur Gruppe der Opiate. Opiate besitzen das höchste Abhängigkeitspotenzial (☞ LB 9.3) mit schneller Toleranzentwicklung und der Notwendigkeit der Dosiserhöhung. ☑
2. Auch wenn es von Laien immer wieder behauptet und befürchtet wird: Antidepressiva machen weder abhängig noch führen sie zu Veränderungen der Persönlichkeit (☞ LB 14.2). ⊖
3. Codein zählt zu den Opiaten (☞ LB 9.3), die ein hohes Abhängigkeitspotenzial aufweisen (siehe Kommentar zu Aussage 1). Codein ist in Hustenmitteln enthalten. ☑
4. Tranquilizer haben eine angstlösende und entspannende Wirkung. Besonders die Substanzgruppe der Benzodiazepine hat ein hohes Abhängigkeitspotenzial, das mit der Dauer der Einnahme steigt (☞ LB 14.4). ☑
5. Neuroleptika werden bei Psychosen verordnet. Sie haben eine antipsychotische Wirkung und lösen keine körperliche Abhängigkeit aus (☞ LB 14.3). ⊖

13 Juristische Aspekte und psychiatrische Hilfsangebote

Steckbrief juristische Aspekte

Heilpraktikergesetz

Wer die Heilkunde ausüben will, ohne als Arzt bestallt zu sein, bedarf dazu der Erlaubnis.

Ausübung der Heilkunde im Sinne dieses Gesetzes ist jede berufs- oder gewerbsmäßig vorgenommene Tätigkeit zur Feststellung, Heilung oder Linderung von Krankheiten, Leiden oder Körperschäden bei Menschen, auch wenn sie im Dienste von anderen ausgeübt wird.

Wer die Heilkunde bisher berufsmäßig ausgeübt hat und weiterhin ausüben will, erhält die Erlaubnis nach Maßgabe der Durchführungsbestimmungen; er führt die Berufsbezeichnung „Heilpraktiker".

Die Erlaubnis nach § 1 berechtigt nicht zur Ausübung der Heilkunde im Umherziehen.

Die Ausübung der Zahnheilkunde fällt nicht unter die Bestimmungen dieses Gesetzes.

Erste Durchführungsverordnung zum Heilpraktikergesetz

Die Erlaubnis wird nicht erteilt, wenn

- der Antragsteller das 25. Lebensjahr noch nicht vollendet hat,
- er nicht mindestens eine abgeschlossene Volksschulbildung nachweisen kann,
- sich aus Tatsachen ergibt, dass ihm die sittliche Zuverlässigkeit fehlt, insbesondere, wenn schwere strafrechtliche oder sittliche Verfehlungen vorliegen,
- er in gesundheitlicher Hinsicht zur Ausübung des Berufs ungeeignet ist,
- sich aus einer Überprüfung der Kenntnisse und Fähigkeiten des Antragstellers durch das Gesundheitsamt ergibt, dass die Ausübung der Heilkunde durch den Betreffenden eine Gefahr für die Volksgesundheit bedeuten würde.

Psychisch-Kranken-Gesetze bzw. Unterbringungsgesetze

Regelungen der einzelnen Bundesländer (hier am Beispiel Niedersachsen).

Hilfen für Personen, die infolge einer psychischen Störung krank oder behindert sind.

Regelung der Unterbringung für Personen, die infolge einer psychischen Störung krank oder behindert sind.

Eine Unterbringung liegt vor, wenn jemand gegen seinen Willen oder im Zustand der Willenlosigkeit in den abgeschlossenen Teil eines geeigneten Krankenhauses eingewiesen wird oder dort verbleiben soll.

Die Unterbringung einer Person ist nur zulässig, wenn von ihr infolge ihrer Krankheit oder Behinderung eine gegenwärtige erhebliche Gefahr für sich oder andere ausgeht und diese Gefahr auf andere Weise nicht abgewendet werden kann.

Das Vormundschaftsgericht entscheidet über die Unterbringung nach diesem Gesetz auf Antrag der zuständigen Behörde.

Kann eine gerichtliche Entscheidung nicht rechtzeitig herbeigeführt werden, so kann die zuständige Behörde die betroffene Person längstens bis zum Ablauf des folgenden Tages vorläufig in ein geeignetes Krankenhaus einweisen, wenn die Voraussetzungen durch das Zeugnis einer Ärztin oder eines Arztes mit Erfahrung auf dem Gebiet der Psychiatrie dargelegt werden, dem ein frühestens am Vortage erhobener Befund zu Grunde liegt.

Durch dieses Gesetz werden die Grundrechte auf körperliche Unversehrtheit und auf Freiheit der Person, auf die Unverletzlichkeit des Briefgeheimnisses sowie des Post- und Fernmeldegeheimnisses und der Wohnung eingeschränkt.

Betreuungsgesetz

(Bundesgesetzliche Regelung, Artikelgesetz)

Vormundschaftsgericht entscheidet über die Notwendigkeit einer gesetzlichen Betreuung.

Eine Betreuung kann bei geistiger, körperlicher oder seelische Behinderung oder bei schweren psychiatrischen Erkrankungen eingerichtet werden.

Die gesetzliche Betreuung kann für einen oder mehrere Lebensbereiche eingerichtet werden (ärztliche Behandlungen, Vermögensfragen, Vertretung gegenüber Behörden, Aufenthaltsbestimmungsrecht).

Die Einrichtung einer gesetzlichen Betreuung wirkt sich nicht automatisch auf die Geschäftsfähigkeit der betreuten Person aus.

Eine Betreuung kann von jedermann angeregt werden, auch von Organisationen und dem Betroffenen selbst.

Bei einem Teil der Betreuungen wird ein Einwilligungsvorbehalt ausgesprochen: Die betreute Person benötigt für genau definierte Entscheidungen die Einwilligung des gesetzlich bestimmten Betreuers.

Gesetzliche Betreuer können ehrenamtlich oder hauptberuflich tätig sein.

In der Regel wird ein gesetzlicher Betreuer bestellt. In begründeten Fällen können auch mehrere Betreuer berufen werden (dann für verschiedene Betreuungsbereiche).

Aussagenkombination

13.1 Welche der folgenden Aussagen trifft (treffen) zu? Hinsichtlich des Betreuungsgesetzes (BtG) – in dem die Betreuung Volljähriger geregelt wird – gilt (gelten):

1. Die Betreuung kann begrenzt sein auf nur einen Aufgabenkreis.
2. Das Vormundschaftsgericht kann anordnen, dass bei dem Betreuten ein Betreuer alle festgelegten Aufgabenkreise übernimmt.
3. Beim Einwilligungsvorbehalt handelt es sich um ein Vetorecht in allen Angelegenheiten, das jedem Betreuten zusteht.
4. Das Gesetz regelt neben der Betreuung psychisch Kranker auch die Betreuung körperlich Behinderter.
5. Beim Betreuungsgesetz handelt es sich um eine bundesgesetzliche Regelung.

A Nur die Aussage 1 ist richtig.
B Nur die Aussagen 1, 2 und 5 sind richtig.
C Nur die Aussagen 1, 2, 4 und 5 sind richtig.
D Nur die Aussagen 2, 3, 4 und 5 sind richtig.
E Alle Aussagen sind richtig.

Einfachauswahl

13.2 Welche Aussage zum Betreuungsgesetz (BtG) trifft zu?

A Ein Betreuer kann auch auf Antrag des Betroffenen bestellt werden.
B Der zu Betreuende muss schwerbehindert sein.
C Der zu Betreuende muss geschäftsunfähig sein.
D Der Einwilligungsvorbehalt ist unabdingbarer Bestandteil jeder Betreuung.
E Der Betreute muss zumindest gesetzlich krankenversichert sein.

13.1 Richtige Antwort: C

Die Frage ist nicht leicht zu beantworten, da sie detaillierte Regelungen des Betreuungsgesetzes betrifft.

1. Eine Betreuung nach dem Betreuungsgesetz beschränkt sich auf die Lebens- und Geschäftsbereiche, in denen eine Betreuung tatsächlich notwendig ist (☞ LB 15.1.3). Demnach kann sich eine Betreuung auch auf nur einen Aufgabenbereich beschränken. ✓
2. In den meisten Fällen, in denen eine Betreuung für verschiedene Aufgabenbereiche angeordnet wird, übernimmt ein einziger Betreuer die gesamte Betreuung. ✓
3. Beim Einwilligungsvorbehalt handelt sich um ein Einspruchsrecht des Betreuers in Bezug auf bestimmte Rechtsgeschäfte (☞ LB 15.1.3) und nicht um ein generelles Vetorecht des Betreuten. ⊖
4. Das Betreuungsgesetz regelt die Betreuung psychisch Kranker, körperlich Behinderter sowie geistig und seelisch Behinderter (☞ LB 15.1.3). ✓
5. Das Betreuungsgesetz ist bundesweit einheitlich gültig. Die meisten Regelungen des Betreuungsrechts sind im BGB (Bürgerliches Gesetzbuch) festgehalten (☞ LB 15.1.3). ✓

13.2 Richtige Antwort: A

Menschen mit chronischen psychischen Erkrankungen müssen häufig auf der rechtlichen Grundlage des Betreuungsgesetzes betreut werden.

A Nur der Betroffene ist antragsberechtigt. In Ausnahmefällen können Behörden einen Antrag stellen. Andere Institutionen (z.B. Sozialamt) und Personen wie Verwandte, Freunde, Nachbarn oder Pfarrer können beim Vormundschaftsgericht eine Betreuung lediglich anregen (☞ LB 15.1.3). ✓

B Voraussetzungen für die Bestellung eines Betreuers sind (☞ LB 15.1.3): ⊖
- Volljährigkeit des Betroffenen,
- Unfähigkeit des Betroffenen, seine Angelegenheiten zu besorgen,
- Vorliegen einer psychischen Krankheit oder einer körperlichen, geistigen oder seelischen Behinderung.

Schwerbehinderung ist demnach kein Grund, der allein für die Bestellung einer Betreuung ausreicht.

C Geschäftsunfähigkeit ist für sich genommen kein ausreichender Grund für die Bestellung eines Betreuers (siehe Kommentar zu Aussage B). Eine Betreuung kann auch bei bestehender Geschäftsfähigkeit eingerichtet werden (☞ LB 15.1.3). ⊖

D Einwilligungsvorbehalt bedeutet, dass der Betreute im Rahmen der Lebensbereiche, für die eine Betreuung eingerichtet wurde, Entscheidungen und Geschäfte nur mit Zustimmung des bestellten Betreuers tätigen darf. Ein Einwilligungsvorbehalt ist bei ca. 5% der Betreuungen notwendig und somit nicht automatisch Bestandteil einer Betreuung. ⊖

E Das Bestehen einer Krankenversicherung ist kein Kriterium für die Entscheidung über die Notwendigkeit einer Betreuung nach dem Betreuungsgesetz. ⊖

Aussagenkombination

13.3 Welche der folgenden Aussagen zum Betreuungsgesetz (BtG) trifft (treffen) zu?

1. Die Betreuung kann ggf. auch nur einen Aufgabenkreis betreffen.
2. Das Vormundschaftsgericht kann anordnen, dass bei dem Betreuten zwei Betreuer einzelne der festgelegten Aufgabenkreise übernehmen.
3. Beim Einwilligungsvorbehalt handelt es sich um ein Vetorecht in allen Angelegenheiten, das jedem Betreuten zusteht.
4. Das Gesetz regelt u.a. die Betreuung körperlich Behinderter.
5. Beim Betreuungsgesetz handelt es sich um eine ländergesetzliche Regelung.

A Nur die Aussage 1 ist richtig.
B Nur die Aussagen 1 und 4 sind richtig.
C Nur die Aussagen 1, 2 und 4 sind richtig.
D Nur die Aussagen 1, 3, 4 und 5 sind richtig.
E Nur die Aussagen 2, 3, 4 und 5 sind richtig.

13.3 Richtige Antwort: C

In den schriftlichen Überprüfungen der Gesundheitsämter werden selten Fragen mehrfach verwendet. Die vorliegende Frage wurde bereits einmal in sehr ähnlicher Form gestellt.

1. Ein Betreuer darf vom Vormundschaftsgericht nur für die Aufgabenkreise bestellt werden, in denen eine Betreuung wirklich erforderlich ist. Typische Aufgabenkreise für Betreuer sind: ✓
   - vermögensrechtliche Angelegenheiten,
   - ärztliche Behandlung,
   - Aufenthaltsbestimmung.

   Eine Betreuung wird häufig nur für einen einzelnen Aufgabenkreis angeordnet.
2. Einem Betreuten kann ein zweiter Betreuer zur Seite gestellt werden, wenn der erste Betreuer für einen der Betreuungsbereiche (z. B. Finanzen) keine ausreichenden Fachkenntnisse besitzt. Mehrere Berufsbetreuer auf einmal werden aus Kostengründen nur in Ausnahmefällen bestellt. ✓
3. Ein Einwilligungsvorbehalt wird dann ausgesprochen, wenn der Betreute einerseits in bestimmten Lebensfragen selbstständig handeln kann, andererseits jedoch in bestimmten, genau zu definierenden Geschäftsbereichen (z. B. hohe Geldausgaben) die Einwilligung des Betreuers einholen muss (☞ LB 15.1.3). Es handelt sich demnach um ein Einspruchsrecht des Betreuers in Bezug auf bestimmte Rechtsgeschäfte und nicht um ein generelles Vetorecht des Betreuten. ⊖
4. Voraussetzung für die Einrichtung einer Betreuung sind neben dem eigentlichen Betreuungsbedarf eine der vier folgenden Ursachen für die Hilfebedürftigkeit (☞ LB 15.1.3): ✓
   1. psychische Krankheit,
   2. geistige Behinderung,
   3. seelische Behinderung,
   4. körperliche Behinderung.
5. Das Betreuungsgesetz ist ein Artikelgesetz, d. h., die verschiedenen Paragraphen und Artikel finden sich verteilt in über 50 Gesetzen (☞ LB 15.1.3). Viele Regelungen stehen im Bürgerlichen Gesetzbuch (BGB). Das Betreuungsgesetz ist bundesweit einheitlich gültig. ⊖

Aussagenkombination

13.4 Welche der folgenden Aussagen trifft (treffen) zu? Die Anregung einer rechtlichen Betreuung kann erfolgen durch:

1. Einen Nervenarzt oder Psychiater
2. Einen in der Psychiatrie erfahrenen Arzt
3. Einen Arzt oder Psychotherapeuten
4. Eine öffentliche Einrichtung
5. Jedermann

A Nur die Aussage 1 ist richtig.
B Nur die Aussagen 1 und 2 sind richtig.
C Nur die Aussagen 1, 2 und 3 sind richtig.
D Nur die Aussagen 1, 2, 3 und 4 sind richtig.
E Alle Aussagen sind richtig.

Mehrfachauswahl

13.5 Wählen Sie *zwei* Antworten! Ein Therapeut besitzt eine auf das Gebiet der heilkundlichen Psychotherapie beschränkte Erlaubnis nach dem Heilpraktikergesetz. Welche der folgenden Verfahren oder Techniken darf dieser Therapeut anwenden?

A Entspannungstraining
B Chirotherapie
C Akupressur
D Testpsychologische Untersuchungen
E Sauerstoff-Mehrschritt-Therapie zur Krebsbehandlung

13.4 Richtige Antwort: E

Jede Person oder Institution kann eine gesetzliche Betreuung beim zuständigen Vormundschaftsgericht anregen (☞ LB 15.1.3). Meist geschieht dies durch Angehörige, Ärzte, Nachbarn, soziale oder kirchliche Einrichtungen oder durch den Betroffenen selbst.

13.5 Richtige Antworten: A und D

Die Beantwortung der Frage sollte leicht fallen. Die auf das Gebiet der Psychotherapie beschränkte Heilerlaubnis schließt die Behandlung von körperlichen Erkrankungen aus.

A Entspannungsverfahren wie das autogene Training (☞ LB 13.9) oder die progressive Muskelentspannung nach Jacobson (☞ LB 13.10) dürfen von Heilpraktikern, die eine auf das Gebiet der Psychotherapie beschränkte Heilerlaubnis besitzen, im Rahmen der Behandlung psychischer Störungen eingesetzt werden. ✓

B Chirotherapie ist eine Methode zur Behandlung von Krankheiten des Bewegungsapparates (z.B. Bandscheibenschäden). ⊖

C Akupressur arbeitet nach den Prinzipien der chinesischen Medizin und dient vor allem der Behandlung körperlicher Leiden. ⊖

D Testpsychologische Verfahren werden zum Zweck der Erhärtung von Diagnosen im Bereich psychischer Störungen eingesetzt. Juristisch gesehen, dürfen sie von Heilpraktikern mit einer auf das Gebiet der Psychotherapie beschränkten Heilerlaubnis eingesetzt werden. Zu beachten ist, dass die Anwendung und Auswertung von Testverfahren eine spezielle Schulung voraussetzt. Der größte Testanbieter in Deutschland gibt psychologische Tests aus diesem Grund nur an Kliniken, Psychologen und Ärzte ab. ✓

E Krebserkrankungen dürfen von Heilpraktikern mit einer auf das Gebiet der Psychotherapie beschränkten Heilerlaubnis weder mit Sauerstoff-Mehrschritt-Therapie noch mit anderen Verfahren behandelt werden. Sauerstoff-Mehrschritt-Therapie ist ein Verfahren zur Behandlung körperlicher Krankheiten. ⊖

14 Fragen aus allen Fachgebieten

Aussagenkombination

14.1 Bei welcher der genannten Erkrankungen ist die Elektrokrampftherapie am häufigsten indiziert?

1. Perniziöse Katatonie
2. Chronischer symbiontischer Wahn
3. Schwere Zwangsstörungen
4. Depressiver Stupor
5. Rezidivierende Panikattacken

A Nur die Aussagen 1 und 2 sind richtig.
B Nur die Aussagen 1 und 4 sind richtig.
C Nur die Aussagen 2 und 3 sind richtig.
D Nur die Aussagen 2 und 5 sind richtig.
E Nur die Aussagen 4 und 5 sind richtig.

Aussagenkombination

14.2 Bei folgenden Störungen kann es zum Auftreten eines Dämmerzustands kommen:

1. Alkoholismus
2. Schädel-Hirn-Trauma
3. Progressive Paralyse
4. Hysterie
5. Epilepsie

A Nur die Aussage 1 ist richtig.
B Nur die Aussagen 1 und 5 sind richtig.
C Nur die Aussagen 1, 3 und 4 sind richtig.
D Nur die Aussagen 2, 3 und 4 sind richtig.
E Alle Aussagen sind richtig.

14.1 Richtige Antwort: B

Elektrokrampftherapie wird in der Psychiatrie wieder häufiger eingesetzt, das Verfahren gilt nach wie vor als umstritten.

1. Eine perniziöse Katatonie (☞ LB 5.1) ist eine lebensgefährliche, jedoch seltene Form der Schizophrenie. Das Wort „perniziös" steht für bösartig. Von einer perniziösen Katatonie spricht man, wenn zu den Symptomen einer starken schizophrenen Katatonie Fieber hinzukommt. Die früher hohe Sterblichkeit konnte durch moderne Psychopharmaka und durch den Einsatz von Elektrokrampftherapie deutlich reduziert werden. ✓
2. Als symbiontisch bezeichnet man einen Wahn (☞ LB 3.7), den zwei Menschen teilen. Ein Ersterkrankter überträgt sein Wahndenken auf eine zweite, zunächst gesunde Person, die mit ihm eng verbunden lebt. Es entsteht eine „Folie á à deux", eine gemeinsame „Verrücktheit". Ein symbiontischer Wahn stellt keine Indikation für eine Elektrokrampftherapie dar. ⊖
3. Zwangsstörungen (☞ LB 6.2) werden meist mit Verhaltenstherapie in Kombination mit Psychopharmaka behandelt. ⊖
4. Im Extremfall kann es bei Depressionen zu einem Stupor kommen. Die Erkrankten sind regungslos und starr. Ein depressiver Stupor kann lebensbedrohlich sein und wird bei Versagen anderer Therapien mit Elektrokrampftherapie behandelt. ✓
5. Angststörungen (☞ LB 6.1), zu denen auch wiederkehrende Panikattacken gehören, werden meist erfolgreich mit Verhaltenstherapie behandelt. Psychopharmaka werden, wenn überhaupt, nur kurzzeitig verordnet. Angststörungen stellen keine Indikation für Elektrokrampftherapie dar. ⊖

14.2 Richtige Antwort: E

Ein Dämmerzustand (☞ LB 15.3) ist gekennzeichnet durch Bewusstseinstrübung mit falscher oder unvollkommener Wahrnehmung der Außenwelt. Ein Dämmerzustand hält in der Regel nur kurze Zeit an. Meist besteht eine Amnesie.

1. In seltenen Fällen kann es zur Entwicklung eines pathologischen Rauschs kommen (☞ LB 9.2). Die Betroffenen fallen in einen Dämmerzustand, in dem sie psychotische Symptome zeigen und Gewalttaten ausüben können. ✓
2. Als Folge einer akuten Verletzung des Gehirns, etwa nach Unfällen, treten Erregungszustände, Delirien, Benommenheit und Dämmerzustände auf. ✓
3. Der Ausdruck „progressive Paralyse" (☞ LB 10.10) bezeichnet eine fortgeschrittene Lues (Syphilis)-Erkrankung mit Demenz, Wahn, Halluzinationen und neurologischen Symptomen. Auch Dämmerzustände können auftreten. ✓
4. Bei dissoziativen Störungen (☞ LB 6.4), die dem hysterischen Formenkreis zugeordnet werden, können (psychogene) Dämmerzustände auftreten. Auch beim Ganser-Syndrom (☞ LB 7.1) können sich Dämmerzustände entwickeln. ✓
5. Bei manchen Patienten tritt nach einem epileptischen Anfall ein epileptischer Dämmerzustand auf, der Stunden bis Wochen anhalten und mit Unruhezuständen und Wahngedanken einhergehen kann. ✓

Einfachauswahl

Eine im sechsten Monat schwangere Patientin kommt erstmals in Ihre Praxis und klagt über Schlafstörungen wegen ständiger nächtlicher Lärmbelästigungen durch die Nachbarn. Sie wohnt in einem ruhigen kleinen Dorf.

14.3 Welche Aussage trifft am ehesten zu?

- **A** Es handelt sich um eine hormonell bedingte Überempfindlichkeit, die sich nach der Geburt normalisieren wird.
- **B** Es könnte sich um eine beginnende Psychose handeln, aber in der Schwangerschaft dürfen keinerlei Medikamente eingenommen werden.
- **C** Bevor eine körperliche Diagnostik durchgeführt wird, muss der Entbindungstermin abgewartet werden.
- **D** Eine Psychoanalyse könnte die eigentliche Ursache der Schlafstörungen aufdecken, ist in der Schwangerschaft aber kontraindiziert.
- **E** Zur Abklärung einer möglichen Psychose sind fremdanamnestische Angaben erforderlich.

14.3 Richtige Antwort: E

Die Frage zielt in Richtung einer möglichen Schwangerschaftspsychose. In seltenen Fällen kann es während der Schwangerschaft zum Neuauftreten einer Psychose kommen. Schwangerschaftspsychosen haben eine Tendenz zu schweren Verläufen. Auch unmittelbar nach der Geburt können Psychosen auftreten, die als Wochenbettpsychosen bezeichnet werden. Die Fallschilderung für sich genommen legt keinen Verdacht auf eine psychische Störung nahe. Offensichtlich wirkt jedoch manches im Kontext der Äußerungen der Patientin unglaubwürdig, nur so lassen sich die Antwortmöglichkeiten erklären.

A Schlafstörungen und Lärmempfindlichkeit können durch eine veränderte Hormonlage erklärbar sein. Aussagen der Patientin, die an das Vorliegen von Wahnsymptomen denken lassen, sind nicht mit den hormonellen Schwankungen zu erklären. Möglichen Wahnsymptomen muss diagnostisch nachgegangen werden, um eine schwere psychische Störung sicher ausschließen zu können. ⊖

B Während einer Schwangerschaft müssen Nutzen und Risiken einer Medikation ganz besonders streng abgewogen werden. Bei schweren Krankheiten, und hierzu sind Psychosen zu rechnen, kann es erforderlich sein, trotz Risiken für das Kind eine Medikation zu erwägen. ⊖

C Im Rahmen der medizinischen Betreuung einer normalen Schwangerschaft finden regelmäßig körperliche Untersuchungen statt. Lediglich bestimmte Untersuchungsmethoden, z. B. Röntgenaufnahmen, sollten während einer Schwangerschaft nicht durchgeführt werden. ⊖

D Eine Psychoanalyse ist während einer Schwangerschaft nicht kontraindiziert, kommt jedoch bei einer vermuteten Psychose nicht zur Anwendung. ⊖

E Die Aussagen der Patientin wirken unglaubwürdig und unwahrscheinlich. Es könnten Wahn oder Halluzinationen vorliegen. Um dies zu überprüfen und eine objektive Einschätzungen der Situation zu erhalten, sind andere Personen, beispielsweise der Partner, zu befragen (Fremdanamnese). ✓

Einfachauswahl

14.4 Wie wird der Body-Mass-Index (BMI, Körpermassenanzahl) berechnet?

A Körpergewicht in kg/Quadrat der Körpergröße in m
B Körpergewicht in kg/Bauchumfang in cm
C Körpergröße in m/Körpergewicht in kg
D Körpergröße in cm – 100
E Körpergröße in m/Brustumfang in m

Einfachauswahl

14.5 Welche der genannten Erkrankungen bringt das größte Risiko mit sich, an der Erkrankung zu sterben?

A Bulimia nervosa
B Anorexia nervosa
C Hypochondrische Störung
D Somatoforme autonome Funktionsstörung (Herz- und Kreislaufsystem)
E Generalisierte Angststörung

14.4 Richtige Antwort: A

Der Body-Mass-Index ist eine Maßzahl für die Bewertung des Körpergewichts eines Patienten. Er errechnet sich nach der Formel:

$$\frac{\text{Körpergewicht in Kilogramm}}{\text{geteilt durch das Quadrat der Körpergröße in Metern}}$$

Beispielrechnung: Eine Patientin wiegt 45 kg bei einer Größe von 1,68 m. Der BMI beträgt $45 : (1{,}68)^2 = 15{,}95$ (bei einem BMI unter 16 besteht starkes Untergewicht). Der BMI spielt in der Psychiatrie besonders in der Diagnostik von Essstörungen eine Rolle.

14.5 Richtige Antwort: B

A Bulimia nervosa (☞ LB 8.1.2) kann zu einer Reihe von körperlichen Folgesymptomen führen (Zahnschäden, Entgleisungen des Elektrolythaushalts). Die Letalität (Anteil der tödlich verlaufenden Fälle) ist jedoch nicht erhöht. ⊖

B Die Letalität der Anorexia nervosa (☞ LB 8.1.1) liegt bei bis zu 18 %. Die Erkrankung stellt die häufigste Todesursache in der Gruppe junger Frauen im Alter zwischen 15 und 24 Jahren dar. Todesursachen sind Suizid, Schädigungen der Nieren, Elektrolytstörungen und Herz-Kreislauf-Komplikationen. ✓

C Die hypochondrische Störung (☞ LB 6.5) gehört zur Gruppe der somatoformen Störungen. Die Patienten leiden unter der Befürchtung, ernsthaft krank zu sein. Körperliche Untersuchungen ergeben jedoch keine organischen Befunde. Die Patienten haben somit eine ganz normale Lebenserwartung. ⊖

D Patienten mit einer somatoformen autonomen Funktionsstörung (☞ LB 6.5) des Herz-Kreislauf-Systems klagen über Beschwerden wie Herzrasen und Druckgefühl in der Brust oder sie können Symptome entwickeln, die an einen Herzinfarkt denken lassen. Wiederholte medizinische Untersuchungen ergeben keinen Befund. Die Lebenserwartung der Patienten ist nicht reduziert. ⊖

E Patienten mit Angststörungen (☞ LB 6.1) können Panikattacken als lebensbedrohlichen Zustand erleben. Objektiv besteht keine erhöhte Letalität. ⊖

Aussagenkombination

14.6 Welche der folgenden Aussagen trifft (treffen) zu? Ein Déjà-vu-Erlebnis ist gekennzeichnet durch ...

1. das Gefühl, etwas schon einmal gesehen zu haben.
2. das Ablaufen des eigenen „Lebensfilms“ in ganz kurzer Zeit.
3. die Empfindung, als schaue man sich selbst zu, wie man im Leben handelt.

A Nur die Aussage 1 ist richtig.
B Nur die Aussage 2 ist richtig.
C Nur die Aussage 3 ist richtig.
D Nur die Aussagen 1 und 3 sind richtig.
E Nur die Aussagen 2 und 3 sind richtig.

Einfachauswahl

14.7 Sublimierung kann sein:

A Konfrontation mit unterschwelligen Wahrnehmungsreizen
B Therapeutische Intervention bei Zwangserkrankungen
C Befriedigung frustrierter Wünsche durch Imagination (Tagträume)
D Befriedigung sexueller Bedürfnisse durch sozial akzeptable Ersatzhandlungen
E Analyse der Gegenübertragung in der Psychoanalyse

14.6 Richtige Antwort: A

1. „Déjà vu" ist aus dem Französischen übernommen und bedeutet „schon gesehen". Menschen, die ein Déjà-vu-Erlebnis erfahren, haben das Gefühl, eine Situation schon einmal erlebt zu haben, obwohl dies objektiv nicht möglich ist (z. B. weil sie noch nie zuvor an diesem Ort waren). Das Phänomen kennen viele Menschen aus dem Alltagserleben. Es kann Zeichen von Erschöpfung sein oder im Zusammenhang mit psychischen Störungen stehen. Es tritt vor allem bei beginnenden Psychosen oder im Zusammenhang mit epileptischen Anfällen auf. ✓
2. Viele Menschen mit Nahtod-Erfahrungen beschreiben, dass sie ihr ganzes Leben noch einmal wie einen Film im Zeitraffer ablaufen gesehen haben. Das Phänomen ist wissenschaftlich umstritten. ⊖
3. Das Gefühl, sich selbst von außen beobachten zu können, kann als Depersonalisation (☞ LB 3.9) oder als dissoziativer Zustand (☞ LB 6.4) interpretiert werden. Depersonalisation tritt z. B. bei Psychosen oder Angststörungen auf. Ein Zustand der Dissoziation wird von Opfern von Gewalttaten berichtet. Man versteht das Phänomen als Schutzmechanismus. ⊖

14.7 Richtige Antwort: D

Sublimierung zählt zu den reiferen Formen von Abwehrmechanismen. Der Begriff hat somit einen Bezug zur Theorie der klassischen Psychoanalyse (☞ LB 13.2). Sexuelle Triebenergie wird in sozial positiv bewertete Aktivitäten überführt. Sie finden ihren Ausdruck in künstlerischen oder wissenschaftlichen Tätigkeiten.

Einfachauswahl

14.8 Bei welcher der folgenden Krankheiten ist das Symptom „Verarmungswahn" typisch?

A Schizoaffektive Psychose
B Schizophrenia simplex
C Schwere Depression
D Hebephrenie
E Paranoid-halluzinatorische Psychose

Einfachauswahl

14.9 Welche Aussage trifft zu? Die Trichotillomanie (Haarausreißen) gehört nach der ICD-10-Klassifikation psychischer Störungen zu den:

A Organischen Störungen
B Affektiven Störungen
C Zwangsstörungen
D Entwicklungsstörungen
E Störungen der Impulskontrolle

14.8 Richtige Antwort: C

A Eine schizoaffektive Störung (☞ LB 5.2) stellt eine Mischpsychose dar. Es bestehen gleichzeitig oder kurz nacheinander Symptome einer Schizophrenie und einer affektiven Störung. Zu den Symptomen einer schizoaffektiven Störung kann auch Wahn gehören, der analog dem Wahn einer Schizophrenie oder affektiven Störung ausgeprägt ist. ⊖

B Schizophrenia simplex ist eine milde Form der Schizophrenie, die überwiegend ohne produktive Symptome, also auch ohne Wahn einhergeht. ⊖

C Schwere Depressionen (☞ LB 4.1) können eine Wahnsymptomatik hervorbringen. Typische Wahnthemen bei schweren Depressionen sind nihilistischer Wahn (Nichtigkeits- und Kleinheitswahn), Verarmungswahn, Krankheitswahn und Schuldwahn. ✓

D Die hebephrene Form der Schizophrenie (☞ LB 5.1) verläuft – ähnlich wie die Schizophrenia simplex – in der Regel ohne Wahnsymptome. ⊖

E Die paranoid-halluzinatorische Form der Schizophrenie (☞ LB 5.1) bringt eine ausgeprägte Wahnsymptomatik mit sich. Typische Wahnformen sind Größenwahn, Beeinträchtigungswahn, Verfolgungswahn, Vergiftungswahn und hypochondrischer Wahn. Verarmungswahn tritt nicht auf und ist typisch für eine Depression. ⊖

14.9 Richtige Antwort: E

Menschen mit Trichotillomanie (☞ LB 6.2) haben unwiderstehliche Impulse, sich Kopfhaar, Augenbrauen, Wimpern oder Barthaare auszureißen. Häufig beginnt die Störung in der Kindheit. Trichotillomanie steht den Zwangsstörungen nahe, wird in der ICD-10 jedoch unter „abnorme Gewohnheiten und Störungen der Impulskontrolle" (F63) geführt.

Einfachauswahl

14.10 Welche Aussage trifft zu? Ein Patient gibt an, dass seine eigenen Gedanken laut würden. Die Angabe spricht am ehesten für eine:

A Organische Wesensänderung
B Schizophrenie
C Endogene Manie
D Endogene Depression
E Symptomatische Psychose

Einfachauswahl

Eine 30-jährige Verkäuferin, die vor einem Monat ihre Arbeitsstelle verloren hat, berichtet Ihnen, dass ihre Nachbarn sie seit zwei Wochen ständig beobachten und bestrahlen. Ein Geheimdienst – Näheres dürfe sie nicht berichten – habe dies veranlasst. Um sich zu schützen, habe sie ihre Wände mit Aluminiumfolie ausgekleidet. Das Haus könne sie nur noch mit Sonnenbrille und Kopftuch verlassen. Sie können ihren Gedankengängen nur mit Mühe folgen.

14.11 Diese Symptome passen am ehesten zu welcher der im Folgenden genannten Erkrankungen?

A Affektive Störung
B Hebephrene Schizophrenie
C Paranoid-halluzinatorische Schizophrenie
D Katatone Schizophrenie
E Anankastische Persönlichkeitsstörung

14.10 Richtige Antwort: B

Das Hören der eigenen Gedanken ist am ehesten als akustische Halluzination (☞ LB 3.8) anzusehen.

A Eine Wesensänderung bezieht sich auf Persönlichkeitsanteile des Patienten und auf sein Verhalten. Halluzinationen (☞ LB 3.8) zählen zu den Sinnestäuschungen und werden nicht als Wesensänderung bezeichnet. ⊖

B Akustische Halluzinationen, die meist in Form von kommentierenden Stimmen auftreten, sind ein typisches Symptom einer Schizophrenie (☞ LB 5.1). Außerdem finden sich bei einer schizophrenen Störung Wahn, formale Denkstörungen und Ich-Störungen. ✓

C Halluzinationen zählen nicht zum typischen Bild einer Manie. Eine Manie geht mit euphorischer Stimmung, psychomotorischer Erregung und Größenwahn einher (☞ LB 4.2). ⊖

D Halluzinationen zählen nicht zum typischen Bild einer Depression (☞ LB 4.1). Depressionen zeigen sich z. B. in Schlafstörungen, Suizidalität, Antriebsarmut oder negativer Verstimmung. ⊖

E Symptomatische Psychosen gehen auf körperliche Erkrankungen, besonders des Gehirns, zurück. Sie können Halluzinationen aufweisen, die jedoch häufiger optischer Art und weniger ausgeprägt sind als bei einer Schizophrenie. Bei symptomatischen Psychosen stehen andere Symptome wie delirante Zustände, Orientierungsstörungen oder Störungen des Bewusstseins im Vordergrund. Symptomatische Psychosen werden auch als organische Psychosen bezeichnet. ⊖

14.11 Richtige Antwort: C

A Die genannten Symptome passen nicht zu einer affektiven Störung (☞ LB 4). Es werden keine Anzeichen einer Depression beschrieben. Zu einer Manie könnte allein die Schwierigkeit passen, den Ausführungen der Patientin folgen zu können (Ideenflucht). ⊖

B Eine hebephrene Schizophrenie beginnt im Jugendalter, die Patientin ist deutlich älter. Das Bild einer hebephrenen Schizophrenie ist gekennzeichnet durch einen läppischen Affekt (unernste, alberne Stimmung), ungeordnetes Denken sowie nur gering ausgeprägte Halluzinationen und Wahnvorstellungen (☞ LB 5.1). ⊖

C Die Patientin schildert eine ausgeprägte Wahnsymptomatik (☞ LB 3.7). Sie leidet unter einem Verfolgungs- und Beeinträchtigungswahn. Das Bild ist typisch für eine paranoid-halluzinatorische Schizophrenie. ✓

D Bei der katatonen Form der Schizophrenie (☞ LB 5.1) stehen psychomotorische Störungen im Vordergrund, die sich als Erregung, Stupor (Bewegungsstarre), Befehlsautomatismen oder Negativismus (☞ LB 3.11) äußern können. Bei der Patientin liegen diese Symptome nicht vor. ⊖

E Eine anakastische Persönlichkeitsstörung (☞ LB 7.1) zeigt sich in zwanghaftem Verhalten. Die Patienten sind perfektionistisch, starr im Denken und ständig mit Planen und Ordnen beschäftigt. Im Fallbeispiel werden keine dieser Eigenarten und Verhaltensweisen beschrieben. ⊖

Einfachauswahl

Ein (bisher unauffälliger) 25-jähriger – bewusstseinsklarer – Mann sucht Rat bei Ihnen in der Praxis. Er berichtet, dass er seit drei Wochen unruhig sei, nicht schlafen und sich schlecht konzentrieren könne. Er sei nicht mehr er selbst und finde sich in seiner Umgebung kaum zurecht. Er müsse sich jetzt auch mehrmals am Tag die Hände waschen, aus Angst, Keime weiterzutragen, die dann die ganze Stadt verunreinigen könnten. Seine Hände hätten sich außerdem in der Form verändert, kämen ihm sehr groß vor, die Finger schienen gegeneinander verschoben. Von den Händen gingen seltsame Stromgefühle aus, die sich im ganzen Körper ausbreiteten.

14.12 Welche der genannten Erkrankungen/Störungen kommt hier am wahrscheinlichsten in Betracht?

A Alkoholentzugsdelir
B Somatisierungsstörung
C Multiple Persönlichkeitsstörung (Multiple Persönlichkeit)
D Histrionische Persönlichkeitsstörung
E Beginnende schizophrene Störung

14.12 Richtige Antwort: E

A Es gibt keine Anzeichen für eine bestehende chronische Alkoholerkrankung (☞ LB 9.2). Bei einem Alkoholentzugsdelir hätte der Patient Orientierungs- und Bewusstseinsstörungen. Er würde vegetative Symptome zeigen (z. B. Zittern der Hände) und eventuell über optische Halluzinationen klagen. Keines dieser Symptome weist der Patient auf. ⊖

B Somatisierungsstörungen (☞ LB 6.5) zeichnen sich durch körperliche Symptome aus, für die es keine ausreichende Erklärung gibt. Auch hypochondrische Befürchtungen und chronische Schmerzen können zu einer Somatisierungsstörung gehören. Der Patient schildert keine der genannten Symptome. ⊖

C Eine multiple Persönlichkeitsstörung (☞ LB 6.4) ist sehr selten. Die Betroffenen haben zwei oder mehr verschiedene Persönlichkeiten, von denen aktuell immer nur eine sichtbar ist. Multiple Persönlichkeitsstörungen zählen zu den dissoziativen Störungen und sind meist Folge schwerer Traumatisierungen. Im Fallbeispiel gibt es keine Hinweise auf verschiedene Persönlichkeiten im Patienten. ⊖

D Eine histrionische Persönlichkeit (☞ LB 7.1) fällt durch theatralisches Verhalten auf. Sie muss immer im Mittelpunkt stehen und kann darauf bedacht sein, in ihrer ganzen Erscheinung verführerisch zu wirken. Keines dieser Merkmale wird im Fallbeispiel geschildert. ⊖

E In die Begrifflichkeiten der Psychopathologie übersetzt, finden sich beim Patienten folgende Symptome: ✓

- Störungen der Konzentration,
- gestörter Schlaf,
- Depersonalisation („ist nicht mehr er selbst“, verändertes Erleben der Hände),
- möglicherweise beginnende Körperhalluzinationen (Stromgefühl im Körper),
- möglicherweise beginnender Wahn („die ganze Stadt verunreinigen“).

Alle aufgeführten Symptome können zum Bild einer beginnenden Schizophrenie gehören (☞ LB 5.1). Auch die Bewusstseinsklarheit (etwa im Gegensatz zu organischen Störungen) und das Alter des Patienten passen zur Verdachtsdiagnose.

Mehrfachauswahl

Herr T, ein 19-jähriger intellektuell leistungsfähiger Abiturient, leidet seit ca. sechs Jahren an exzessivem Händewaschen, ursprünglich ausgelöst durch eine Bandwurmerkrankung der Großmutter. Die Symptomatik (Händewaschen) wird ausgelöst durch Beschmutzungsbefürchtungen, die zum Teil phobischen Charakter haben. Im Vordergrund steht dabei die Befürchtung, andere könnten mit schmutzigen und giftigen Substanzen nicht so umgehen, dass eine Kontamination ausgeschlossen ist. Der Erhaltung der „Sauberkeit" in der Wohnung dienen täglich durchgeführte Rituale, in die auf Drängen von Herrn T. zum Teil auch dessen Eltern eingespannt sind.

14.13 Wählen Sie *drei* Antworten. Im Rahmen der Diagnostik kommen hier in Betracht:

A Polysomnographie (elektronische Erfassung, Speicherung, Vor- und Nachbearbeitung biometrischer Signale während des Schlafens)
B Erhebung der biographischen Anamnese unter tiefenpsychologischer Perspektive
C Verhaltensdiagnostik auf der Basis systematischer Verhaltensanalyse
D Verwendung eines Fremdbeurteilungsverfahrens
E Regelmäßige mikrobiologische Untersuchungen der Hände (Abklatsch-Untersuchung)

14.13 Richtige Antworten: B, C und D

Die geschilderte Symptomatik im Fallbeispiel beschreibt einen Fall von Zwangsstörung (☞ LB 6.2).

A Polysomnographie ist eine Untersuchungsmethode, die meistens im Schlaflabor durchgeführt wird. Sie dient vor allem der Diagnose von Schlafstörungen und des Schlafapnoessyndroms. ⊖

B Zwangsstörungen entwickeln sich nach tiefenpsychologischer Theorie häufig auf dem Boden von Störungen in der analen Phase (☞ LB 13.2). Eine biographische Anamnese könnte hierfür Hinweise geben. ✓

C Zur Behandlung von Zwangsstörungen wird häufig Verhaltenstherapie eingesetzt (☞ LB 6.2). Grundlage für die Therapieplanung ist eine systematische Verhaltensanalyse. ✓

D Zur Beurteilung der Symptomatik können Beobachtungen nahe stehender Menschen nützlich sein. Fremdbeurteilungsverfahren und Fremdanamnese können für Diagnostik und Therapieplanung wichtige Hinweise geben. Besonders dann, wenn die Symptome einen wahnhaften Charakter annehmen, sind die Angaben von Patienten nicht verlässlich. ✓

E Regelmäßige mikrobiologische Untersuchungen würden die Befürchtungen des Patienten verstärken. Es ist nicht wahrscheinlich, dass das Verhalten von Herrn T. auf eine tatsächliche Gefährdung durch Erreger zurückzuführen ist. ⊖

Aussagenkombination

Bei der 17-jährigen Patientin Frau M. sind seit dem 15. Lebensjahr Verhaltensauffälligkeiten beschrieben wie Grimassieren, läppisch-albernes Verhalten, z.T. sinnlose Handlungen, Konzentrationsstörungen, Affektstörungen und formale Denkstörungen. Es wurde daraufhin eine neuroleptische Behandlung eingeleitet. In Bezug auf ihre Problematik berichtet die Patientin jetzt, seit dem dritten Lebensjahr wolle sie lieber ein Junge sein als ein Mädchen, insbesondere seit der Pubertät habe sie massive Probleme mit der Übernahme der weiblichen Rolle. Sie habe diese Schwierigkeiten jedoch über Jahre verborgen und erst vor wenigen Wochen dem Hausarzt offenbart.

14.14 Welche der folgenden Aussagen trifft (treffen) hinsichtlich differenzialdiagnostischer Überlegungen, Therapieplanung und Prognose zu?

1. Ein Teil der Symptomatik lässt sich als hebephrene Symptomatik interpretieren.
2. Es liegt möglicherweise eine schwere Störung der Identitätsentwicklung vor.
3. Bei der Patientin kommt diagnostisch ein Transsexualismus in Betracht.
4. Zur Behebung der Symptomatik kommt jetzt in erster Linie eine operative Geschlechtsumwandlung in Betracht.
5. Die Prognose hinsichtlich des weiteren Verlaufs erscheint unsicher.

A Nur die Aussage 1 ist richtig.
B Nur die Aussagen 1 und 2 sind richtig.
C Nur die Aussagen 1, 3 und 4 sind richtig.
D Nur die Aussagen 2, 3 und 4 sind richtig.
E Nur die Aussagen 1, 2, 3 und 5 sind richtig.

14.14 Richtige Antwort: E

1. Beginn in der Pubertät, läppischer Affekt und formale Denkstörungen lassen in dieser Kombination zuerst an eine hebephrene Schizophrenie (☞ LB 5.1) denken. ✓
2. Störungen der Entwicklung der Geschlechtsidentität (☞ LB 7.2) beginnen meist in der frühen Kindheit. Es besteht ein ausgeprägtes und anhaltendes Unbehagen über das angeborene Geschlecht und der Wunsch, zum anderen Geschlecht zu gehören. Diese Beschreibung passt zum vorliegenden Fall, weshalb die Diagnose in Betracht gezogen werden muss. ✓
3. Transsexualismus (☞ LB 7.2) zeigt sich als Wunsch, als Angehöriger des anderen anatomischen Geschlechts zu leben und anerkannt zu werden. Die Patientin äußert diesen Wunsch zwar in der Falldarstellung nicht ausdrücklich, die Störung muss jedoch differenzialdiagnostisch in Erwägung gezogen werden. Die Diagnose Transsexualismus darf nicht gestellt werden, wenn der Wunsch als Symptom der Schizophrenie anzusehen ist. ✓
4. Eine operative Geschlechtsumwandlung kommt erst nach einer langen, vorbereitenden und klärenden Therapie und nur bei Volljährigen in Betracht (☞ LB 7.2). Eine Geschlechtsumwandlung ändert nichts an einer eventuell bestehenden Schizophrenie. ⊖
5. Die Symptomatik stellt ein komplexes und uneindeutiges Bild dar. Aus diesem Grund lässt sich auch keine sichere prognostische Einschätzung abgeben. ✓

Einfachauswahl

In einer Paarbeziehung agieren *zwei* Partner nach einem gemeinsamen Schema, dass ihnen nicht bewusst ist (z. B. nach der Regel: „Wir sind füreinander da, nehmen Rücksicht aufeinander und stimmen alles, was wir tun, auf die Bedürfnisse des anderen ab").

14.15 Wenn sich in einer solchen Konstellation die Partner in ihren wechselseitigen neurotischen Befürchtungen verstricken, bezeichnet man dies als:

A Doppelbindung
B Gegenübertragung
C Gruppenkohäsion
D Kollusion
E Konvention

14.15 Richtige Antwort: D

A Der Begriff der Doppelbindung spielt in der Schizophrenieforschung und in der Kommunikationstheorie eine Rolle. Er wurde von Gregory Bateson als „Double-bind"-Theorie eingeführt. Das Opfer dieser Kommunikationsform sieht sich mit einander widersprechenden Signalen konfrontiert. Beispielsweise können der Inhalt einer Aussage und der Tonfall Gegensätzliches ausdrücken. Der in lauter, aggressiver Stimme ausgesprochene Satz „Ich brauche Deine Hilfe nicht", ist vom Empfänger nicht eindeutig zu verstehen. Die Theorie besagt, dass ein Kind, das ständig einer „Double-bind"-Kommunikation ausgesetzt ist, schwere seelische Schäden davontragen kann, die im Extremfall in eine Schizophrenie münden. Die Doppelbindungstheorie ist heutzutage sehr umstritten. Sie hat keinen Bezug zur gestellten Frage. ⊖

B Der Begriff „Gegenübertragung" bezeichnet innere Reaktionen eines Psychotherapeuten in Bezug auf seinen Patienten (☞ LB 13.2). Gegenübertragungsreaktionen werden in der psychoanalytischen Therapie diagnostisch genutzt. Die Verwendung des Begriffs beschränkt sich auf den therapeutischen Kontext und wird nicht in Bezug auf Paarbeziehungen verwendet. ⊖

C Der Begriff der Kohäsion kommt sowohl in der Physik als auch in der Sozialpsychologie vor. In der Physik bezeichnet er die Kräfte, mit denen Atome zusammenhaften. In der Sozialpsychologie dient er der Erforschung gruppendynamischer Phänomene und beschreibt die Kräfte, die eine Gruppe zusammenhalten, z. B. das Prestige einer Gruppe oder Abgrenzungen zu anderen Gruppen. ⊖

D Der Begriff „Kollusion" wurde vom Psychoanalytiker Jürg Willi geprägt. Er bezeichnet das Zusammenwirken neurotischer Kräfte in Partnerschaften: Jeder Beziehungspartner bringt seine eigenen neurotischen Tendenzen in die Beziehung. Das Kollusionsmodell beschreibt, wie verschiedene neurotische Persönlichkeitsstile nach dem Schlüssel-Schloss-Prinzip ineinandergreifen. So kann sich z. B. eine dominante Person, die bewundert werden will, jemanden als Partner aussuchen, der sich gerne an einen starken Menschen anlehnt. ✓

E „Konvention" ist kein Fachbegriff der Psychologie. Konventionen sind Normen und Regeln, die sich eine Gesellschaft oder eine Gruppe gibt. Meist werden diese Regeln nicht aufgeschrieben oder irgendwo beschlossen, sondern entwickeln sich in der Alltagspraxis und unterliegen fließenden Veränderungen. ⊖

Einfachauswahl

14.16 Ein schwer kranker Patient äußert: „Es ist nur halb so schlimm, im Grunde genommen geht es mir gut". Welches kognitionsbezogene Coping kommt in dieser Äußerung am ehesten zum Ausdruck?

A Ablenkung
B Dissimulation
C Fatalismus
D Stoizismus
E Problemanalyse

Einfachauswahl

14.17 Welche Aussage trifft zu? Eine Negativsymptomatik ...

A tritt im Rahmen des Übertragungswiderstands bei einer Psychoanalyse auf.
B wird oft bei dissozialen Persönlichkeitsstörungen beobachtet.
C ist ein häufiges Symptom bei chronischen Schizophrenien.
D charakterisiert den Verlauf therapieresistenter Depressionen.
E bezeichnet die Krankheitsuneinsichtigkeit bei Manikern.

14.16 Richtige Antwort: B

Mit Coping bezeichnet man Strategien, mit denen Patienten versuchen, ihre Krankheit zu bewältigen.

A Ablenkung ist ein verbreiteter Coping-Mechanismus bei schweren Krankheiten. Die Betroffenen blenden teilweise und zeitweilig aus, dass sie schwer krank sind. Sie nehmen am normalen Leben teil und versuchen, die Krankheit nicht ständig im Bewusstsein zu haben. Bei dem oben beschriebenen Coping-Mechanismus handelt es sich nicht um Ablenkung. ⊖

B Unter Dissimulation versteht man das absichtliche Herunterspielen von Krankheitszeichen. Die Patienten möchten für gesünder gehalten werden, als sie sind, und wollen nicht bemitleidet werden. ✓

C Fatalismus bezeichnet eine Geisteshaltung, die alle Ereignisse als schicksalhaft oder von Gott gegeben ansieht. Dieser Coping-Stil hat Vor- und Nachteile. Es kann vorteilhaft sein, nicht mit dem Schicksal zu hadern. Ungünstig ist es hingegen, wenn man es unterlässt, mögliche Schritte zu unternehmen, um seine Situation zu verbessern. ⊖

D Stoizismus bezeichnet eine Haltung des Patienten, mit der er die Erkrankung ruhig, gefasst und klaglos erträgt. Die Verarbeitung erfolgt vor allem nach rationalen Gesichtspunkten, Gefühle werden meist ausgeblendet. ⊖

E Ein Patient, der im Rahmen seiner Krankheit eine Problemanalyse betreibt, geht aktiv mit seiner Situation um. Er verschafft sich Informationen über seine Krankheit und sucht nach Lösungen. ⊖

14.17 Richtige Antwort: C

A Der Übertragungswiderstand eines Patienten ist durch das bewusste oder unbewusste Zurückhalten von Gedanken über den Analytiker gekennzeichnet. In der psychoanalytischen Psychotherapie ist der Patient aufgefordert, alle Gedanken, Fantasien und Gefühle, die den Therapeuten betreffen, auszusprechen (☞ LB 13.2). Führt der Patient diese Aufforderung nicht aus, setzt er der Therapie einen Widerstand entgegen. ⊖

B Dissoziale Persönlichkeiten (☞ LB 7.1) missachten soziale Normen und Regeln. Sie verhalten sich verantwortungslos und können kriminelle und gewalttätige Handlungen begehen. Mit dem gesuchten Fachbegriff haben dissoziale Persönlichkeitsstörungen jedoch nichts zu tun. ⊖

C Die Symptome von Schizophrenien (☞ LB 5.1) werden in eine Positiv- und eine Negativsymptomatik unterteilt. Zur Positivsymptomatik zählen Wahn, Halluzinationen oder formale Denkstörungen. Beim Vorliegen einer Negativsymptomatik zeigen die Betroffenen im Vergleich zum Gesunden ein defizitäres Verhalten. Hierzu gehören Antriebsarmut, Gefühllosigkeit, langsames Sprechen und sozialer Rückzug. ✓

D Eine chronische Depression kann einer schizophrenen Negativsymptomatik sehr ähnlich sein. Der Terminus „Negativsymptomatik“ hat sich jedoch ausschließlich im Zusammenhang mit Schizophrenie etabliert (☞ LB 5.1). ⊖

E Die fehlende Krankheitseinsicht beim Maniker hat nichts mit dem Begriff „Negativsymptomatik“ zu tun. ⊖

Mehrfachauswahl

Ein 50-jähriger Karzinompatient tritt in eine Selbsthilfegruppe ein, um seine Erkrankung dort besser zu bewältigen, als es allein innerhalb seiner Familie möglich ist.

14.18 Wählen Sie *drei* Antworten. Welche der folgenden Ziele können üblicherweise in der Selbsthilfegruppe erreicht werden?

A Betreuung durch psychotherapeutisch geschulte Experten
B Erlangen von Informationen zur Erkrankung und zur Therapie
C Rasche Heilung durch Anwendung alternativer Heilverfahren
D Überwindung sozialer Isolation
E Unternehmungen mit Menschen in der gleichen Situation

Einfachauswahl

14.19 Hinsichtlich der chronischen taktilen Halluzinose (Dermatozoenwahn) trifft zu:

A Es handelt sich um die häufigste chronische Wahnerkrankung.
B Bei einem erheblichen Teil der Fälle handelt es sich um ältere Menschen.
C Das Krankheitsbild betrifft fast ausschließlich Männer.
D In der Regel besteht eine schwere Bewusstseinsstörung.
E Das Krankheitsbild geht zumeist mit einer Demenz vom Alzheimer-Typ einher.

14.18 Richtige Antworten: B, D und E

A Teilnehmer von Selbsthilfegruppen haben einen ähnlichen Erfahrungshintergrund. In der Regel gibt es keine professionelle Leitung. Eine Gruppe mit einem psychotherapeutisch geschulten Leiter würde man als Therapiegruppe bezeichnen. ⊖

B Selbsthilfegruppen sind eine hervorragende Möglichkeit, um mit anderen Betroffenen Informationen auszutauschen. Auf Internetseiten von Selbsthilfegruppen findet man übrigens häufig sehr gute Informationen zum Erlernen psychiatrischer Krankheitsbilder. ✓

C In Selbsthilfegruppen werden keine Therapien, Heilungen oder Medikationen durchgeführt. Auch nicht mit alternativen Heilmethoden. Im Zuge der gegenseitigen Information der Betroffenen können jedoch auch alternative Heilverfahren angesprochen werden. ⊖

D Die Möglichkeit, sich ausführlich über die eigene Situation mit Menschen austauschen zu können, die sich in einer ähnlichen Situation befinden, kann eine starke Erleichterung bedeuten. Eine schwere Erkrankung führt häufig zu sozialem Rückzug, dem die Teilnahme an einer Gesprächsgruppe entgegenwirkt. ✓

E Neben dem Austausch über die Krankheitssituation und der Informationsvermittlung untereinander, können Teilnehmer von Selbsthilfegruppen durchaus auch gemeinsame Freizeitaktivitäten unternehmen. ✓

14.19 Richtige Antwort: B

Eine Halluzinose ist ein Störungsbild, bei dem Halluzinationen in der Symptomatik im Vordergrund stehen. Organische Halluzinosen treten infolge von Gehirnverletzungen oder -erkrankungen auf. Neben optischen oder akustischen Halluzinationen kann in seltenen Fällen die Wahrnehmung bestehen, unter der Haut würden sich Würmer oder Insekten bewegen. Sekundär entsteht die wahnhafte Überzeugung, an einer schweren Hautkrankheit zu leiden.

A Dermatozoenwahn (☞ LB 3.7) ist selten. Es handelt sich dabei primär um eine Sinnestäuschung, die erst sekundär einen Wahn hervorbringt. ⊖

B Hirnerkrankungen treten gehäuft bei älteren Patienten auf. Demzufolge sind die meisten Patienten mit organischen Halluzinosen alte Menschen. ✓

C Männer und Frauen sind etwa gleich häufig von einer organischen Halluzinose betroffen. ⊖

D Organische Halluzinosen werden in den meisten Fällen nicht von Bewusstseinsstörungen begleitet. Die Halluzinationen werden von den Patienten manchmal als solche erkannt. ⊖

E Die häufigsten Ursachen für organische Halluzinosen sind progressive Paralyse (☞ LB 10.10), Epilepsie, Chorea Huntington (☞ LB 10.6) und Hirnverletzungen. ⊖

Einfachauswahl

Ein älterer Patient, der wegen eines Infekts bettlägerig wurde, wird nach vier bis fünf Tagen auffallend zittrig und unruhig, berichtet über schwer nachvollziehbare Vorgänge, sodass Sie Halluzinationen vermuten. Außerdem äußert der Patient bizarre Ängste und Befürchtungen.

14.20 Welche Diagnose ist am wahrscheinlichsten?

A Beginnende Demenz
B Alkoholentzugsdelir
C Paranoide Psychose
D Angstkrankheit
E Begleitsymptome eines Grippeinfekts

Aussagenkombination

14.21 Welche der folgenden Aussagen zur endogenen Psychose treffen zu?

1. Denkstörungen können als Ideenflucht, Zerfahrenheit oder Verworrenheit auftreten.
2. Ich-Störungen können sich als Störung der Ich-Umwelt-Grenze zeigen.
3. Es kann zu akustischen Halluzinationen kommen.
4. Die affektiven Psychosen verlaufen meistens phasisch sich wiederholend bei zwischenzeitlich vollständiger oder weitgehender Rückbildung.
5. Bei einer Psychose kann es zu verschiedensten Wahnwahrnehmungen kommen.

A Nur die Aussagen 1 und 2 sind richtig.
B Nur die Aussagen 2 und 5 sind richtig.
C Nur die Aussagen 4 und 5 sind richtig.
D Nur die Aussagen 2, 3 und 4 sind richtig.
E Alle Aussagen sind richtig.

14.20 Richtige Antwort: B

A Eine Demenz (☞ LB 10) nimmt einen schleichenden Beginn. Zunächst kommt es zu Gedächtnisstörungen. Auffallende psychische Symptome, wie im Fallbeispiel beschrieben, gehören nicht zum Bild einer Demenz. ⊖

B Es gibt zwar keine direkten Hinweise auf das Vorliegen von Alkoholismus (☞ LB 9.2), dennoch ist ein Alkoholentzugsdelir die wahrscheinlichste Erklärung für den Zustand des Patienten. Häufig kommt es durch Krankheiten, besonders bei Einlieferung in ein Krankenhaus, zu einem ungewollten und ungeplanten Entzug. Symptome wie Zittern, Unruhe, Ängstlichkeit und Halluzinationen sind typisch für ein Alkoholentzugsdelir. ✓

C Die Symptomatik könnte auch zu einer Schizophrenie (☞ LB 5.1) passen (paranoid-halluzinatorische Form der Schizophrenie), allerdings treten Symptome einer Schizophrenie erstmalig in viel jüngeren Jahren auf. Es ist untypisch, dass ein älterer Patient noch eine Schizophrenie entwickelt. ⊖

D Angst ist bei fast jeder psychischen Störung vorhanden. Auch bei dem geschilderten Patienten ist Angst zu beobachten. Bei Angststörungen (☞ LB 6.1) treten jedoch keine Halluzinationen oder bizarren Befürchtungen auf. ⊖

E Die geschilderten Symptome sind viel zu ausgeprägt, um als Begleitsymptome einer Grippe bagatellisiert zu werden. ⊖

14.21 Richtige Antwort: E

Der Begriff „endogene Psychose“ ist eine veraltete Bezeichnung für Schizophrenien und schwere affektive Psychosen (Manie und schwere Depressionen).

1. Formale Denkstörungen zeigen sich bei Manien in Form von Ideenflucht (☞ LB 4.2). Schizophrenien gehen mit zerfahrenem oder verworrenem Denken einher. ✓
2. Ich-Störungen (☞ LB 3.9) treten vor allem bei Schizophrenien auf und weisen auf eine Durchlässigkeit der Ich-Umwelt-Grenze hin. Zu den Ich-Störungen zählen Derealisation, Fremdbeeinflussungserlebnisse, Gedankeneingebung und Gedankenausbreitung. ✓
3. Vor allem bei Schizophrenien treten häufig Halluzinationen (☞ LB 5.1) auf. Meist handelt es sich um akustische Halluzinationen, die sich als kommentierende Stimmen äußern. ✓
4. Manien, Depressionen und bipolare affektive Störungen verlaufen in Phasen. Die Phasen werden in der ICD-10 als Episoden bezeichnet (F30–F33). Zwischen den Phasen liegen Zeiträume relativer psychischer Gesundheit. ✓
5. Bei allen endogenen Psychosen kann ein Wahns (☞ LB 3.7) auftreten. Die Wahninhalte unterscheiden sich je nach Störung: ✓
   - Manie: Größenwahn,
   - Schizophrenie: Beeinträchtigungswahn, Verfolgungswahn, Größenwahn,
   - Depression: Verarmungswahn, nihilistischer Wahn, Krankheitswahn, Schuldwahn.

Einfachauswahl

14.22 Endogene Psychosen sind:

A Erkrankungen, die sich auf psychische Konflikte zurückführen lassen
B Entzündliche Erkrankungen des Gehirns
C Abnorme Reaktionen auf traumatische Erlebnisse
D Folgezustände von Intoxikationen
E Konstitutionell-genetisch bedingte oder mitbedingte Krankheiten mit Störungen der Realitätsbezüge, der Wahrnehmung, des Denkens und der Affektivität

Einfachauswahl

14.23 Eine 25-jährige Frau bekommt plötzlich Angstgefühle, „pfötchenartige" Verkrampfungen der Hände und atmet schnell und flach. Es handelt sich am ehesten um:

A Eine Klaustrophobie
B Eine Soziophobie
C Eine Hyperventilationstetanie
D Einen Herzanfall
E Eine Lungenembolie

14.22 Richtige Antwort: E

A Erkrankungen, die sich auf psychische Konflikte zurückführen lassen, sind nach psychoanalytischer Lehre als Neurosen (☞ LB 13.2) zu bezeichnen. Die Psychoanalyse sieht beispielsweise Angst- und Zwangsstörungen als neurotische Störungen an. ⊖

B Psychosen, die infolge einer Erkrankung oder Verletzung des Gehirns entstehen, werden mit verschiedenen Begrifflichkeiten bezeichnet: als organische, als körperlich begründbare oder als exogene Psychose. ⊖

C Reaktionen auf traumatische Erlebnisse werden als posttraumatische Belastungsstörungen (☞ LB 6.3) bezeichnet. Bei ausgeprägten psychotischen Symptomen, die auf ein belastendes Ereignis zurückzuführen sind, spricht man von einer akuten reaktiven Psychose. ⊖

D Auch Intoxikationen mit psychotropen Substanzen können Psychosen auslösen (☞ LB 9.1). Je nach Stoffgruppe wird von einer Alkohol- oder Drogenpsychose bzw. einer drogeninduzierten Psychose gesprochen. ⊖

E Der Begriff „endogene Psychose" ist eine veraltete Bezeichnung, die in der ICD-10 nicht mehr verwendet wird. Störungen der Realitätsbezüge, der Wahrnehmung, des Denkens und der Affektivität weisen alle Psychosen auf. Entscheidend für die Bezeichnung als „endogen" ist die Annahme einer inneren Veranlagung (konstitutionell-genetisch). ✓

14.23 Richtige Antwort: C

A Die Klaustrophobie zählt zu den Phobien und somit zu den situations- und objektbezogenen Angststörungen (☞ LB 6.1). Angstanfälle können im Einzelfall damit einhergehen. Es fehlt jedoch in der Falldarstellung der Bezug zur auslösenden Situation. Im Fall der Klaustrophobie wäre dies der Aufenthalt in engen Räumen, z. B. in Fahrstühlen oder Flugzeugen. ⊖

B Ähnliches wie für die Klaustrophobie gilt auch für die Soziophobie. Es gibt keine Hinweise auf eine klassische angstauslösende Situation, die für Soziophobie typisch wäre. Angstauslösende Situationen könnten sein: Prüfungen, Situationen, in denen man befürchtet, von anderen Menschen kritisch beobachtet zu werden, oder Sprechen in der Öffentlichkeit. ⊖

C Als Hyperventilation bezeichnet man eine beschleunigte oder vertiefte Atmung, die eine Senkung der Kohlendioxidkonzentration im Blut bewirkt und zu Elektrolytverschiebungen führt. In der Folge entsteht eine Krampfneigung (Tetanie) der Muskulatur, die sich vor allem an den Händen (Pfötchenstellung) und um den Mund herum zeigt (Fischmaulhaltung). Die Anfälle sind meist psychisch bedingt und können durch Veränderung der Atmung oder durch Atmen in eine Plastiktüte (→ Anstieg der Kohlendioxid-Konzentration) behoben werden. ✓

D Ein Herzanfall geht einher mit Brustschmerzen, ausstrahlenden Schmerzen in den Arm, Atemnot, Todesangst und Schweißausbrüchen. ⊖

E Eine Lungenembolie, der Verschluss eines großen Lungengefäßes, kann einem Herzanfall ähneln. Es bestehen Brustschmerzen, plötzliche Atemnot, beschleunigter Herzschlag und Absinken des Blutdrucks. ⊖

Einfachauswahl

14.24 Für welche der nachstehenden Erkrankungen trifft die folgende Aussage am meisten zu? Kognitive Störungen sind ein Hauptmerkmal ...

A schizophrener Erkrankungen.
B manischer Erkrankungen.
C depressiver Erkrankungen.
D hirnorganischer Erkrankungen.
E neurotischer Erkrankungen.

Einfachauswahl

14.25 Die hypochondrische Störung zählt nach der ICD-10 Klassifikation zu den ...

A psychosomatischen Störungen,
B somatoformen Störungen,
C vorgetäuschten (artifiziellen) Störungen,
D simulierten Störungen,
E Zwangsstörungen.

14.24 Richtige Antwort: D

Als kognitive Störungen im engeren Sinn werden Beeinträchtigungen der geistigen Leistungsfähigkeit bezeichnet, die sich als Gedächtnisstörungen, Vergesslichkeit, Konzentrationsstörungen und Störung der Auffassungsgabe zeigen. Bei vielen psychischen Störungen können kognitive Störungen zur Begleitsymptomatik gehören.

A Schizophrenien (☞ LB 5.1) gehen mit einer Fülle von Symptomen einher. Es bestehen bizarre Denkinhalte und formale Denkstörungen. Gedächtnis und Merkfähigkeit sind meist erhalten. Wahn, Halluzinationen und Ich-Störungen sind als Leitsymptome anzusehen. Kognitive Störungen sind kein Hauptmerkmal von Schizophrenien. ⊖

B Manien (☞ LB 4.2) gehen mit inhaltlichen Denkstörungen in Form von Ideenflucht einher. Es bestehen keine kognitiven Defizite. ⊖

C Während depressiver Episoden beklagen Patienten ein verlangsamtes Denken. Es bestehen Konzentrationsstörungen, Vergesslichkeit und eine gestörte Auffassungsgabe. Die kognitiven Störungen sind jedoch ein Begleitsymptom und kein Hauptmerkmal. ⊖

D Bei hirnorganischen Erkrankungen kommt es zu Schädigungen von Gehirnzellen. In der Folge sind vor allem die kognitiven Fähigkeiten gestört und weisen den Weg zur Diagnose. ✓

E Neurotische Erkrankungen (☞ LB 13.2) wie Angst- oder Zwangsstörungen gehen üblicherweise nicht mit kognitiven Defiziten einher. ⊖

14.25 Richtige Antwort: B

Die somatoformen Störungen (F45) unterteilen sich nach ICD-10 in vier Untergruppen:

1. Somatisierungsstörung,
2. hypochondrische Störung,
3. somatoforme autonome Funktionsstörung,
4. anhaltende somatoforme Schmerzstörung.

A Psychosomatische Störungen sind körperliche Krankheiten, für deren Entstehung und Verlauf man eine psychische Komponente annimmt (☞ LB 1.3). Psychosomatische Störungen stellen nach ICD-10 keine eigene Gruppe von Störungen dar. ⊖

B Hypochondrische Störungen zählen nach ICD-10 zur Gruppe der somatoformen Störungen (s.o.) (☞ LB 6.5). ✓

C Als artifizielle Störung bezeichnet man eine Störung, bei der Patienten körperliche oder psychische Symptome vortäuschen. Die Motive der Patienten bleiben meist unklar. Es werden psychische Ursachen angenommen. ⊖

D Unter Simulation versteht man die bewusste Vortäuschung von Krankheitszeichen, um einen Vorteil zu erlangen. Die häufigsten Gründe einer Krankheitssimulation sind Vermeiden von Strafverfolgung, Wunschverschreibung von Medikamenten im Rahmen von Abhängigkeitserkrankungen sowie finanzielle Vorteile (z.B. Berentung). ⊖

E Zwangsstörungen können mit hypochondrischen Symptomen einhergehen, stellen jedoch eine eigene Kategorie in der ICD-10 dar (F42). ⊖

Aussagenkombination

14.26 Welche der folgenden Krankheitsbilder können auch psychogen bedingt sein?

1. Ohnmachten
2. Anfallsgeschehen
3. Herzrhythmusstörungen
4. Lähmungen
5. Durchfall

A Nur die Aussagen 1 und 4 sind richtig.
B Nur die Aussagen 1, 2 und 3 sind richtig.
C Nur die Aussagen 2, 3 und 4 sind richtig.
D Nur die Aussagen 2, 3, 4 und 5 sind richtig.
E Alle Aussagen sind richtig.

Einfachauswahl

Ein Patient berichtet Ihnen, dass er zurückgezogen lebt und Partys meidet. Bei der Arbeit versucht er, Kundenkontakten soweit wie möglich aus dem Weg zu gehen, aus Angst, er könne etwas falsch machen.

14.27 Welche Diagnose trifft am ehesten zu?

A Panikstörung
B Agoraphobie
C generalisierte Angststörung
D Soziale Phobie
E Klaustrophie

14.26 Richtige Antwort: E

Nahezu alle Krankheitszeichen können auch psychische Ursachen haben. Es ist allerdings erst dann angemessen, psychische Ursachen für ein körperliches Geschehen zu vermuten, wenn durch eine gründliche körperliche Diagnostik organische Ursachen ausgeschlossen wurden.

1. Ohnmacht ist ein Zustand kurzer Bewusstlosigkeit aufgrund eines vorübergehenden Sauerstoffmangels im Gehirn. Ohnmacht kann Ausdruck einer dissoziativen bzw. Konversionsstörung sein (☞ LB 6.4). ✓
2. In der ICD-10 sind als Unterkategorie der dissoziativen Störungen dissoziative Krampfanfälle aufgeführt (F44.5). Sie haben große Ähnlichkeit mit epileptischen Anfällen, führen jedoch seltener zu Verletzungen. ✓
3. Bei somatoformen Störungen können vielfältige körperliche Symptome auftreten, ohne dass eine organische Ursache gefunden wird (☞ LB 6.5). Auch Herzrhythmusstörungen können Ausdruck einer somatoformen Störung sein. ✓
4. Einer der ersten Fälle, aus denen Sigmund Freud seine tiefenpsychologischen Theorien ableitete, war ein Fall von hysterischer Lähmung. Die Patientin konnte unter Hypnose gehen, und es ließen sich verdrängte sexuelle Konflikte finden, die für die Lähmung verantwortlich waren. Heute werden psychogene Lähmungen zu den dissoziativen Bewegungsstörungen gezählt (☞ LB 6.4). ✓
5. Wiederholt auftretender Durchfall ist ein verbreitetes Symptom bei somatoformen Störungen. ✓

14.27 Richtige Antwort: D

A Eine Panikstörung zeichnet sich durch wiederkehrende schwere Angstattacken aus, die nicht nur in bestimmten Situationen auftreten (☞ LB 6.1). ⊖

B Agoraphobie bezeichnet eine Angst, die auftritt, wenn die Betroffenen sich nicht schnell an einen für sie sicheren Ort, meist das eigene Zuhause, zurückziehen können (☞ LB 6.1). Insbesondere besteht Angst, die eigene Wohnung zu verlassen, sich auf öffentlichen Plätzen zu bewegen oder allein mit dem Zug, Bus oder Flugzeug zu verreisen. ⊖

C Bei einer generalisierten Angststörung ist die Angst chronisch und nicht an bestimmte Situationen gebunden (☞ LB 6.1). ⊖

D Von den angegebenen Möglichkeiten ist eine soziale Phobie am ehesten geeignet, das Verhalten des Patienten zu erklären. Die Betroffenen vermeiden es zunehmend, sich in soziale Situationen zu begeben (☞ LB 6.1). ✓

E Klaustrophobie bezeichnet die Angst vor engen, geschlossenen Räumen, z. B. Fahrstühlen, Fahrzeugen oder kleinen öffentlichen Räumen. ⊖

Einfachauswahl

Sie machen einen Hausbesuch bei einem Patienten, der ständig nestelnde Bewegungen mit den Händen ausführt. Er ist scheinbar orientierungslos, redet ohne erkennbaren Zusammenhang und hat scheinbar optische Halluzinationen.

14.28 Welche der genannten Erkrankungen kommt am ehesten in Betracht?

A Manische Phase
B Demenz
C Delirium tremens
D SHT (Schädel-Hirn-Trauma)
E Schizophrenie

14.28 Richtige Antwort: C

Für die richtige Beantwortung dieser Frage muss differenzialdiagnostisch vorgegangen werden. Keine der genannten Erkrankungen kann sofort ausgeschlossen werden, da alle zumindest einige der genannten Symptome aufweisen können. Man muss demnach systematisch durcharbeiten, ob

- Orientierungsstörungen,
- Verwirrung oder inkohärentes Denken (reden ohne erkennbaren Zusammenhang),
- optische Halluzinationen,
- motorische Unruhe (ständig nestelnde Hände),

typische Erscheinungen des jeweiligen Krankheitsbildes sind. Auf diesem Weg finden Sie sicher zur Lösung.

A Bei einer Manie (☞ LB 4.2) ist die Orientierung in der Regel erhalten. Es bestehen in den meisten Fällen keine Halluzinationen. Sprachlich fällt ein schnelles Springen von einem Thema zum anderen auf. Diese Art des Sprechens kann jedoch nicht als völlig zusammenhanglos bezeichnet werden. ⊖

B Die geschilderte Szene passt theoretisch auch zu einer Demenz, allerdings nur in einigen Fällen und in der Spätphase der Erkrankung. Eine Demenz zeigt sich in den ersten Jahren vor allem im Verlust kognitiver Fähigkeiten (z. B. Konzentration, Gedächtnis) und in einer Veränderung der Stimmung (☞ LB 10). Orientierungsstörungen treten erst später und schleichend auf. Auch Halluzinationen können im Verlauf einer Demenz auftreten, sind jedoch nicht typisch. Da in der Frage nach der zugrunde liegenden Krankheit gefragt wird, die am ehesten als Ursache der Symptome in Betracht kommt, ist Aussage C als viel wahrscheinlicher anzusehen, da die beschriebene Symptomatik für Ursache C typisch ist. ⊖

C Die beschriebenen Symptome treten bei Alkoholentzug im Sinne eines Delirium tremens auf (☞ LB 9.2). Zu den typischen Halluzinationen zählen vor allem das Sehen von Insekten und anderen kleinen Tieren. Die Betroffenen sind zeitlich, örtlich und situativ und eventuell zur Person desorientiert. Ein Delirium tremens ist ein lebensbedrohlicher Zustand. Es ist die wahrscheinlichste Ursache für die beschriebene Symptomatik. ✓

D Ähnlich wie bei der Demenz im Kommentar zu Aussage B ausgeführt, kann die beschriebene Symptomatik auch bei einem Schädel-Hirn-Trauma auftreten (☞ LB 10.9). Je nach Ort und Schwere der Schädigung können die psychischen Symptome und Ausfälle bei einem SHT sehr unterschiedlich ausfallen. Typischerweise liegt in der Anamnese eine Hirnverletzung vor, bei der es akut meist zu einer Bewusstlosigkeit mit nachfolgender Amnesie kommt. Hiervon ist in der Fallbeschreibung keine Rede. Daher ist Aussage C als Ursache für die dargestellte Symptomatik viel wahrscheinlicher. ⊖

E Patienten mit einer Schizophrenie sind in der Regel orientiert. Auch bei Schizophrenien treten Halluzinationen auf, die jedoch meist akustischer Art sind, z. B. kommentierende Stimmen (☞ LB 5.1). ⊖

Einfachauswahl

Eine ihrer Patientinnen berichtet von ihrem Mann. Dieser sei seit seiner Pensionierung vor sechs Jahren reizbar und depressiv. Er verhalte sich teilweise wie ein kleines Kind und sie müsse ihm die Schuhe zubinden, weil er mit offenen Schuhen herumlaufe. Wichtige Telefonnummern vergesse er immer wieder und sie müsse sie ihm aufschreiben.

14.29 Welche Verdachtsdiagnose haben Sie?

A Schizophrenie
B Multiple Sklerose
C Demenz
D Parkinson-Syndrom
E Depression

14.29 Richtige Antwort: C

Fallschilderungen wie die vorliegende müssen in Begrifflichkeiten der Psychopathologie übersetzt werden (z. B. Vergessen von Telefonnummern → Störungen des Gedächtnisses). Im nächsten Schritt führen differenzialdiagnostische Überlegungen zu der gesuchten Antwort.

A Der Beginn einer Schizophrenie im Alter ist selten (☞ LB 5.1). Die geschilderte Symptomatik schließt eine Schizophrenie nicht völlig aus, aber die Diagnose ist eher unwahrscheinlich. ⊖

B Multiple Sklerose zeigt sich anfangs durch neurologische Symptome wie z. B. Lähmungen oder Sehstörungen (☞ LB 10.13). Von solchen Ausfallserscheinungen berichtet die Ehefrau des Betroffenen jedoch nichts. Deshalb ist auch die Diagnose einer Multiplen Sklerose unwahrscheinlich. ⊖

C Das Alter des Mannes, die Vergesslichkeit, eine depressive Stimmungslage mit Stimmungsschwankungen und die sich verschlechternde Fähigkeit, die Verrichtungen des täglichen Lebens selbstständig zu erledigen (Schuhe zubinden) lassen das Vorliegen einer Demenz sehr wahrscheinlich erscheinen (☞ LB 10.1). ✓

D Das Parkinson-Syndrom wird auch als Schüttellähmung bezeichnet. Die Betroffenen haben zittrige Hände, bewegen sich langsam und sprechen mit monotoner Sprache (☞ LB 10.5). Keines dieser typischen Zeichen wird von der Ehefrau berichtet. Die Diagnose Parkinson-Syndrom ist also sehr unwahrscheinlich, auch wenn eine depressive Stimmung zum Krankheitsbild passen würde. ⊖

E Zu einer Depression passen die niedergeschlagene Stimmung und unter Umständen auch die Vergesslichkeit (☞ LB 4.1). Der Depressive würde seine Vergesslichkeit beklagen, während ein Großteil der Demenz-Kranken sie nicht bemerken würde. Reizbare Stimmung und vor allem ein kleinkindhaftes Verhalten sind jedoch nicht typisch für eine Depression. Im geschilderten Fall ist eine Depression nicht völlig auszuschließen, aber nicht die wahrscheinlichste der angebotenen Diagnosen. ⊖

Die mündliche Überprüfung

Unterschiede zwischen schriftlicher und mündlicher Prüfung

In allen Bundesländern finden im Rahmen der Überprüfungen zur Erlangung der Heilerlaubnis nach dem Heilpraktikergesetz mündliche Überprüfungen statt.

Der überwiegende Teil des vorliegenden Buches widmet sich der schriftlichen Prüfung. Die gründliche Durcharbeitung der schriftlichen Fragen führt automatisch zu einer guten fachlichen Vorbereitung auf den mündlichen Teil der Prüfung. Dennoch unterscheidet sich die mündliche Überprüfung in vielerlei Hinsicht von der schriftlichen:

- Es besteht in der Regel kein Zeitdruck wie in der schriftlichen Prüfung. Sich bei der Beantwortung der Prüfungsfragen Zeit zu lassen, wirkt sorgfältig und gründlich (natürlich nur dann, wenn eine richtige Antwort folgt).
- Für manche Prüfungskandidaten ist die Anspannung in einer mündlichen Prüfung stärker, da man im Mittelpunkt der Aufmerksamkeit steht und beurteilt wird.
- Die Frage des Bestehens der Überprüfung ist im schriftlichen Teil objektiver zu beantworten, denn es gibt eine Mindestpunktzahl, die erreicht werden muss, um die Prüfung zu bestehen. In der mündlichen Prüfung hingegen entsteht ein Gesamteindruck, der sich vorrangig auf das Fachwissen bezieht, der jedoch auch durch andere Faktoren beeinflusst werden kann, z. B. durch das Auftreten und die persönliche Ausstrahlung.
- In der schriftlichen Prüfung wird sehr genau gefragt. Wenn ein kleines Detail nicht gewusst wird, ist häufig die gesamte Frage falsch beantwortet. In der mündlichen Prüfung wird in den meisten Fällen nach Zusammenhängen gefragt, weniger nach Details und spezifischen Begriffen. Kleine Fehler können korrigiert werden.
- Während in der schriftlichen Prüfung die Fragen von vornherein feststehen, entwickelt sich in der mündlichen Prüfung der weitere Verlauf häufig dialogisch. Die Prüfer nehmen Bezug auf die gegebenen Antworten und vertiefen auf diese Weise ein Thema. Insbesondere wird nachgefragt bei falschen, unvollständigen oder missverständlichen Antworten.

Empfehlungen

Aus den genannten Faktoren ergeben sich folgende Empfehlungen für die mündliche Überprüfung:

- Lassen Sie sich Zeit mit Ihrer Antwort. Überlegen Sie genau.
- Antworten Sie systematisch.
  - Ist nach einer psychischen Störung gefragt, beschreiben Sie diese nach einem bestimmten Schema (z. B. Symptomatik, Ursachen, Therapie).
  - Wird die Frage nach einer Diagnose gestellt, leiten Sie Ihre Vermutungen nachvollziehbar ab. Welche Fragen stellen Sie dem Patienten? Wie gehen Sie beim psychopathologischen Befund vor? Wenn Sie sicher sind, erwähnen Sie von sich aus Differenzialdiagnosen.
- Antworten Sie ausführlich.
  - Eine mündliche Überprüfung dauert meist etwa 45 Minuten. Füllen Sie diese Zeit mit vielen Minuten, in denen Sie vermitteln, was Sie alles wissen. Auf die

Frage „Haben depressive Patienten Schlafstörungen?“, ließe sich mit einem einfachen „Ja“ antworten. Sie können in der Prüfung aber auch darlegen, was Sie sonst noch zum Thema wissen. Sie könnten die verschiedenen Formen von Schlafstörungen benennen, die die bei einer Depression auftreten können, wobei der Hinweis auf besonders typische Formen (morgendliches Früherwachen) sinnvoll wäre. Es könnten weitere Symptome aufgezählt werden, die bei einer Depression auftreten.
  - Wenn Sie eine Frage ausführlich beantworten, stellen Sie sicher, dass Sie von sich aus keine Themenbereiche ansprechen, in denen Sie sich unsicher fühlen. Denken Sie daran, dass mündliche Prüfungen meist dialogisch ablaufen und Prüfer gerne an Punkten nachhaken, bei denen der Prüfungskandidat eine Unsicherheit zu erkennen gibt.
- Wenn Sie eine Frage nicht beantworten können, sagen Sie das auch so. Möglicherweise wird Ihnen die Frage am Ende der Prüfung nochmals gestellt. Mit falschen Assoziationen auf eine gestellte Frage zu antworten, bietet zusätzliche Angriffsflächen auf unsichere Themengebiete.
- Vermeiden Sie, dass Ihre Antworten auswendig gelernt wirken. Die Lehrinhalte müssen unbedingt verstanden worden sein und dies müssen Ihre Aussagen auch widerspiegeln.
- Benutzen Sie die Fachsprache der Psychiatrie. Entscheidend für das Bestehen der Überprüfung ist es nicht, dass Sie viele Fremdworte verwenden. Zu einer Fachdiskussion, wie sie die mündliche Überprüfung darstellt, gehört jedoch der exakte Gebrauch der Fachsprache. Als Prüfungskandidat sollten Sie die wichtigen Fachbegriffe prägnant und exakt definieren können.
- Stellen Sie sich vor der richtigen Prüfung einer Prüfungssimulation. Das realistische Durchspielen der Prüfungssituation, bringt viele Prüfungskandidaten in emotionalen Stress. Eine Prüfungssimulation ermöglicht es Erfahrungen damit zu machen, wie Sie reagieren, wenn Sie eine Frage nicht beantworten können, oder wenn sich ein Gefühl von Leere im Kopf entwickelt. Eine Prüfungssimulation sollte zu jeder guten Prüfungsvorbereitung gehören.
- Häufig wird zu Beginn nach der persönlichen Motivation für das Ablegen der Heilerlaubnis als psychotherapeutischer Heilpraktiker gefragt. Auch Fragen nach durchlaufenen Ausbildungen und angestrebten Arbeitsschwerpunkten werden meist gleich am Anfang der Prüfung gestellt. Es hat sich als günstig erwiesen, die Beantwortung dieser Fragen zu trainieren. Eine gute und schlüssige Selbstpräsentation in den ersten Prüfungsminuten hilft Ihnen einen guten Eindruck zu hinterlassen.

Die im Folgenden wiedergegebene mündliche Prüfung besteht aus Original-Prüfungsfragen mit den tatsächlich gegebenen Antworten. Der Ablauf der wiedergegebenen Prüfung ist repräsentativ für die mündlichen Prüfungen der meisten Bundesländer. Der Prüfungskandidat hat die Prüfung im Übrigen bestanden.

Im Anschluss an das Protokoll einer mündlichen Prüfung finden sich eine große Anzahl weiterer häufig gestellter Prüfungsfragen aus den verschiedenen Bundesländern, wie sie in den Gesundheitsämtern bundesweit in den letzten Jahren gestellt wurden.

15 Mündliche Prüfung

15.1 Protokoll einer mündlichen Prüfung

Warum machen wir diese Überprüfung?

Antwort: Ich habe einen Antrag auf Überprüfung gestellt, ob meine Tätigkeit eine Gefahr für die Volksgesundheit darstellt. Nach dem Heilpraktikergesetz, mit Einschränkung auf das Gebiet der Psychotherapie nach einem Gerichtsurteil von 1993.

Kommentar: Häufig wird zu Beginn einer mündlichen Überprüfung gefragt, warum der Prüfungskandidat die Prüfung ablegen möchte. Es wird nach Zielen, Behandlungsformen und Indikationsbereichen gefragt.

Der Prüfling bezieht sich in seiner Antwort auf den juristischen Bereich und beschreibt, auf welcher gesetzlichen Grundlage die Überprüfung durchgeführt wird. Die Antwort wäre noch präziser gewesen, wenn er statt „... ob meine Tätigkeit..." die Formulierung gewählt hätte: „... ob die Ausübung der Heilkunde durch meine Person ..." .

Was ist der Unterschied zwischen Halluzinationen und Wahn?

Antwort: Halluzinationen gehören zusammen mit den Illusionen zu den Sinnestäuschungen. Es besteht kein Objekt. Wahn ist ein kognitives Problem, d.h., die Störung findet im Denken statt. Beziehungswahn ist z.B. verbunden mit Wahrnehmung: Ich nehme Menschen wahr, aber ich bilde mir ein, sie würden mich verfolgen. Hätte ich eine Halluzination, dann würden die Menschen gar nicht vorhanden sein.

Kommentar: Die Antwort ist nicht exakt, dennoch wird deutlich, dass der Prüfling den Unterschied verstanden hat.

Es ist richtig, dass bei Halluzinationen ein Objekt tatsächlich nicht vorhanden ist. Der Prüfling sagt richtigerweise, dass Halluzinationen und Illusionen zu den Sinnestäuschungen zählen. Im Fall der Illusionen sind jedoch, im Gegensatz zu Halluzinationen, reale Objekte Grundlage der Wahrnehmung. Ein Prüfer könnte an dieser Stelle die Definition von Illusionen nachfragen. Im Zusammenhang mit Wahn ist es präziser, von „inhaltlichen Denkstörungen" zu sprechen.

Die Frage wird sehr häufig gestellt und erstaunlich oft falsch beantwortet.

Wie zeigt sich eine Borderline-Persönlichkeitsstörung?

Antwort: Wie sie sich zeigt, wenn jemand mit dieser Störung in die Praxis kommt? Oder als theoretische Aufzählung?

Frage: Ruhig so, wie sie Ihnen begegnet. Was könnten Sie feststellen, wenn jemand diese Persönlichkeitsstörung hat?

Antwort: Im therapeutischen Kontakt ist wohl das auffälligste Merkmal, dass es zu starken Gegenübertragungen kommt, d.h., dass die Person bei mir starke Gefühle auslöst. In einer Gruppensituation könnte die Gruppe gespalten werden. Innere Prozesse dieser Person werden außen ausgetragen. Wenn ich das Außen bin, finden Gegenübertragungsprozesse statt, wenn die Gruppe das Außen ist, dann in der Gruppe selbst.
Das Erscheinungsbild der Borderline-Persönlichkeit kann ansonsten sehr vielfältig sein. Es fehlt so etwas wie eine innere Mitte, da vieles sehr grenzgängerisch und grenzwertig ist. Das, was bei jedem Menschen vorhanden ist, z.B. die menschliche Charaktereigenschaften, ist viel stärker ausgeprägt, z.B. Angst vor Verlassensein oder die Panik vor Verlassensein, die so stark ist, dass die betroffene Person es für nötig hält, eine andere Person sehr stark an sich zu binden oder unter Umständen auch ganz loszulassen und nie wieder sehen zu wollen, sollte es nach ihren Bedingungen nicht mehr funktionieren. Es kommt zu Angst- und Panikstörungen und sehr häufig zu Selbstverletzungen oder auch Suizidversuchen. Die Bindungen hatte ich eben schon erwähnt, das bezieht sich auf die gesamte Umgebung. D.h., die betroffene Person geht sehr intensive Bindungen ein, die von sehr kurzer Dauer sind. So etwas in der Art wird mir die Person vielleicht beschreiben. Es kann auch psychotische Schübe geben, also Wahnvorstellung oder Ich-Störungen, aber nicht durchgängig, sondern als Episoden, d.h., sie müssen mir in der aktuellen Situation nicht so begegnen bei dieser Person. Der Affekt kann sehr schnell wechseln, also Affektlabilität und überschießende Affekte.

Frage: Sie hatten von einer Gegenübertragungsreaktion gesprochen. Was für eine Gegenübertragungsreaktion würde denn zu erwarten sein? Was wäre typisch, wenn jemand einen Patienten mit einer Borderline-Persönlichkeitsstörung hat?

Antwort: Der Therapeut hätte häufig Gefühle von Angst und Hilflosigkeit oder auch von Aggression.

Frage: Was könnte ihn aggressiv machen?

Antwort: Beispielsweise dieses Nähe-Distanz-Verhalten. Es gibt Borderline-Patienten, die den Therapeuten bis ins Privatleben hinein verfolgen. Die nicht in der Lage sind, die persönlichen

Grenzen des Therapeuten zu respektieren, weil sie auch ihre eigenen Grenzen nicht kennen.

Kommentar: Die Informationen zur Borderline-Persönlichkeitsstörung sind ausführlich und wirken ein wenig unsortiert. Positiv ist anzumerken, dass nicht einfach nur die Symptome aufgezählt werden, die in der ICD-10 zu diesem Störungsbild aufgelistet sind. Der Prüfling hat das Wesentliche des Störungsbildes erfasst:

- Typische Gegenübertragungstendenzen (Aggression, Gefühl der Hilflosigkeit) werden genannt.
- Große Angst verlassen zu werden ist kennzeichnend für die Beziehungsgestaltung von Menschen mit einer Borderline-Persönlichkeitsstörung.
- Sehr wichtig ist die Nennung von Selbstverletzungen und Suizidalität.
- Intensive Beziehungen von kurzer Dauer und rasch wechselnde Affekte sind charakteristisch für eine Borderline-Persönlichkeitsstörung.
- Richtig ist weiterhin, dass in schweren Fällen psychotische Symptome auftreten können, diese jedoch nur vorübergehend bestehen.
- Im Rahmen von Borderline-Persönlichkeitsstörungen treten häufig starke Ängste auf. Es ist allerdings nicht richtig von Angst- und Panikstörungen zu sprechen, da diese jeweils eine eigene Diagnose, bzw. ein eigenständiges Störungsbild darstellen.
- Fehlen der inneren Mitte, grenzgängerisches und grenzwertiges Verhalten sind zutreffende Umschreibungen, die jedoch präziser formuliert werden können. ICD-10 beschreibt ein unklares und gestörtes Selbstbild sowie ein chronisches Gefühl innerer Leere.
- Eine starke Ausprägung eigentlich normaler menschlicher Charaktereigenschaften ist das Wesen jeder Persönlichkeitsstörung, nicht nur der Borderline-Persönlichkeitsstörung.

Wie zeigt sich typischerweise ein Angstanfall?

Antwort: Sprechen wir von einer Panikattacke, die stark ins Physische geht?

Frage: Das könnte ja sicherlich auch eine Panikattacke sein.

Antwort: O.K. Ausgelöst wird eine Panikattacke durch eine bestimmte Situation oder einen Reiz, den der Patient schon vorher als schwierig erlebt hat, oder durch den er eine Angstsituation aufgebaut hat. Er hat sich also in einer bestimmten Situation unwohl gefühlt, dann ein körperliches Symptom empfunden, ist vielleicht ohnmächtig geworden, erinnert sich daran und hat dann Angst vor der Angst, dass es wiederkommt. Es fängt damit an, dass sich die Gedanken zwanghaft wiederholen und um das Objekt der Angst kreisen. Es findet zunächst im Mentalen statt. Normalerweise versucht der Betroffene natürlich, diese Situation zu meiden, was bei Angststörungen häufig der Fall ist. Aber nun ist er in dieser Situation, er sitzt z. B. im Bus, und es steigt noch eine Gruppe von Schülern ein, was bei ihm ungute Empfindungen auslöst. Er beginnt dann, Angst zu entwickeln und wird unter Umständen wieder ohnmächtig. Er fängt vielleicht an zu schwitzen, der Herzschlag erhöht sich, und die Gedanken sind nicht mehr zu stoppen. Der Betroffene kann sich mental nicht mehr selbst aus dieser Situation herausbringen. Vielleicht wird er sogar tatsächlich ohnmächtig. In der Therapie würde man versuchen, dass der Patient lernt, dass diese Angst nur ein Gefühl ist, das vorübergeht, dass man vom Ohnmächtig-Werden nicht stirbt. Aber vor allem, dass dieses Ohnmächtig-Werden eine Folge der Angst vor der Angst ist. Das Ganze ist ein Teufelskreis, der aber an bestimmten Stellen durchbrochen werden kann, wenn man das Problem kognitiv oder verhaltenstherapeutisch angeht.

Kommentar: Der Prüfling beschreibt mögliche Bedingungen für das Zustandekommen eines Angstanfalls, weniger die Symptomatik, nach der eigentlich gefragt wird.
Panikattacken können situations- und objektbezogen im Rahmen von Phobien auftreten. Häufig kommt es jedoch auch ohne spezifische Auslöser zu Panikattacken.
Die Schilderung des Prüflings, Angst spiele sich zunächst im Mentalen ab ist falsch. Panikattacken gehen mit starken körperlichen Reaktionen und überwältigenden Gefühlen einher. Angstpatienten befürchten häufig, ohnmächtig zu werden. Tatsächlich kommt es selten dazu.

Wie würde man eine Angststörung behandeln?

Antwort: Wenn der Patient sonst keine begleitenden Erkrankungen hat, bietet sich eine kognitive Verhaltenstherapie an. Sonst würde man zunächst die Ursprungskrankheit herangehen. Es gibt z. B. auch Angst, die ein begleitendes Symptom von Depressionen ist. In diesem Fall würde man mehr an der Depression arbeiten. Bei einer isolierten Angststörung würde man sich gezielt das Verhalten und Denken in diesem Angstbereich anschauen. Lange Zeit war es in der Verhaltenstherapie üblich, sich zu Beginn mit dem Patienten den Angstreiz nur vorzustellen. Also: Was würde geschehen, wenn Du im Bus sitzt und es steigen noch 30 andere Leute ein? Dann hat man mithilfe von Entspannungsverfahren versucht, diese Situation aufzufangen und den Patienten erleben

zu lassen, dass er in der Lage ist, mit dieser niedrigschwelligen Angst selbst umzugehen. Dafür eignet sich z. B. die progressive Muskelentspannung nach Erickson, aber es kommen auch andere Techniken infrage um zu lernen, mit der Angst umzugehen. Dann könnte man die Übung bis zu dem Punkt steigern, an dem man zusammen mit dem Patienten in den Bus steigt. Man könnte den Patienten weiter üben lassen, bis er die Übung schließlich allein durchführt, gekoppelt an die entsprechenden Entspannungsverfahren. Inzwischen hat man festgestellt, dass das sogenannte Flooding im Sinne einer Gleichkonfrontation mit dem schlimmsten zu erwartenden Reiz für den Patienten ebenfalls überstehbar und eine effiziente Methode ist um zu lernen, mit der Angst umzugehen.
Auf der Ebene der Kognition könnte man versuchen, bestimmte Gedanken zu Ende zu denken, z. B. „würde ich jetzt wirklich sterben, wenn dies oder jenes passiert?“ oder „wie realistisch ist meine Vorstellung auf einer Skala von 1–10, dass ich im Bus tatsächlich tot umfalle?“.

Kommentar: Der Prüfling beschreibt die systematische Desensibilisierung und das Flooding. Die Beschreibungen sind nicht exakt und auch nicht deutlich gegeneinander abgegrenzt, aber es wird wiederum klar, dass der Prüfling die wesentlichen Wirkprinzipien der verhaltenstherapeutischen Angstkonfrontation verstanden hat.
Beim angesprochenen Entspannungsverfahren handelt es sich natürlich um die progressive Muskelrelaxation nach Jacobson, nicht Erickson.

Wie therapiert man Zwangsstörungen?

Antwort: Ganz ähnlich. Es ist ebenfalls sinnvoll, auf der Verhaltens- und Kognitionsebene zu arbeiten. Ein Beispiel: Der Patient kann keine Türklinke anfassen. Wenn er eine Türklinke anfasst, muss er sich danach fünf Mal die Hände waschen. Man könnte in einem geschützten Rahmen und gekoppelt an Entspannungstechniken den Patienten dazu zu bringen, Türklinken anzufassen, ohne sich hinterher die Hände zu waschen, und dann gemeinsam prüfen, ob die befürchteten Reaktionen eintreten. Auf der Gedankenebene könnte man den Patienten zu Ende denken lassen, was passieren würde, wenn er sich mit Grippe ansteckt, weil er die Türklinke angefasst hat. Oder ob man sich wirklich an der Türklinke mit AIDS infizieren kann.

Frage: Könnte man noch etwas machen?

Antwort: Man könnte tiefer in die Persönlichkeit hineingehen. Bei einer Zwangsstörung ist eine Exploration der zugrunde liegenden neurotischen Störungen noch ratsamer als bei einer isolierten

Angststörung, weil man dadurch genauer sehen kann, welche inneren Konflikte sich in dieser Zwangsstörung zeigen.

Frage: Was sind denn typische, wie die Analytiker sagen, Fixierungen im Kontext von Zwangsstörungen?

Antwort: In der sogenannten analen Phase, d.h. im Alter von zwei, drei oder höchstens vier Jahren, können Störungen der Reinlichkeitserziehung passiert sein, was dazu geführt hat, dass sich dieses Thema stark in der Persönlichkeit fixiert. Das Kind ist vielleicht für die Unreinlichkeit bestraft worden, dass es noch nicht in der Lage war, den eigenen Stuhlgang zu regulieren.

Frage: Sind Zwangsstörungen leicht zu therapieren oder eher nicht so leicht?

Antwort: Schwerer als Angststörungen.

Kommentar: Als zusätzliche therapeutische Maßnahmen hätte der Prüfer gern noch gehört, dass Zwangsstörungen häufig mit einer Kombination aus Psychotherapie und Pharmakotherapie (Antidepressiva) behandelt werden.

Welche Notfälle können im Rahmen von psychiatrischen Störungen auftreten?

Antwort: Der wichtigste und dramatischste Notfall wäre ein suizidaler Patient. Konkret würde das bedeuten, dass ein Patient in die Praxis kommt, und es würde sich entweder durch die Äußerungen des Patienten oder durch mein aktives Nachfragen herausstellen, dass dieser Patient vorhat, sich umzubringen oder mit dem Gedanken gespielt hat, sich umzubringen. Das aktive Nachfragen ist immer notwendig, wenn ein Patient depressiv ist. Ein suizidaler Patient ist ein ernsthafter Notfall. Wenn offensichtlich ist, dass der Patient tatsächlich vorhat, seine Absicht in die Tat umzusetzen, müsste ich entsprechend reagieren und versuchen, ihn dazu zu bewegen, sich selbst in eine geschlossene Abteilung zu begeben. Schlimmstenfalls müsste ich dafür sorgen, dass eine Amtsperson kommt und ihn dahin begleitet.

Frage: O.K. Das wäre also Suizidalität. Vielleicht kommen wir darauf noch einmal zurück. Was könnte sonst als Notfall auftreten?

Antwort: Ich könnte parallel dazu feststellen, dass der Patient möglicherweise zusätzlich fremdgefährdend ist. Dies ist allerdings selten der Fall, höchstens als erweiterter Suizid im Rahmen einer Depression, einer Manie oder bei einer Psychose, wenn der Betroffene akustische Halluzinationen hat, die ihn anweisen, anderen zu schaden. So eine Situation wird mir aber wahrscheinlich in der Praxis nicht so häufig begegnen. Auch ein

	Alkoholentzugsdelir ist potenziell lebensbedrohlich und ein Notfall.
Frage:	Ja.
Antwort:	Außerdem ein Krampfanfall. Mehr Notfallsituationen fallen mir im Moment nicht ein.
Kommentar:	Unbedingt zu nennen wären darüber hinaus Erregungszustände, Stupor, Verwirrtheitszustände, akute Intoxikationen mit psychotropen Substanzen und Dämmerzustände. Auch epileptische Anfälle und Zustände von Hyperventilation können im erweiterten Sinn als psychiatrische Notfälle angesehen werden.

Wenn ein neuer Patient zu Ihnen kommt, was machen Sie dann oder wie gehen Sie da vor?

Antwort:	Ich möchte natürlich zuerst herausfinden, was mit diesem Menschen los ist, was für ein Problem dieser Patient hat. Insofern suche ich nach Befundmerkmalen. Außerdem werde ich ihn nach bereits gestellten Diagnosen fragen. Ein Beispiel: Der Patient war gerade bei einem Psychiater, der eine bestimmte Diagnose gestellt hat. Zusätzlich war der Patient bei seinem Hausarzt, beim Neurologen oder beim Internisten, die mögliche physische Faktoren festgestellt bzw. abgeklärt haben, dass keine solchen Faktoren vorliegen. In diesem Fall gehe ich erst einmal nicht davon aus, dass ich eine bessere Diagnose stellen kann, aber ich werde den Patienten beobachten. Da ich enger mit ihm zu tun haben werde, kann es im Behandlungsverlauf noch Schwerpunktveränderungen geben. Wenn ein Patient ohne Diagnose zu mir kommt, gibt es verschiedene Möglichkeiten, Befundmerkmale abzuklopfen, z. B. im Gespräch oder mithilfe von Auffälligkeiten im Gesprächsverlauf. Der Patient kann mir z. B. im Gespräch interessante Hinweise geben, z. B. niedergedrückte Stimmung oder Halluzinationen oder was auch immer dem Patienten an ihm selbst auffällt und er mir nennen kann. Aber auch durch den Gesprächsverlauf und durch den Eindruck, den ich von diesem Menschen habe, bekomme ich wertvolle Hinweise, z. B. durch das Auftreten dieses Menschen, wie er stimmungsmäßig wirkt. Oder dadurch, wie sich der Gesprächsverlauf entwickelt, ob er eher flüssig ist oder ob er abbricht.
Frage:	Wenn Sie auf so etwas achten, wie nennt man das dann?
Antwort:	Wenn ich auf so etwas achte, dann sammle ich Befundmerkmale.
Frage:	Ja, und zwar in welcher Richtung? Wie nennt man das?

Antwort: Psychologischer Befund.

Frage: Das ist nicht genau das, was ich meine? Es ist nicht ganz verkehrt, es ist nicht ganz richtig.

Antwort: Dann weiß ich nicht, worauf Sie hinauswollen.

Frage: Ein psychopathologischer Befund.

Kommentar: Ein psychologischer Befund kann sich auf sehr unterschiedliche Bereiche beziehen. Es können durchaus in einem psychologischen Befund Symptome einer psychischen Störung erhoben werden, ein psychologischer Befund kann sich jedoch auch auf gänzlich andere Inhalte beziehen (z. B. berufliche Eignungsprüfung oder psychologische Überprüfung der Fähigkeit zur Teilnahme am Straßenverkehr).

Frage: Welche Begrifflichkeiten gehören noch zu diesem Erstgespräch? Es gibt noch einen anderen Begriff, der in diesem Zusammenhang genannt werden sollte. Sie haben gesagt, Sie sprechen mit dem Patienten, beobachten ihn. Das ist alles richtig. Was gehört noch dazu?

Antwort: Ich kann auch konkret abfragen, was für den Patienten bedeutsam ist. Ich kann z. B. Wahrnehmungsstörungen abfragen oder den Affekt. Ich kann fragen, ob es ihm morgens schlechter geht als abends.

Frage: Hm. Das geht alles in Richtung psychopathologischer Befund. Was macht man noch am Anfang?

Antwort: Ich nehme seine Personalien auf. Frage nach seiner Vorgeschichte.

Frage: Wie nennt man das?

Antwort: Anamnese.

Frage: Genau. Das wollte ich hören.

Antwort: Ach so, o. k.

Kommentar: Insgesamt und besonders im ersten Teil ist die Antwort nicht präzise genug. Die Begrifflichkeiten „psychopathologischer Befund" und „Anamnese" müssen bekannt sein, benannt und sehr detailliert ausgeführt werden können.

Was ist der Unterschied zwischen einer Psychose und einer Neurose?

Antwort: Das ist eher ein klassischer Bezeichnungsgegensatz. In der ICD-10 wird nicht mehr auf diese Art unterschieden. Aber aus der tiefenpsychologischen und analytischen Tradition heraus handelt es sich um immer noch gängige Bezeichnungen. Psychosen sind grundsätzlich schwerere, stärker beeinträchtigende Erkrankungen, die in der früheren Entwicklungsgeschichte dieser Person lokalisiert werden. In der Regel sind es durch organische Ursachen oder durch Substanzen hervorgerufene Psychosen. Eine Depression kann z. B. psychotisch oder neurotisch sein. Wenn sie psychotisch ist, beinhaltet sie auch Wahnvorstellungen, z. B. Schuldwahn. Wenn sie „nur" neurotisch ist, sind solche Wahnvorstellungen nicht vorhanden und es steht tendenziell nur die Störung der Affektivität im Vordergrund. Zu den neurotischen Störungen gehören unter anderem die Angst- und Zwangstörungen. Zu den psychotischen Störungen gehören neben der Schizophrenie auch die schweren oder majoren Depressionen sowie die körperlich begründbaren Psychosen. Außerdem gehören dazu ... da fällt mir gerade das Wort nicht ein ... diese ganz schwere Kontaktstörung, wenn ein Mensch gar nicht aus sich herauskommt

Frage: Autismus.

Antwort: Ja genau, Autismus. Außerdem durch Substanzen wie z. B. psychogene Drogen hervorgerufene Psychosen oder ein Delirzustand.

Kommentar: Richtig an der Antwort ist die Darstellung des unterschiedlichen Schweregrades von Psychosen und Neurosen sowie der Hinweis auf den weitgehenden Verzicht auf diese Begriffe in der ICD-10. Die Aussage „ ...stärker beeinträchtigende Erkrankungen, die in der früheren Entwicklungsgeschichte dieser Person lokalisiert werden. In der Regel sind es durch organische Ursachen oder durch Substanzen hervorgerufene Psychosen" ist zum einen in sich widersprüchlich, zum anderen auch umstritten. Der Bezug zwischen einer Psychose und Ursachen in der frühen Lebensgeschichte lässt sich häufig nicht herstellen und wird von lerntheoretisch orientierten Therapeuten abgelehnt. Stellt man den Bezug zur frühen Kindheitsgeschichte her, handelt es sich gerade nicht um organische oder substanzinduzierte Psychosen.

Was verstehen Sie unter einer Demenz?

Antwort: Demenzen zählen zu den körperlich begründbaren Störungen. In der Regel tritt eine Demenz im späteren Lebensalter auf, abgesehen von der durch HIV hervorgerufenen Demenz.

Demenzen gehen mit Orientierungsstörungen einher, mit Störungen der Fähigkeit, den Alltag zu meistern, mit motorischen Störungen und Gedächtnisstörungen. In Regel ist die Hirnorganik betroffen. Die häufigste Demenz ist die vom Alzheimer-Typ, in deren Verlauf sich das Gehirn zersetzt, also spongiös wird, sodass die Reize nicht mehr weitergeleitet werden können. Die zweithäufigste Demenzform ist die vaskuläre Demenz, die durch Störungen in der Versorgung des Gehirns mit Blut entsteht.

Frage: Vielen Dank, das reicht mir schon zu diesem Thema.

Kommentar: Es ließe sich natürlich noch sehr viel mehr zum Thema „Demenz" sagen. Wenn der Prüfling seine Antwort etwas systematischer aufgebaut hätte, hätte er noch sehr viel mehr Wissen wiedergeben können. Die Antwort zeigt jedoch auch in dieser Kürze, dass das Wesentliche verstanden wurde.

Frage: Stellen wir uns einen Patienten vor, der zu Ihnen kommt. Ihnen fällt auf, dass er sehr leise spricht und sich sehr langsam bewegt. Er erzählt zu Anfang, dass er nicht gut schlafen kann und dass seine Frau ihm geraten hat, zu Ihnen zu kommen. Wie würden Sie bei diesem Patienten vorgehen?

Antwort: Ich bin bei der Anamnese. Meinen inneren Verdacht, dass er eine depressive Episode hat, würde ich dem Patienten vorerst nicht nennen. Das wäre eine Möglichkeit, die relativ nahe liegt und die ich mit weiteren Fragen abklopfen würde. Ich würde den Patienten fragen, ob er sich z.B. noch an seinen Hobbys freuen kann und wie seine Schlafstörungen beschaffen sind, ob es sich eher um Durchschlafstörungen handelt oder ob er morgens früh erwacht, ins Grübeln kommt und nicht mehr weiterschlafen kann. Auch die erste Form der Schlafstörung, die Durchschlafstörung, kann bei einer Depression vorkommen, typisch ist aber das zweite Beispiel, das Erwachen frühmorgens. Ich würde versuchen herauszufinden, ob er wahnhafte Ideen hat, also Schuldgefühle oder dergleichen. Durch Nachfragen würde ich versuchen herauszubekommen, ob es solche Episoden schon einmal gegeben oder ob es umgekehrt vielleicht bereits manische Episoden gegeben hat. Da seine Frau ihn geschickt hat, würde ich vielleicht auch bei ihr nachfragen. Je mehr meine Nachfragen bestätigt werden, desto mehr würde ich in Richtung affektive Störungen suchen. Wenn sich dieser Verdacht bestätigt, dann würde ich Suizidalität erfragen.

Kommentar: Der Prüfling stellt eine Verdachtsdiagnose, die er durch weiteres Nachfragen zu erhärten versucht. Die Art des Nachfragens zeigt dem Prüfer, dass der Prüfling in die richtige Richtung denkt und das diagnostische Vorgehen in Grundzügen beherrscht.

Wie würden Sie beim Erfragen der Suizidalität vorgehen?

Antwort: Ich würde fragen, ob er sich schon mal gewünscht hat, tot zu sein, oder sich vorstellen kann, wie es wäre, wenn er nicht mehr leben würde. Wenn er das bejaht, würde ich weiter fragen, ob er schon einmal darüber nachgedacht hat, sich das Leben zu nehmen. Und dann immer so weiter. Als nächstes käme die Frage, ob er schon konkret nachgedacht hat, wie er es täte oder ob er schon einmal einen Abschiedsbrief geschrieben hat.

Frage: Ja, und wenn das nun so wäre, wenn er jetzt tatsächlich schon einen Abschiedsbrief geschrieben hat und offensichtlich suizidal ist. Wie müssen Sie dann weiter vorgehen?

Antwort: Dann müsste ich ihm deutlich machen, dass ich es für das Beste halte, wenn er sich eine Zeit lang in die Obhut einer psychiatrischen Klinik begibt. Ich würde ihn fragen, ob er bereit ist, freiwillig in das zuständige Landeskrankenhaus zu gehen. Ich würde ihn dahin auch begleiten und unterstützen, sich dort vorzustellen, um ihn vor sich selbst zu schützen. Wenn er dazu nicht bereit ist, müsste ich, soweit ich das kann, veranlassen, dass er dorthin gebracht wird, auch gegen seinen Willen.

Frage: Was meinen Sie mit „soweit ich das kann"?

Antwort: Ich würde versuchen, ihn in meiner Praxis zu behalten, während ich beim sozialpsychiatrischen Dienst anrufe und bitte, dass jemand kommt, um festzustellen, ob es auch seines Erachtens notwendig ist, und um den Patienten gegebenenfalls in das Krankenhaus zu begleiten. In einem psychiatrischen Fachkrankenhaus kann der Patient auch gegen seinen Willen bis zum Ablauf des folgenden Tages festgehalten werden, bis ein richterlicher Beschluss nach dem PsychKG erfolgt.

Kommentar: Die wesentlichen Punkte zur Exploration der Suizidalität und zur vorübergehenden Unterbringung in einer psychiatrischen Klinik wurden vom Prüfling angesprochen.
Die Modalitäten der vorübergehenden Unterbringung eines Patienten, um ihn im Fall der Selbstgefährdung zu schützen, sind in den einzelnen Bundesländern ähnlich, variieren aber im Detail. In jedem Fall sollten die Bestimmungen für das eigene Bundesland genau bekannt sein.

Was versteht man unter Narzissmus?

Antwort: Das ist ein Begriff, der z. B. mit narzisstischer Persönlichkeitsstörung verbunden wird. Eine Person mit einer narzisstischen Persönlichkeitsstörung hält sich für großartig und beansprucht, von anderen bevorzugt behandelt zu werden, die anderen zu überragen. Es ist keine Störung im Rahmen einer Manie und auch nichts Anfallhaftes, sondern sie ist durchgängig in der Struktur dieser Persönlichkeit vorhanden. Aus psychoanalytischer Sicht würde man sagen, sie sei durch eine narzisstische Störung, d. h. eine Selbstbildstörung in der frühen Kindheit bedingt. Eine narzisstische Störung kann aber auch andere, gegenteilige Auswirkungen haben, z. B. fehlendes Selbstvertrauen oder ein sehr negatives Selbstbild.

Frage: Wie ist denn nun das Selbstbild beim Narzissten?

Antwort: Ich würde sagen, dass er nicht gut von sich selbst denkt, aber dass er das nach außen nicht zeigt und sich selbst auch nicht.

Kommentar: Das Wesen des Narzissmus ist vom Prüfling nur teilweise erfasst worden. Die Antwort dokumentiert ein nur oberflächliches Wissen zu dieser Thematik. Das falsche Größenselbst auf der einen und das geringe Selbstwertgefühl auf der anderen Seite sind beide Ausdruck der narzisstischen Persönlichkeitsstörung. Ursachen für die Entstehung einer narzisstischen Persönlichkeitsstruktur in der Kindheit sind mangelnde Wahrnehmung des Kindes durch die Bezugspersonen, Überforderung oder Überbehütung.

Wir hatten schon über die Behandlung von Angst- und Zwangsstörung gesprochen, hatten schon angesprochen, dass es verschiedene Techniken gibt, mit denen man arbeitet. Sie haben das Flooding genannt und Sie haben angesprochen, dass mit Entspannungstechniken gearbeitet wird. Außerdem haben Sie die systematische Desensibilisierung erwähnt. Welche weiteren Techniken und Methoden gibt es noch in der Verhaltenstherapie?

Antwort: Allgemein gehören zur Verhaltenstherapie auch Schulungen im Sozialverhalten. Wenn jemand z. B. unsicher im Umgang mit anderen Menschen ist, kann das in Rollenspielen geübt werden, entweder nur mit dem Therapeuten oder in Gruppen. Es gibt mehr als 50 Techniken, die in einem Manual festgehalten sind, die ganz klassisch verhaltenstherapeutisch sind, also sozusagen automatisches Verhalten beeinflussen. Sie beeinflussen aber auch das kognitive Verhalten, das Denkverhalten, z. B. durch das Überprüfen von Glaubenssätzen oder typischer Denkfehler bei

Depressiven, wenn z. B. jemand davon ausgeht, dass alles in eine Katastrophe münden muss oder dass er selbst nichts wert ist. Die Überprüfung solcher Denkmuster gehört ebenfalls zu diesen Techniken. In manchen Fällen wird das visuell auf Tafeln durchgeführt. Zur Verhaltenstherapie gehören auch Hausaufgaben an den Patienten, sich im Alltag anders zu verhalten, als er es gewohnt ist. Dazu würde z. B. auch gehören, sich zu zwingen, nicht die Hände zu waschen, wenn er eine Türklinke angefasst hat. Es gehört dazu, auch das in den Alltag mitzunehmen. In der Sexualtherapie könnten es Anweisungen an den Sexualpartner zu Hause sein, eine bestimmte Atmosphäre zu schaffen, beispielsweise eine druckfreie Atmosphäre. Das würde alles dazugehören.

Kommentar: Es wird einem Prüfling kaum möglich sein, alle verhaltenstherapeutischen Interventionen aufzuzählen. Ein paar mehr dürfen es aber doch sein, z. B. Biofeedback, Gedankenstopp, Aufbau angenehmer Aktivitäten, Problemlösetraining oder Blasenkontrolltraining.

Wie wird Alkoholismus behandelt?

Antwort: Die Behandlung von Alkoholismus hat im Allgemeinen vier Phasen. Die erste Phase ist Motivationstraining, das bei Alkoholismus sehr wichtig ist, da viele Alkoholiker nicht aus eigenem Antrieb, sondern auf Druck ihrer Umgebung in die Therapie kommen. Dann wissen sie zunächst einmal gar nicht so genau, was sie dort eigentlich sollen, weil für sie der Zustand so, wie er ist, in Ordnung ist. Durch den Alkohol halten sie irgendwie ihr Gleichgewicht. Aus diesem Verhalten könnte man im Motivationstraining mögliche Konsequenzen weiterspinnen oder besprechen, welche Vorteile und welche Nachteile es hat, weiterzutrinken und damit aufzuhören. Es kann mit dem Patienten eine Zielsetzung entwickelt werden. Ein Beispiel: Ja, ich möchte wirklich mit meiner Frau zusammenbleiben, sie wird aber gehen, wenn ich weitertrinke. Selbst wenn ich dann weiter mit meinen Saufkumpanen Umgang haben kann, ist mir meine Frau wichtiger, das sehe ich selbst ein. Ich bin motiviert, den nächsten Schritt zu machen.

Der zweite Schritt ist die Entgiftung auf der rein physischen Ebene, das bedeutet, den Alkohol aus dem System zu bekommen, ohne lebensbedrohliche Nebenwirkungen zu riskieren. Die Entgiftung muss unbedingt stationär durchgeführt werden, weil mögliche Komplikationen wie ein Alkoholdelir oder ein Kreislaufzusammenbruch eintreten können. Der Alkohol wird teilweise mit Medikamenten substituiert. Der Patient bekommt Mittel, um den Entzug und die Entgiftung durchzustehen.

Die nächste Phase ist die Entwöhnung, d. h., nachdem die Ent-

giftung auf der stofflichen bzw. physischen Ebene abgeschlossen ist, wechselt die Behandlung auf die Verhaltens- und Denkebene. In der Klinik werden stationär Gruppen- und Einzeltrainings zur Psychoedukation durchgeführt, z. B. Neinsagen üben, wenn einem Alkohol angeboten wird, alternative Problemlösungsverfahren erlernen und dergleichen zur Vorbereitung auf den Alltag.
Die vierte Phase wird in der Klinik gewöhnlich schon vorbereitet und dann durch Selbsthilfegruppen am Wohnort weiterbegleitet. Der Patient macht vielleicht schon von der Klinik aus einen Ausflug in die Selbsthilfegruppe, um sie kennen zu lernen. So kann er herausfinden, welche Gruppen ihm am ehesten entsprechen. Auf diese Weise wird er in den Alltag begleitet. Zwischen Phase drei und vier kann er sich auch darauf vorbereiten, wie er sich am besten verhält, wenn ein Rückfall passiert.

Kommentar: Eine gute und umfassende Antwort.
Ein Fehler bezüglich der Entgiftungsphase: Es ist nicht richtig, davon zu sprechen, dass Alkohol mit Medikamenten substituiert wird. Die Patienten bekommen Medikamente, um die Entzugssymptome zu kontrollieren.
Die vierte Phase ist die Nachsorge - und Rehabilitationsphase, bzw. ambulante Nachbetreuung.

Welche Form von Bewusstseinsstörungen kennen Sie?

Antwort: Es gibt qualitative und quantitative Bewusstseinsstörungen. Zuerst beschreibe ich die quantitativen Bewusstseinsstörungen. Die Frage lautet: Wie stark ist die Person bei Bewusstsein? Ist die Person wach oder somnolent oder komatös? Das kann ich ganz einfach daran feststellen, ob die Person ansprechbar ist und ob sie mich wahrnimmt. Bei qualitativen Bewusstseinsstörungen würde die Frage lauten, ob das Bewusstsein klar oder getrübt oder verändert ist. Eine Person mit verändertem Bewusstsein, beispielsweise mit einem erweiterten Bewusstsein, steht vielleicht unter psychotropen Substanzen. Eine Person mit einem getrübten Bewusstsein fühlt sich so, als ob sie gerade aus einer Narkose erwacht, d. h., das Bewusstsein ist quantitativ nicht vermindert, aber es ist getrübt, weil die Person offenbar nicht alle Sinnesreize verarbeiten kann.

Kommentar: Die Antwort ist im Wesentlichen richtig. Die Kriterien für die Ausprägungsgrade von quantitativen Bewusstseinsstörungen könnten noch genauer dargestellt werden.

Was versteht man unter Regression?

Antwort: Regression ist das Zurückfallen in ein früheres organisiertes Verhalten, wenn beispielsweise eine erwachsene Person anfängt, am Daumen zu lutschen. Oder wenn ein Kind, das schon gelernt hat, selbstständig auf die Toilette zu gehen, stressbedingt wieder anfängt, im Bett einzunässen.

Frage: Und was ist eine Retardierung?

Antwort: Retardierung bedeutet, dass jemand zurückgeblieben ist. Das ist ein ständiger Zustand, da er eine bestimmte Entwicklung nicht mitgemacht hat.

Kommentar: Die Antworten sind richtig, jedoch ein wenig knapp. Im Zusammenhang mit Regression könnte man auch über regressive Phänomene während einer Psychotherapie sprechen.

Wie wirken Antidepressiva?

Antwort: Antidepressiva wirken auf den Neurotransmitterhaushalt im Gehirn. Das trifft für die verschiedenen Wirkstoffgruppen zu, die es gibt, d.h. sowohl für die trizyklischen klassischen Antidepressiva als auch für die Wiederaufnahmehemmer und für pflanzliche Mittel wie Johanniskraut. Die Nervenzellen arbeiten elektrisch. Am synaptischen Spalt werden Neurotransmitter ausgeschüttet, um Informationen wie z.B. „Sich-Wohlfühlen" an die nächste Nervenzelle weiterzugeben. Im neuro-synaptischen Spalt gibt es eine Ökonomie, die dafür sorgt, dass aufgeräumt wird. Wenn z.B. zu viele Neurotransmitter vorhanden sind, werden sie wieder resorbiert. Bei einem Depressiven passiert dies zu schnell. Noradrenalin und Serotonin werden von der Zelle, die es ausgeschüttet hat, zu schnell wieder rückaufgenommen, weshalb in der nächsten Zelle zu wenig davon aufgenommen wird. Durch die Gabe von Antidepressiva wird dieser Vorgang gestoppt. Das passiert allerdings erst Wochen nach der Einnahme des Mittels. Auch der Antrieb wird gesteigert, weshalb man bei schwer Depressiven aufpassen muss, das sie diese Antriebssteigerung der ersten Wochen, die vor der Besserung der Stimmung eintritt, nicht missbrauchen, um sich etwas anzutun.

Kommentar: Eine im Wesentlichen richtige Antwort. Die Hemmung der Wiederaufnahme (Reuptake) von Neurotransmittern aus dem synaptischen Spalt stellt nur einen der Mechanismen dar, der Dysbalancen im Neurotransmitterhaushalt reguliert.

15.2 Mündliche Prüfungsfragen

15.2.1 Psychopathologie

Wie erheben Sie einen psychopathologischen Befund?

Was sind Elementarfunktionen?

Was ist der Unterschied zwischen Wahn und Halluzination?

Welche Formen von Halluzinationen gibt es?

Was ist der Unterschied zwischen Illusionen und Halluzinationen?

Bei welchen psychischen Störungen kann ein Wahn auftreten?

Was sind häufige Wahninhalte?

Was ist der Unterschied zwischen formalen und inhaltlichen Denkstörungen?

Was ist der Unterschied zwischen formalen Denkstörungen und Ich-Störungen?

Welche Formen von Bewusstseinsstörungen kennen Sie?

Was sind mnestische Funktionen?

Wie beurteilt man mnestische Funktionen?

Wie beurteilt man bei einem Patienten die Konzentrationsfähigkeit?

Welche Formen von Orientierungsstörungen kennen Sie?

Wie erfragen Sie Orientierungsstörungen?

Bei welchen Störungen tritt Denkzerfahrenheit auf?

Gehören Befürchtungen und Zwänge zu den inhaltlichen Denkstörungen?

Was sind Gedächtnisstörungen?

In welcher Form können Ich-Störungen auftreten?

Was ist „Affektinkontinenz“ und wo tritt das Symptom auf?

15.2.2 Affektive Störungen

Was ist eine affektive Psychose?

Was sind unipolare und bipolare Störungen?

Welche Formen von affektiven Störungen kennen Sie?

Welche Formen von Depressionen werden unterschieden?

Dürfen Sie eine endogene Depression behandeln?

Welcher Art sind die Schlafstörungen bei einer Depression?

Welche Wahnformen können bei einer Depression auftreten?

Wie beschreibt ein depressiver Patient seine Stimmung?

Was ist eine larvierte Depression?

Welches sind die Ursachen einer Depression?

Welche Medikamente werden zur Behandlung der Depression eingesetzt?

Welche therapeutischen Verfahren kommen neben Psychotherapie und Medikamenten bei der Behandlung von Depressionen in Betracht?

Wie ist das psychotherapeutische Vorgehen bei einer Depression?

Wie geht die kognitive Verhaltenstherapie bei der Behandlung von Depression vor?

Welche Formen von Depression gehen mit einem besonders hohen Suizidrisiko einher?

Bei welcher Form der Depression ist der Einsatz von Lichttherapie sinnvoll?

Was halten Sie vom Einsatz einer Elektrokonvulsionstherapie?

Wie zeigt sich eine Manie?

Wie ist die Grundstimmung manisch Kranker?

Was sind die Schwierigkeiten bei der Behandlung einer Manie?

15.2.3 Schizophrenie

Wie erkennen Sie eine beginnende Psychose?

Wie erkennen Sie einen Psychotiker?

Wie entsteht eine Schizophrenie?

Wie zeigt sich eine Hebephrenie?

Welche Verlaufsformen der Schizophrenie kennen Sie?

Welches sind die wichtigsten Symptome einer Schizophrenie?

Welche Formen von Denkstörungen sind typisch für Schizophrenie?

Welche Affekte dominieren bei einem Patienten mit einer Schizophrenie?

Welche Symptome zählen zu den Positivsymptomen bei einer Schizophrenie?

Welche Symptome zählen zu den Negativsymptomen bei einer Schizophrenie?

Wie werden die Symptome einer Schizophrenie nach Schneider eingeteilt?

Wie werden die Symptome einer Schizophrenie nach Bleuler eingeteilt?

Welche Ich-Störungen treten bei Schizophrenie auf?

Schildern Sie den typischen Verlauf einer Schizophrenie!

Welche Störungen der Psychomotorik können bei Schizophrenie auftreten?

Was ist ein Residualzustand?

Welche Kriterien sprechen gegen eine günstige Prognose bei Schizophrenie?

Welche Therapieformen kommen bei Schizophrenie in Frage?

Wie sieht eine Psychotherapie bei Schizophrenie aus?

Was ist eine Schizoaffektive Psychose?

15.2.4 Angst- und Panikstörungen

Welche Formen von Angststörungen kennen Sie?

Welche Phobien kennen Sie?

Welche Symptome können mit einem Angstanfall einhergehen?

Was ist der Unterschied zwischen gesunder und pathologischer Angst?

Was ist der Unterschied zwischen einer Panikattacke und einer Phobie?

Wie äußert sich eine Agoraphobie?

Welche Medikamente könnte jemand mit einer Panikstörung in der Tasche haben?

Wie erklärt die Lerntheorie das Zustandekommen einer sozialen Phobie?

Welche Theorien erklären im psychoanalytischen Kontext das Auftreten von Angsterkrankungen?

Welche weiteren psychischen Störungen können bei einer Angststörung hinzukommen?

Zu was für einer Therapie würden Sie einem Patienten mit einer Angststörung raten?

Welche Therapieformen werden erfolgreich zur Behandlung von Angststörungen eingesetzt?

Wie behandeln Sie jemanden mit einer Spinnenphobie?

15.2.5 Zwangsstörungen

In welcher Form können Zwänge auftreten?

In welcher Form können Zwangsgedanken auftreten?

In welcher Form können Zwangshandlungen auftreten?

Wann beginnen Zwangsstörungen und wie verlaufen Sie?

Was passiert, wenn ein Zwangskranker seine Zwangshandlungen unterdrückt?

Wie erklärt die Verhaltenstherapie das Zustandekommen von Zwangsstörungen?

Wie erklärt die Psychoanalyse die Entstehung von Zwangssymptomen?

Wie werden Zwangserkrankungen therapiert?

Welche Medikamente werden bei Zwangsstörungen verordnet?

Wie sieht bei der Therapie von Zwangsstörungen die Prognose aus?

15.2.6 Belastungs- und Anpassungsstörungen

Wie gehen Sie bei einer posttraumatischen Belastungsstörung vor?

Was versteht man unter einer akuten Belastungsreaktion?

Welche Ereignisse können eine posttraumatische Belastungsstörung auslösen?

Wie verläuft eine Anpassungsstörung?

15.2.7 Dissoziative Störungen

Welche Formen von dissoziativen Störungen kennen Sie?

Was versteht man unter Fugue?

Wie erklärt die Psychoanalyse das Zustandekommen von dissoziativen Störungen?

Was versteht man unter „Konversion“

Was ist ein „Ganser-Syndrom“?

Was ist eine „Herzneurose“?

Wie zeigt sich eine multiple Persönlichkeitsstörung?

Wie therapieren Sie dissoziative Störungen?

15.2.8 Somatoforme Störungen

Somatoforme Störungen

Wie bezeichnet man Störungen, bei denen über einen langen Zeitraum körperliche Krankheitszeichen bestehen, für die keine organische Ursache gefunden wird?

Welche Formen von somatoformen Störungen kennen Sie?

Wie äußert sich eine hypochondrische Störung?

Worin unterscheiden sich somatoforme von psychosomatischen Störungen?

Was ist ein Globus hystericus?

Wie behandelt man somatoforme Störungen?

15.2.9 Persönlichkeitsstörungen

Welche Persönlichkeitsstörungen kennen Sie?

Welche Schwierigkeiten können bei der psychotherapeutischen Behandlung einer Borderline-Persönlichkeitsstörung auftreten?

Wie entsteht eine Borderline-Persönlichkeitsstörung?

Warum zeigen Borderline Patienten häufig selbstverletzendes Verhalten?

Mit welchen Übertragungen und Gegenübertragungsreaktionen müssen Sie bei einem Patienten mit einer Borderline Persönlichkeitsstörung rechnen?

In welchem Alter beginnen Persönlichkeitsstörungen?

Wie zeigt sich eine schizoide Persönlichkeitsstörung?

Wie zeigt sich eine narzisstische Persönlichkeitsstörung?

Woran erkennen Sie eine schizoide Persönlichkeitsstörung?

15.2.10 Essstörungen

Wodurch entstehen Essstörungen?

Ist Anorexia nervosa eine gefährliche Erkrankung? Begründen Sie?

Ab welcher Gewichtsgrenze muss eine Patientin mit einer Anorexie stationär behandelt werden?

Welche Ursachen werden bei der Entstehung einer Anorexia nervosa angenommen?

Was ist bei der Behandlung einer Anorexia nervosa zu beachten?

Warum sind von Essstörungen besonders Frauen betroffen?

Welche Komorbiditäten können bei Essstörungen bestehen?

Würden Sie eine Anorexia nervosa behandeln? Wie gehen Sie vor?

Welche körperlichen Folgen können bei einer Bulimia nervosa auftreten?

Was versteht man unter „Binge Eating Disorder“?

15.2.11 Störungen durch psychotrope Substanzen

Was ist der Unterschied zwischen körperlicher und seelischer Abhängigkeit?

Welche Formen des Alkoholismus werden nach Jellinek unterschieden?

Wie erkennen Sie einen Alkoholkranken?

Welches sind die wichtigsten körperlichen Folgen einer chronischen Alkoholabhängigkeit?

Welche nicht-körperlichen Folgen hat chronischer Alkoholismus?

Wie behandeln Sie einen alkoholabhängigen Patienten?

In welche Phasen gliedert sich die Behandlung von Alkoholismus?

Würden Sie einen Alkoholiker ambulant in Ihrer Praxis behandeln?

Wie äußert sich ein Delirium tremens?

Wie wird ein Delirium tremens behandelt?

Was ist eine Wernicke-Enzephalopathie?

Was sind Konfabulationen?

Welche Substanzen können zu Abhängigkeit führen?

Welche Drogen kennen Sie?

Woran könnten Sie einen Drogenabhängigen erkennen?

Wie arbeiten Sie psychotherapeutisch mit einem Drogenabhängigen?

Halten Sie die Methadon-Substitution für sinnvoll?

Welche Medikamente haben ein hohes Abhängigkeitsrisiko?

15.2.12 Körperlich begründbare psychische Störungen

Woran erkennen Sie organisch bedingte psychische Störungen?

Was ist ein organisches Psychosyndrom?

Welche Symptome sind typisch für eine organische Psychose?

Welches sind die Symptome eines epileptischen Anfalls?

Was machen Sie bei einem epileptischen Anfall?

Was ist eine Demenz?

Welches sind die häufigsten Ursachen für eine Demenz?

Wie diagnostiziert man eine Alzheimer-Erkrankung?

Was ist der Unterschied zwischen körperlich begründeten Psychosen und endogenen Psychosen?

Was ist ein Durchgangssyndrom?

Was ist ein Delir?

Welche körperlichen Krankheiten können psychische Symptome hervorrufen?

Wie stellen Sie fest, ob ein Patient organisch gesund ist?

Wie sieht die Therapie bei körperlich begründeten Psychosen aus?

15.2.13 Kinder- und Jugendpsychiatrie

Welche psychischen Störungen des Kindesalters kennen Sie?

Welche psychischen Störungen treten bei Jungen häufiger auf als bei Mädchen?

Wie wird ein ADHS behandelt?

Was halten Sie von der Aussage: „Mit der Gabe von Psychopharmaka beim hyperkinetischen Syndrom, werden die Kinder nur künstlich ruhig gestellt und keine Ursachen behoben"?

Was wissen Sie über das „hyperkinetische Syndrom"?

Ab welchem Alter kann die Diagnose „Enkopresis" gestellt werden?

In welchen Symptomen zeigen sich Störungen des Sozialverhaltens im Kindesalter?

Welches sind die Symptome des Autismus?

Welche Form des Autismus ist am häufigsten?

Was versteht man unter „Poltern"?

Wie behandeln Sie eine Lese- und Rechtschreibstörung?

Es kommen Eltern zu Ihnen und berichten, dass ihr 5-jähriger Sohn nachts häufig ins Bett machen würde? Was raten Sie den Eltern?

Wie können sich Tic-Störungen zeigen?

15.2.14 Suizidalität

Woran erkennen Sie die Schwere einer Suizidalität?

Wie können Sie die akute Gefahr bei vorliegender Suizidalität beurteilen?

Wie gehen Sie bei akuter Suizidgefahr vor?

Was ist das präsuizidale Syndrom nach Ringel?

Was ist ein erweiterter Suizid?

Welche Patienten sind besonders suizidgefährdet?

Was ist bei der Gabe von Antidepressiva bezüglich einer Suizidgefahr zu beachten?

15.2.15 Psychotherapie

Welche Formen der Gegenübertragung kennen Sie?

Wie arbeiten Sie mit Übertragungsphänomenen in der therapeutischen Situation?

Wie gehen Sie therapeutisch bei einer Suchterkrankung vor?

Erklären Sie bitte die Begriffe „Übertragung" und „Gegenübertragung"!

Wie gehen Sie mit Widerstand in der Psychotherapie um?

Welche Fehler kann ein Psychotherapeut machen?

Wie erklärt die Psychoanalyse das Entstehen einer Neurose?

Wodurch ist die orale Phase gekennzeichnet?

Beschreiben Sie bitte die Phasen der psychosexuellen Entwicklung nach Freud!
Wie arbeiten Sie mit psychotischen Patienten?
Wie therapieren Sie eine Depression?
Was ist zu beachten, wenn man regressionsfördernd arbeitet?
Was versteht man unter „Psychodynamik“?
Welche psychotherapeutischen Ausbildungen haben Sie durchlaufen?
Wie erklärt die Verhaltenstherapie das Zustandekommen psychischer Störungen?
Welche verhaltenstherapeutischen Behandlungsmethoden kennen Sie?
Wie geht die Verhaltenstherapie bei Angststörungen vor?
Was ist kognitive Verhaltenstherapie?
Was versteht die Verhaltenstherapie unter „Flooding“?
Welche Gefahren gibt es in der Psychotherapie?
Welches sind die wissenschaftlich anerkannten psychotherapeutischen Verfahren?
Haben Sie sich schon einmal selbst einer Psychotherapie unterzogen?
Haben Sie schon psychotherapeutische Erfahrungen gemacht?
Was ist „klientenzentrierte Psychotherapie“?
Auf welchen Wirkfaktoren basiert die Gesprächspsychotherapie nach Rogers?
Was versteht man unter „primärem“ und „sekundärem Krankheitsgewinn“?

15.2.16 Psychopharmaka

Welche Psychopharmaka kennen Sie?
Wie wirken Antidepressiva?
Wie wirken Neuroleptika?
Welche Medikamente werden zur Behandlung der Manie eingesetzt?
Wie sieht die medikamentöse Therapie einer Depression aus?
Was ist zu beachten, wenn depressive Patienten Antidepressiva bekommen?
Was versteht man unter „Compliance“?
Bei welchen Störungen werden Tranquilizer eingesetzt und was ist zu beachten?
Über was für einen Zeitraum sollten Tranquilizer längstens verordnet werden?
Bei welchen psychischen Störungen sind Psychopharmaka angezeigt?
Wie lange müssen Neuroleptika nach einem psychotischen Schub noch weiter eingenommen werden?

15.2.17 Juristische Aspekte

Auf welcher gesetzlichen Grundlage findet diese Prüfung statt?
Wie lautet der genaue Wortlaut des Heilpraktikergesetzes?
Welchc Gesetze regeln das Vorgehen im falle des Vorliegens einer akuten Suizidalität?

Welche Aspekte sind bei der Behandlung von Patienten im Rahmen der Sorgfaltspflicht zu beachten?

Dürfen Sie bei der Behandlung von Patienten auch Homöopatika einsetzen?

Was dürfen Sie nach bestandener Prüfung, was Sie jetzt nicht dürfen?

Welche Grenzen schränken Ihre Tätigkeit ein?

Wo ist die Unterbringung gesetzlich geregelt?

Sie haben um 19.00 Uhr noch einen Patienten in der Praxis. Im Gespräch stellt sich heraus, dass der Patient akut suizidal ist. Was tun Sie?

Was ist das PsychKG?

Unter welchen Voraussetzungen kann ein Patient auch gegen seinen Willen in eine geschlossene Abteilung eines psychiatrischen Krankenhauses eingewiesen werden?

Gibt es eine Gebührenordnung für Heilpraktiker?

15.2.18 Gemischte Fragen

Warum möchten Sie diese Prüfung ablegen?

Mit welchen psychotherapeutischen Verfahren möchten Sie nach bestandener Überprüfung arbeiten?

Mit welchen Patienten möchten Sie nach bestandener Überprüfung arbeiten?

Welche Symptome und Störungen entwickeln sich auf dem Boden eines sexuellen Missbrauchs?

Bei welchen psychischen Störungen ist eine Familienanamnese besonders wichtig?

Was ist der Unterschied zwischen einer Persönlichkeitsstörung und einer Neurose?

Was ist der Unterschied zwischen Psychose und Neurose?

Welche psychischen Störungen zählen zu den Neurosen?

Welche psychischen Störungen zählen zu den Psychosen?

Was ist Psychiatrie?

Welche psychiatrischen Notfälle kennen Sie?

Wie sieht eine Krisenintervention bei psychisch Kranken aus?

Wen rufen Sie bei psychiatrischen Notfällen?

Wie erheben Sie eine Anamnese?

Welche Testverfahren kennen Sie?

Was ist ein Rorschach-Test?

Wozu ist eine Supervision wichtig?

Welche endokrine Drüse macht häufig psychische Symptome?

Was ist der Unterschied zwischen Retardierung und Regression?

Wie kommen Sie zu einer Diagnose?

Wozu führt man eine Fremdanamnese durch?

Welches sind die Vor- und Nachteile der modernen Klassifikationssysteme?

Nennen Sie mir einige psychosomatische Erkrankungen?

Was sind die „Holy Seven“?

Was ist die pathogenetische Trias?

Woran erkennt man einen Psychotiker in der Praxis?

Was sind endogene Psychosen?

Welche Einrichtungen und Institutionen für psychisch Kranke gibt es in Ihrem Landkreis?

Was versteht man unter dem Begriff „Narzissmus“?